一用就灵

——经络通养生手册

蔡洪光 ◎ 著

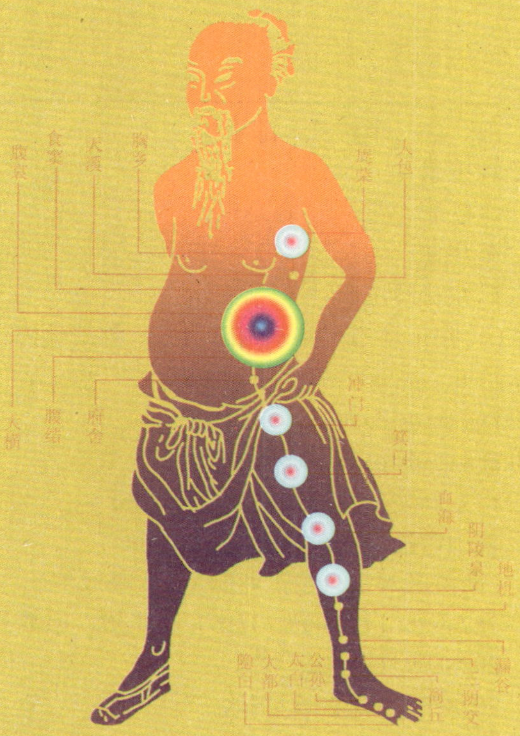

廣東省出版集團 广东科技出版社 · 广 州 ·

图书在版编目（CIP）数据

一用就灵：经络通养生手册/蔡洪光著．—广州：广东科技出版社，2008．9（2018.3 重印）

ISBN 978-7-5359-4553-2

Ⅰ．经…　Ⅱ．蔡…　Ⅲ．经络—基本知识　Ⅳ．R224.1

中国版本图书馆CIP数据核字（2008）第062960号

责任编辑：邓　彦　李希希　邵水生

封面设计：林少娟

责任校对：黄嘉能

责任印制：吴华莲

出版发行：广东科技出版社

（广州市环市东路水荫路11号　邮政编码：510075）

http://www.gdstp.com.cn

E-mail: gdkjyxb@gdstp.com.cn（营销中心）

E-mail: gdkjzbb@gdstp.com.cn（编务室）

经　　销：广东新华发行集团股份有限公司

印　　刷：佛山市浩文彩色印刷有限公司

（南海区狮山科技工业园A区　邮政编码：528225）

规　　格：787mm×1 092mm　1/16　印张17　字数320千

版　　次：2008年9月第1版

2018年3月第20次印刷

定　　价：39.80元

如发现因印装质量问题影响阅读，请与承印厂联系调换。

■ 1992年出席广东省人体科学学会经络点穴专业委员会成立大会，前排就座的有原广东省委书记王德，广州市长焦林义，人大常委会主任罗克明，广东省人体科学学会会长、暨南大学教授梁荣麟，广东省人体科学学会副会长华南师范大学教授张祖启，经络点穴专业委员会主任蔡洪光

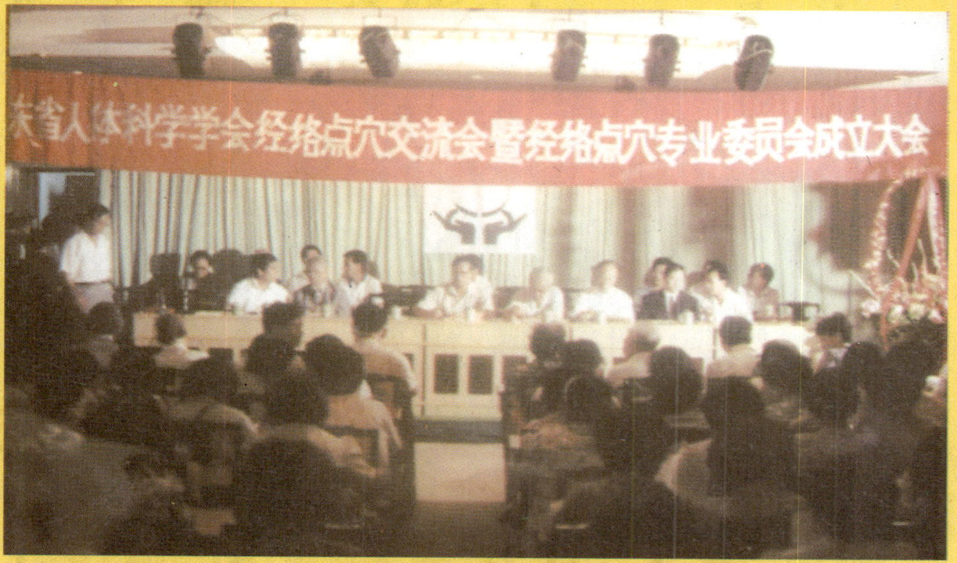

■ 1992年被选为广东省经络点穴专业委员会主任的蔡洪光（左）与原广东省委书记王德（右）在前排就座

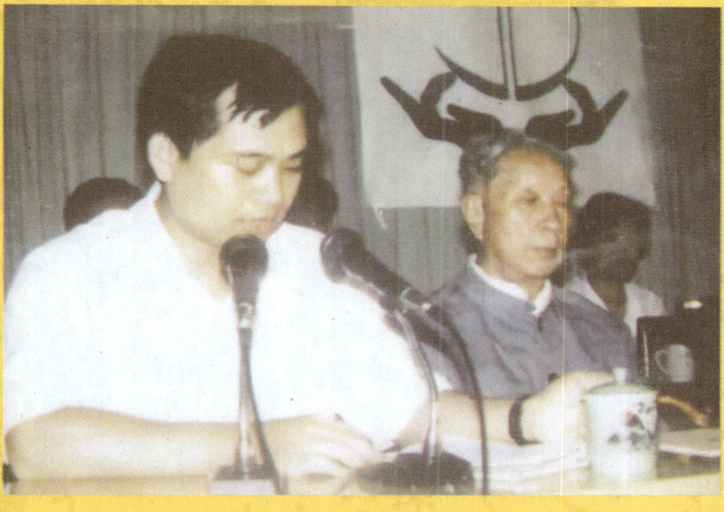

■ 自1988年起，在著名针灸专家靳瑞教授的支持下，举办了广东省首期经络点穴班。前排就座的有广东省气功治疗中心主任郭鸿（左3），广东省气功协会秘书长杨小斌（左4），广州中医药大学针灸系主任靳瑞（左5），作者蔡洪光（左6）

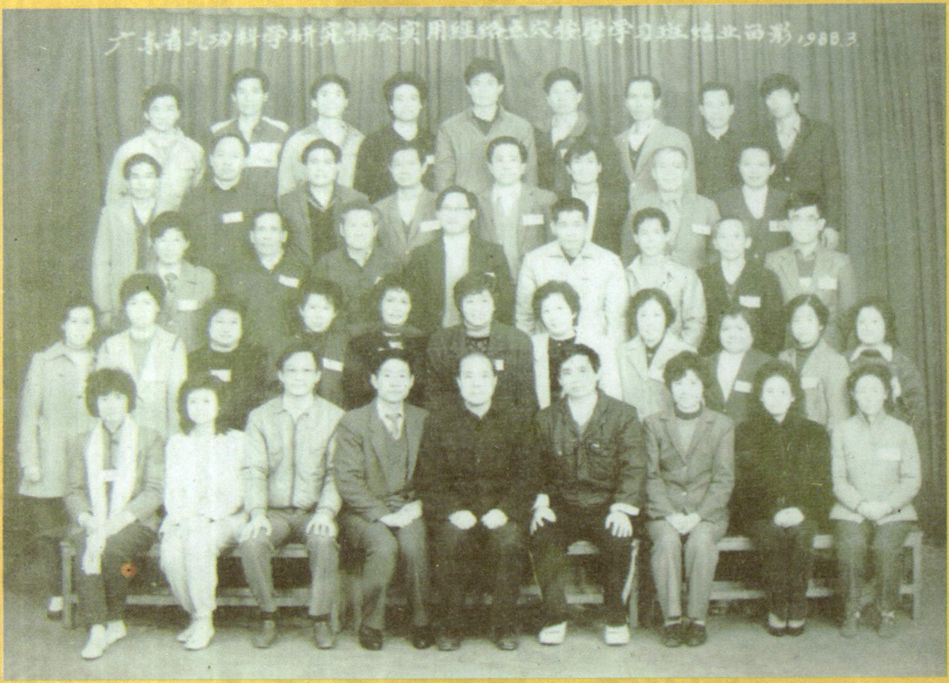

■ 在全国各地演讲经络课程受到热烈欢迎，图为湖北香格里拉大饭店千人大会

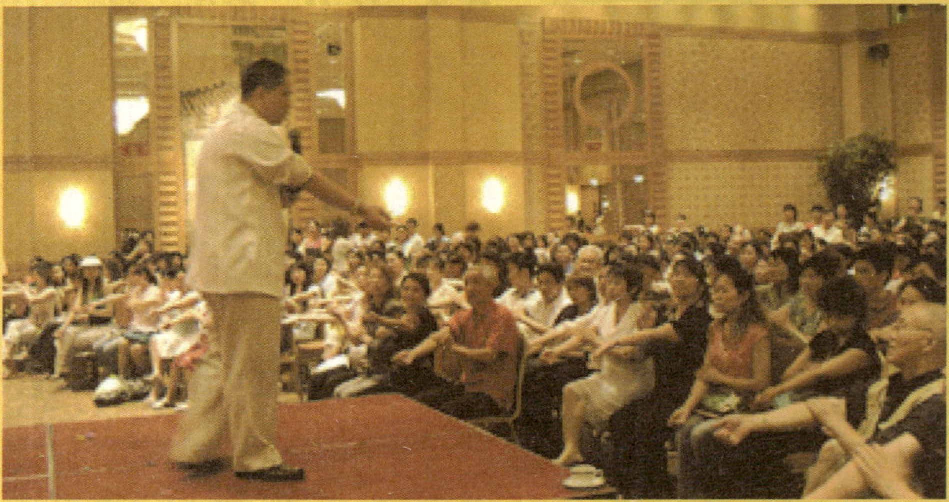

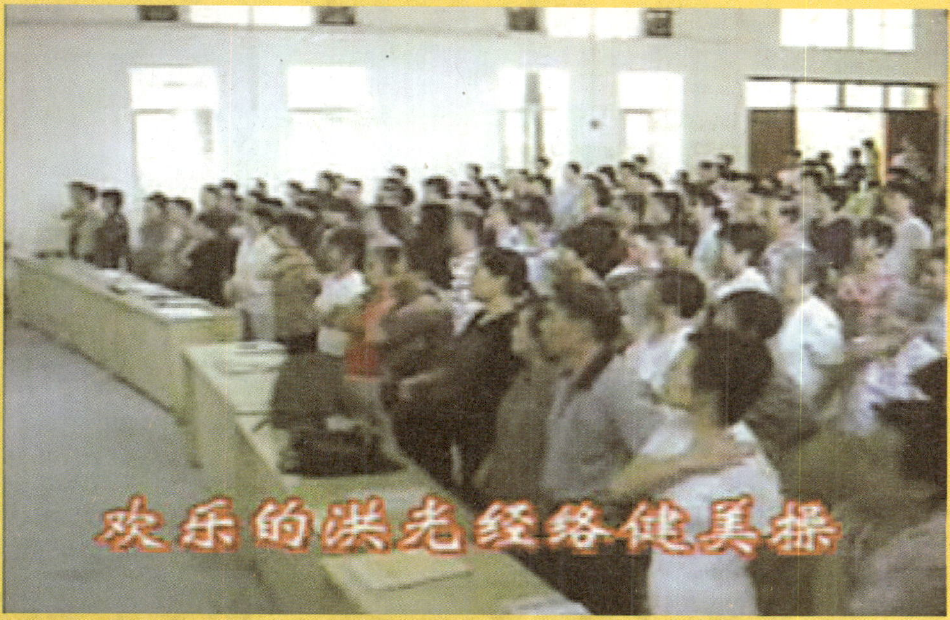

17年来在广州多所老年大学传授经络

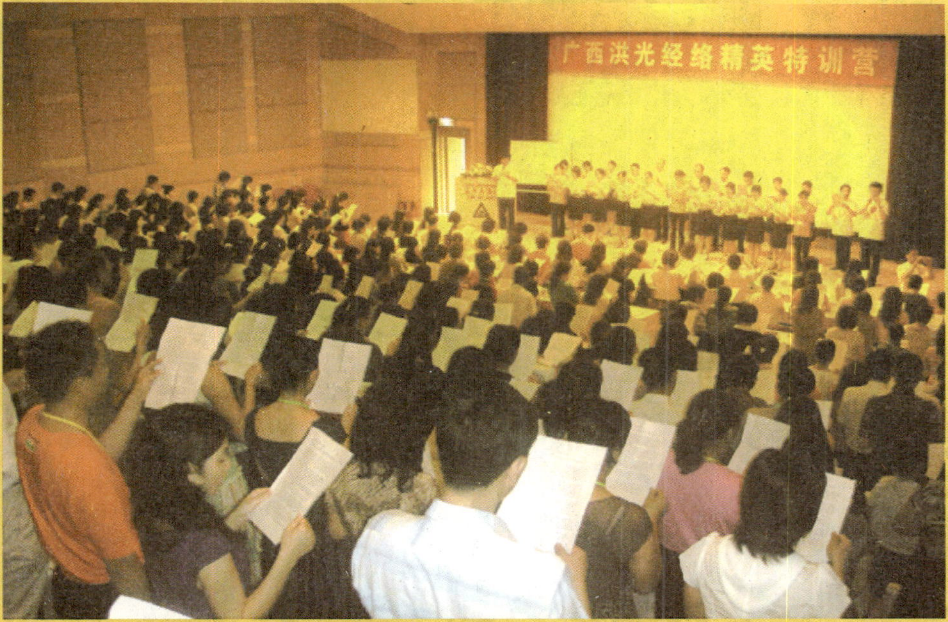

在全国各地洪光经络精英班演讲经络

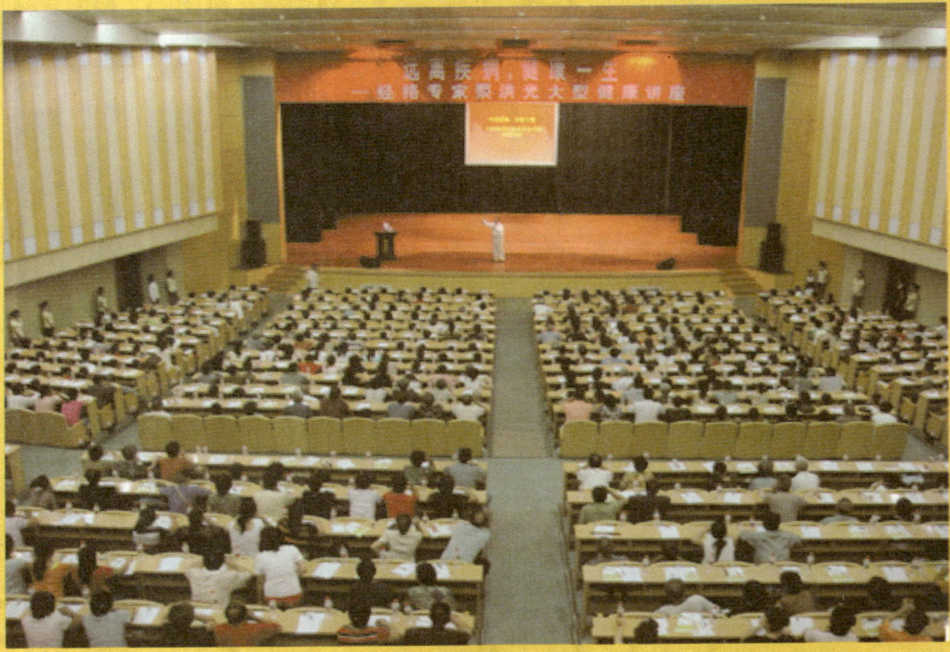

经络到万家——社区大型经络健康讲座

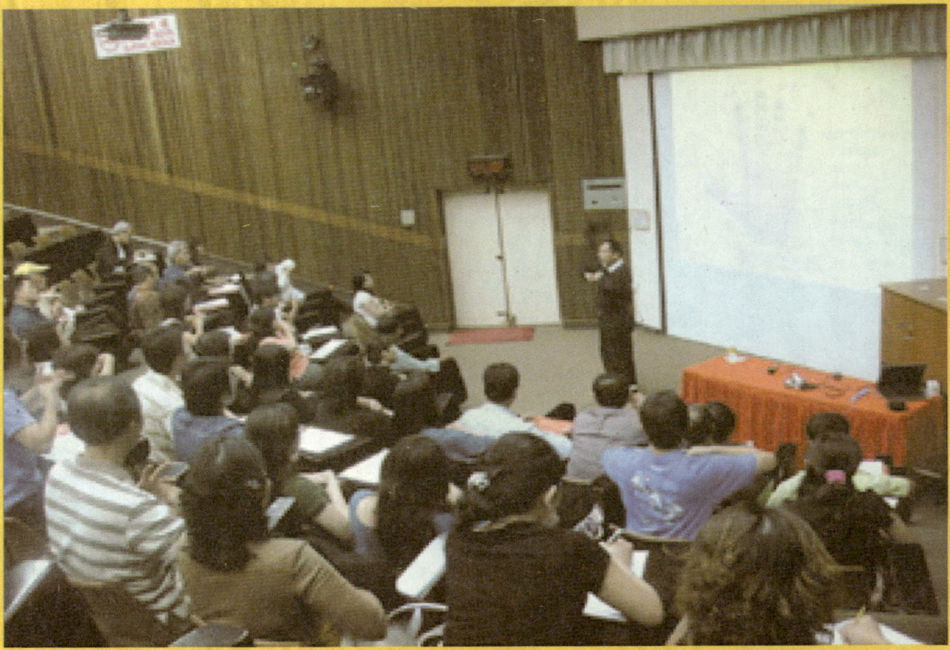

在马来西亚演讲

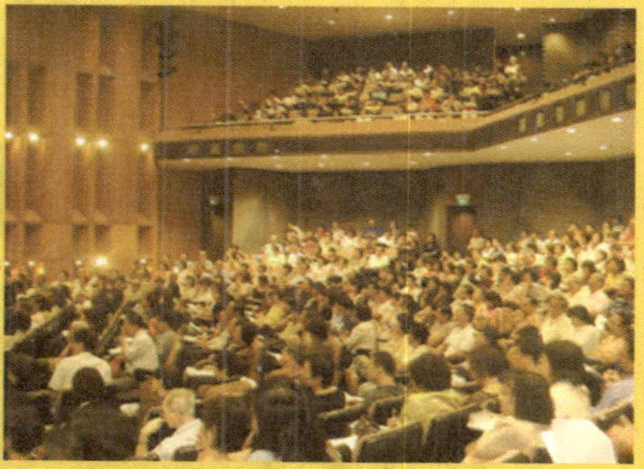

在新加坡DBS银行演讲经络

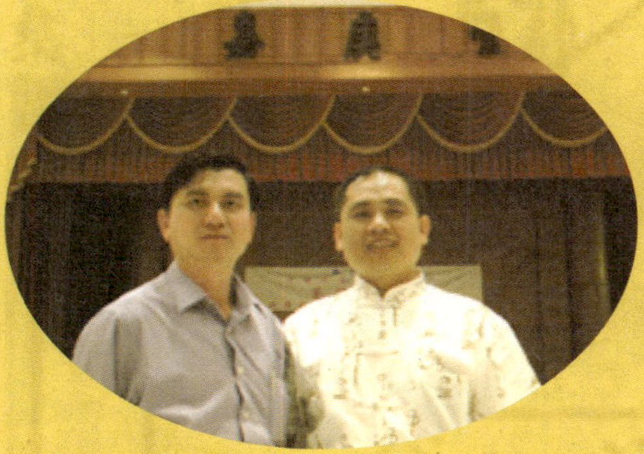

与新加坡中华医学会会长
王葆方博士同台演绎

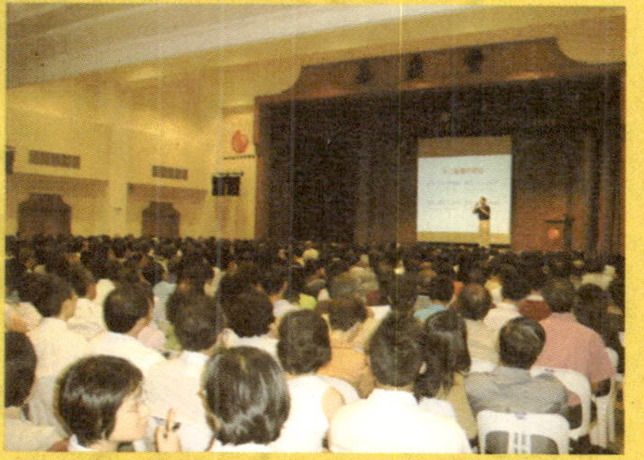

在新加坡中华总商会嘉庚堂演讲经络

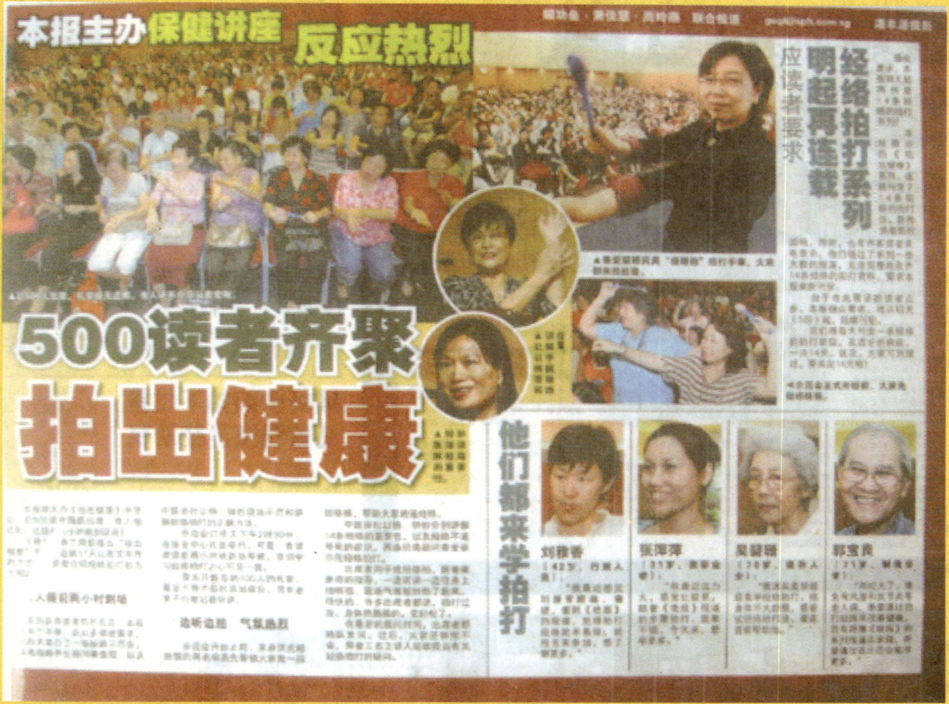

本报主办保健讲座 反应热烈

500读者齐聚 拍出健康

经络拍打系列 明起再连载 应读者要求

他们都来学拍打

新加坡联合晚报大力宣传经络健康拍打操

序 一

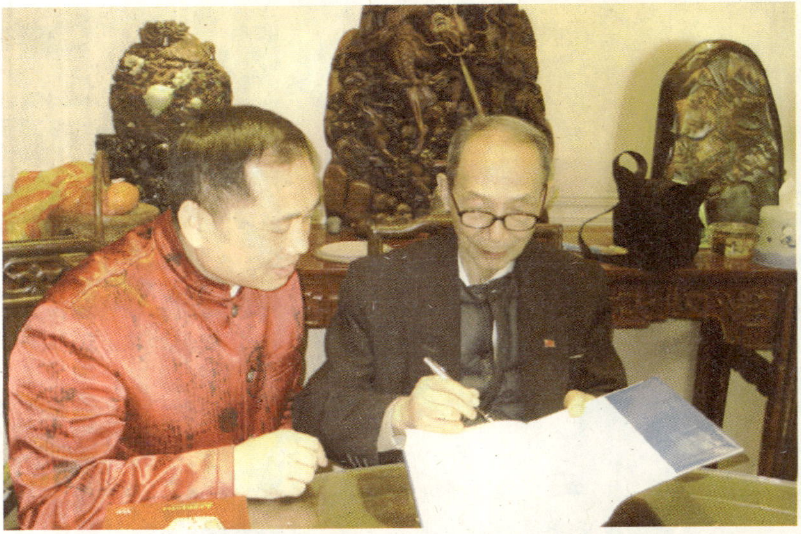

中国经络巨子祝总骧教授亲临作者家中挥笔题字

经络系统的科学实践，不但证实了经络的存在，同时也意识到各种健康长寿方法的奥秘所在，在于人体中有个总调度、总开关、总控制系统，它无时无刻地都在控制和修复人的身体健康。这个系统对人的一生起着“决死生、处百病”的医疗和保健作用，人类自己掌握自己健康长寿的时代就是经络的时代。

古今中外各种民间医疗保健法，如针灸、推拿、按摩、气功、武术、体育运动、中药、食疗、舞蹈、歌唱及生活中的良好习惯等，之所以具有医疗保健效果，根本原因是这些方法最终引起了经络的活跃，气血畅通、阴阳平衡，从而促进和恢复了健康。因而可以说经络系统就是身体健康的总控制系统。

把中华民族经络学说的伟大理论和实践的方法，向全中国和全世界人民宣传、普及、推广。将经络学说大众化、普及化、简单化、实用化。一听就懂、一学就会、一看就明、一用就灵，来自民间，回报民间，造福于民。使越来越多的人逐渐摆脱疾病的折磨，唤醒人们对经络健康的意识，这是蔡洪光二十多年来一直对经络的追求和贡献。

蔡洪光的这本书，把生活中许多传统的、实用的、简单的、收效快的各种经络锻炼方法与“三一二”经络锻炼法则相结合，成为一种日常衣、食、住、行的健康习惯，不失为一种比较实用的经络锻炼方法，希望人们能从中找到自己能坚持经络锻炼，健康一辈子的方法。

祝总骧

2008.4.4.

序 二　丹心更添夕阳红

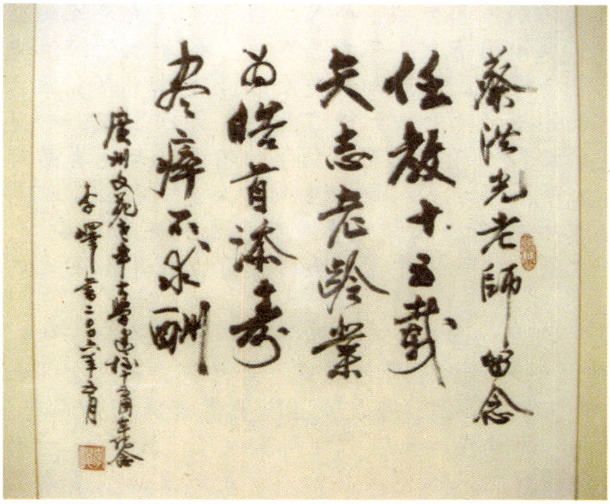

蔡洪光老师是文苑老年大学(前身是文化局老年大学)首任老师，专门教授经络点穴疗法。他深入钻研人体科学，编写了不少有关经络点穴防病治病的书籍。设计了多种富有创意的按摩、推拿、拍打的保健用品，用起来事半功倍。他讲课深入浅出、通俗易懂、生动有趣，使毫无医学知识的人也能接受，很受老人欢迎。每招新生，不少老人慕其名早早就来排队，不乏追师一族。

蔡洪光老师在文化局老年大学任教十多年，经他面授的学员数以千计。大多数人通过学习，懂得了经络点穴防病治病的道理，掌握了按摩、拍打的手法，身体状况明显好转，自己获得健康的同时还能帮助别人。有些老人根据自身的情况，持之以恒运用经络点穴法治好了多年的顽疾，真是小动作解决大问题。有些早期参加学习的人，经蔡洪光经络点穴启蒙教育后，继续深造、长期实践，这几年已在文苑老年大学开班辅导新学员。大家谈起学习经络的体会都衷心感谢蔡洪光老师。

最近，欣闻蔡洪光老师又有新作问世，我们衷心祝贺，这对广大经络点穴疗法的爱好者是个好消息，相信它定会给人们带来健康和快乐。

蔡老师任教十五载，矢志老龄业，为皓首添寿，尽瘁不求酬。

广州市文化局文苑老年大学名誉校长　卢苇
2008年1月26日

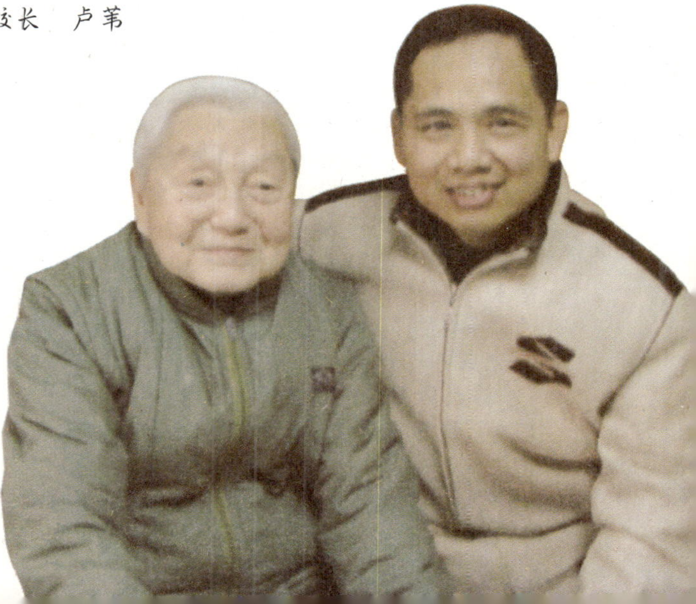

86岁的卢苇同志原担任广州市文化局长，退休后一直担任原文化局老年大学校长

序 三

我是蔡洪光老师华南农业大学时的同窗学友，今天被他盛情邀请为他的新作写一篇序言，这真是实不敢当而又事出有因。不敢当的是，他和他的“洪光经络文化”已在全国声名雀起，誉扬海外；而我却只是个农业退休干部，最大不了的就是一本已经完笔4年之久的传记《耕田到老广州仔》即将出版。书里也重温了我和蔡洪光在大学相处的那段日子。然而说到事出有因，却还真是有着颇多缘分呢。我和蔡洪光都是大半辈子一直从事与生命打交道的行业，都是由于身体的不争气而结缘了中医药和经络，又都是喜欢将专业科技苦口婆心、深入浅出地推介给“文化水平不太高”的百姓千家，更都是有点我辈人不乏的“位卑未敢忘忧国”的义气激情。

学习经络知识有什么好处呢？寻思一番后，我斗胆将其概括成为如下的八个字：“养生除病，为己为人”。对比今时不少“荷包渐宽”者来讲，我这个“衣带渐宽”的人，可能对经络知识的“扶贫济困、普度众生”更有着深切的感受。本人在下乡驻村做“工作队何同志”的时候，曾经先后两次做了“救星”。一次晚上在生产队长家里开会时，为急腹痛的队长老婆按合谷、足三里止住了急腹痛，第二天她能自己走路去镇上医院检查，被诊为“阑尾炎发作”；另一次是半夜被一个农妇叫醒去为急腹痛的丈夫“想下办法”，因为村里离镇上有5千米山路。结果又是按合谷、足三里，加上揉脐周，半个钟后让他去痛入睡。没想到，半年多后一次在县城大街上碰上该农妇，当街一个劲地点头哈腰，感谢我当晚的“救病之恩”。记得那晚过后，还曾有农民专程来访，以为“何同志会医病”，可惜我只就学过这二、三个穴位，其只好失望而归。

我和蔡洪光都是学遗传学的，只不过他将这知识用于中医学，而我却用于农业科技。今日看来，这对我们相信经络学说不无帮助。试想一下，人类进化到有“大脑”之前，以及今天的蚯蚓、蚂蟥、昆虫、蚝蚌，没有大脑器官的它们怎么就活得那么精彩？它们的生命活动靠什么去协调、指挥？其实，不就是它们都有经络吗？从低等生物进化为高级生物的人类，其经络又如何不进化得“登峰造极”呢。

中医尤其是经络学说里，人的生命很关乎“气血”。有气血则生，无气血则亡，气血不通则病。所以经络的神奇、奥妙，我认为其实就是因为经络关乎甚至决定着“气血”的运行，所谓通则不痛，痛则不通。本书的作者竭尽心机，以最深入浅出、通俗易懂的语言，揭示和告知哪怕是最“平民百姓”的读者，要通经络祛寒湿、补气血的人体奥秘。原来，小到一个人，大至一个国家，都是与“和谐”生死攸关。在举国致力“和谐社会”的时刻，推介、学习人身经络和谐的知识和方法，确实有着重大的意义。

蔡洪光老师在“前言”中所举的一个其亲身经历的关于退休人员医疗费的事例，不但令我百感交集，恐怕也会令很多的读者感同身受。如今，上至国家，中至单位，下至个人，都出奇一致地为医疗费问题大伤脑筋。本人无疑也是属于“病不起”分子之一。故此有幸对本书稿先睹为快的同时，也来个先用为快，一边服务于经络，一边又以经络服务于自己和家人。

据我所知，并让我诚心佩服的是，蔡老师曾多次婉拒了极具经济诱惑性的合约和“造势”活动，却不遗余力地去传播经络文化知识。试想一下，一个当医生的人，17年来一直以自己的青春和魄力在广州各老人大学和单位企业传授经络知识，让大家能够了解经络，健康自己。这真是当今经济社会的“稀有品种”了。

在我得“近水楼台”之便，研学蔡老师的这本经络著作的时候，我越来越强烈地感觉到，沿继2千多年并不断丰富完善的中医经络学说，是根植于深厚的中华文化土壤之中的，将经络实践升华为“经络文化”，的确是实至名归。

最简单的，我们不妨品味一下几句最寻常的、关于中医药和健康的坊间俗语，就会感慨良多。比如首先一句“心宽体胖”，一语道出了心态、情绪、胸怀这些人文意识，对身躯体魄起着何等密切的关联作用；第二句“医者父母心”，将中华医学科技同最高尚无私的道德品格等同起来，这又岂是当今时兴的“入门看你病，出门要你命”所能同日而语的呢？又再第三句“寿比南山不老松”，将健康长寿同最誉民间口碑的植物——松树相媲美，这不正是中华医学文化的精彩又是什么呢！

本书的书名又叫《一用就灵——经络通养生手册》，真是一语“多关”。一位精通中医经络知识并将其升华为经络文化的医师——蔡洪光老师，用最通俗易懂的办法，把“通则不痛，痛则不通”的经络原理精华传授给广大的普通老百姓，以求人人通晓自身的经络，通过各种方便易行、持之以恒的手法，疏通经络，使气血通达五脏六腑。于是乎，健康之途就有望畅通无阻了。试想一下，若不是有着丰厚的文化底蕴，一门技术又何能这般精彩呢？

蔡洪光有个“最大的心愿”，就是让全世界人人都认识一个穴位“人中穴”。我想，人中穴不仅是全身经络急救的要枢，还可小至祛邪、大至救命。再者，中医文化不是要做人正直、平衡和谐吗？

就在我写这篇“代序”的时候，恰好电视里播放要不要在大学里恢复“语文”课程的争论。蔡老师和我念过的农学院，以及他后来念的中医学院，我也真不知其所属的是文科还是理科，其今日所招学生，也不知道要求语文有什么底子。不过，通过今次为本书写“序”，我更加深刻体会到，但凡所有与“人”有关的“科技”，其与“语文”这个最基础、最根本的文化知识，是多么渊源深远、密不可分！今日，这本融汇着中华传统文化、道德、信仰的医学科技书面世了，如果将来有人能够深刻、准确地将其翻译成外文，那它定是个古今中外“语文”的精英！

大学校友：何伟廉
2008年6月28日

序四

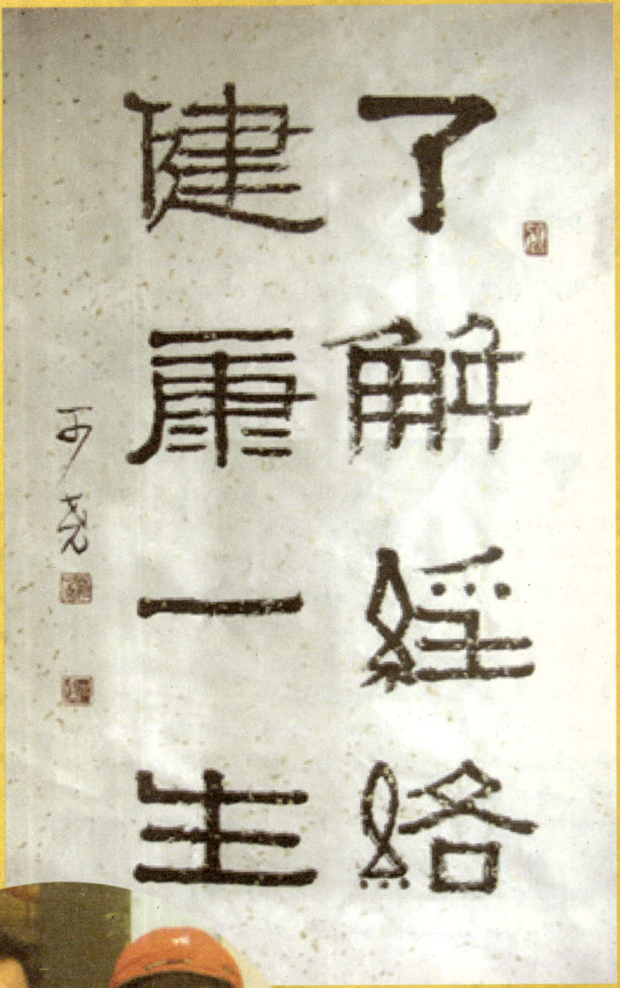

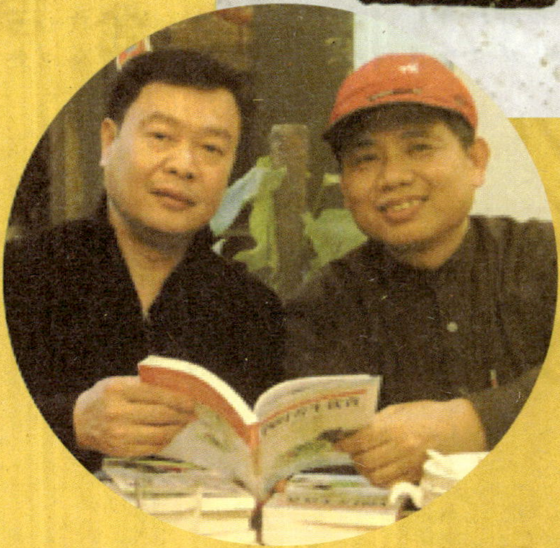

笔力犹似经络点穴
健康方能臣书刷字

广州市书法家协会常务理事罗可尧力笔题字

国际卫生组织机构对我国中医的认可

联合国世界卫生组织（WHO）对中医的认可

At least 2 500 years. The general theory of acupuncture is based on the premise that there are patterns of energy flow (Qi) through the body that are essential for health. Disruptions to this flow are believed to be responsible for diseases. The acupuncturist can correct imbalances of flow at identifiable points close to the skin.

针灸是中华保健体系的一部分，至少可以追溯到2 500年前。针灸的基本原理是基于这样一个前提：贯穿人体的“能量流”（QI）有各种方式，这个“能量流”对健康很重要。“能量流”的失衡与各种疾病有关，而针灸就可以在接近皮肤的某些点来纠正“能量流”的失衡。

（译注：这里的“能量流”相当于中医的“经络”和“气血”的概念）

The World Health Organization (WHO) lists a variety of medical conditions (below) that may benefit from the use of acupuncture or moxibustion.

Respiratory Diseases	Disorders of the Mouth Cavity
Gastrointestinal Disorders	Neurologic Disorders
Eye Disorders	Orthopaedic Disorders

联合国世界卫生组织（WHO）列出了一系列医学症状，其可以通过针灸等办法来获得改善：

呼吸系统疾病	口腔系统紊乱
肠胃功能紊乱	神经系统紊乱
视觉系统紊乱	骨科矫形方面的问题

目录

一 编前言

一　编前言

（一）疾病要有预感，健康要有经络意识

健康一直是人们最关心的话题之一，生活中不少人都很关注自己的健康，但事实上不少人却很不健康，很多人都不知道怎样才能健康起来，哪怕是科学家、教育家、企业家、名人等这些社会的精英。著名表演家古月、高秀敏，企业家王均瑶、科学家陈景润等在各自的领域里，都是出类拔萃的精英，但对于自己的身体、自己的健康，都是表演了一场场过早令人心痛的悲剧。精英们尚且如此，普罗大众的情况更加令人忧虑！

随着生活水平的提高、饮食结构的改变和现代医学诊疗水平的进步，寿命延长了，疾病也多了，以前没听说过、没见过的疾病每年都有增加，人们备受诸多慢性疾病的困扰。

许多人有钱、有地位、有文化，能吃最贵的药，能住最高级的医院，能请最有名的医生，但还是抵挡不了疾病的折磨而失去生命。

人体内没有设置任何生病的程序，机体不论对来自内在的还是外在的刺激，都能作出最准确无误的判断。当机体需要能量时，你就会感到饥饿；当你吃的东西不适应时，你会又吐又拉，机体会设法将不需要的东西排出体外。即使是生病、痛苦，也是机体的康复系统为了生存而作出反应。由此看来，许多的不舒服和疼痛，实际上都是机体向人本身发出的警示信号。

在我国，疾病引起死亡的十大病因中，如高血压、糖尿病、冠心病、脂肪肝及各种恶性肿瘤等，其患病是一个长期的过程。根据有关专家统计可以是5年、10年，甚至20～30年；而这些疾病，早期均有迹象。尽管早期对身体的正常活动一时没有影响，但如果你懂得经络，能够重视保养经络，就不会在若干年后发展为大病。

《黄帝内经》告诉我们："阴平阳秘"。实际上就是告诉我们身体健康的奥秘，所谓"阴平阳秘"，其实就是人体健康的一种平衡状态，身体所有的反应都是为恢复平衡作出的，而经络系统就是机体保持健康平衡状态的控制系统和调节系统。

那么导致各种疾病的诱因是什么呢？经络系统为什么不能控制和调节呢？经络学认为是八个字："经络阻滞，气血不通。"故经络学又用一句话道破天机："通则不痛，痛则不通。"

明白身体各种疾病衰老的原因，解决的办法也有了：疏通经络，运行气血，问题的关键是现代经济社会，许多人只相信宣传广告词；许多慢性疾病的患者都只会单纯选择了药物治疗，却不了解自己，不了解经络，不知道如何发挥和运用自己的能力去疏通经络，运行气血。

《灵枢·经脉》篇讲："经脉者，所以能决死生，处百病，调虚实，不可不通也。"这是高度概括说明了经络系统在生理、病理、诊断和防治疾病方面的功能和具有控制人体一切及"决死生、处百病"的作用。也就是说，人体的一切功能都是在经络系统的控制下进行的；一切疾病形成的根本原因是经络系统在某些环节的失去控制；一切疾病的康复或痊愈则是经络恢复其调控的结果。换句话是说，经络既是人体的总调控系统，又是防病治病的医疗保健系统。

如果有一天，人人都认识到就在自己身上存在一个医疗保健系统，正是这个系统在正常情况下，时时刻刻地负责调控、监督和保证你的健康；又认识到一个人得了病就是由于经络系统失控；再进一步认识到有些疾病不是医生、药物或其他方法，而是最终由于运用了你的经络恢复了正常的控制作用才使疾病得到根治。从此自觉地了解自己的经络，锻炼经络，人类的健康水平必将发生一个新的飞跃。很多疑难病和老年病将要得到预防和控制，一些常见病完全可以通过自己的经络锻炼而缓解，其结果"一不小心"就活到了100岁。

不要轻看这小小的经络穴位，它是上天造人同时恩赐给我们日常修复的"忠实保镖"，是人生漫长道路上的"备用轮胎"，是治病和养生的无上至宝。许多人带病生活，痛苦一生，其实人的皮肤、毛发、气色、形体等种种外在表现，都是其自身脏腑、经络功能好坏在体表的反映。把握了自己的健康，同时也把握了自己的命运（图 1–1）。

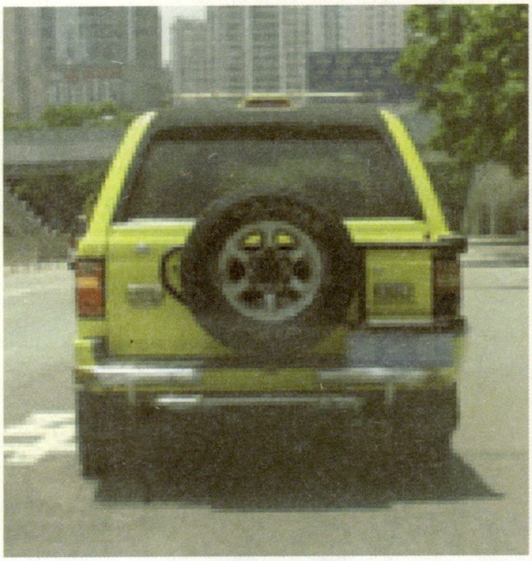

图 1–1　漫长道路，汽车都有备用胎

什么是养生之道？养生之道是在健康前提下怎样活得更加长命的学问。我留意了许多86岁以上健康长寿的人，他们的生活其实很简单，都没有什么特别的长寿秘诀、长寿功法，都只有一两种良好的生活习惯。科学发展到今天，有很多的健康观念和养生方法，为什么很多人还是不健康，关键是不能坚持到底。本书的最终目的，是教你如何用最简单、最实用、最有效的日常方法来锻炼经络，走养生之道。为了适应当代人的紧张工作、生活，希望本书的一招半式首先能让你喜欢、有效、坚持。只要你坚持任何一招都能让你健康活到88，两招让你活到99。很多推销员都曾经拿着产品推销，都说他的产品如何好，如何高科技，但我往往只问一句话，这么好的东西你愿意卖一辈子吗？很多人一听都不敢再来推销产品，因为他并不想一辈子都卖这个产品。我也告诉他，我就愿意一辈子就做一件事，就是研究经络，30年来我唯一的嗜好就是喜欢经络，不管衣、食、住、行，首先就看跟经络有什么关系。

世界上流传下来的东西一定都有存在的道理，世界上都遵循这种进化规律："用进废退，物竞天择，适者生存。"经络能流传至今，并得到全世界各国家和地区的承认，中国人还有什么理由不去研究、实践它呢？经络是中华民族的国宝，之所以称之为国宝，因为它是无价的，它能令全中华民族的子子孙孙始终健康繁衍、繁荣昌盛。

我们不要认为看不到的东西就不存在，比如在显微镜没有发明之前，谁知道世界上还有细菌呢？再如天空中传播着无数不同频率的电波，但要有收音机、无线电话、电视机等这些特定的设备才能接收到。虽然有些东西我们肉眼看不到，但我们的身体会感受到。经络是看不到，但经络不通则痛，我们会强烈地感受到。我们的祖先很聪明，早就用阴阳五行、取像类比的方法来推断事物的存在和演变，早就在提醒我们子孙后代对身体的注意。

英国的中国科技史学专家李·约瑟教授认为：经络是中国的一项伟大发现。过去几千年中华民族的繁衍昌盛靠的是经络，现在针灸、气功、中医受到全世界人民的热爱，靠的是经络，今后千百年人类的医疗保健也是离不开经络的。

在世界上，许多民族都有自己的自然疗法。我国的藏医、壮医、蒙医等都有其独特的方法，养育和治疗了整个民族，更何况具有2 500年历史的中医经络学。

中国的经络养生方法非常简练，非常有效。在追求健康上，健康已不是单纯的医学问题。现代生活提出了和谐社会，和谐是一个人生的幸福综合指数，不但人生要面对社会和谐，面对生态环境要和谐，面对人与人之间要和谐，面对家庭要和谐，面对身体健康也要和谐，但主宰身体健康和谐的关键就是经络之间的和谐。

（二）人是死于懒惰

以前世界卫生组织秘书长讲过一句话："人不是死于疾病，而是死于无知。"但是在我看来，现在人不但死于无知，更重要的是死于懒惰。

很多病是可以不发生的，即便病了也是可以避免死亡的。很多人也知道其中道理，但为什么还是不健康呢？明明知道不宜熬夜，很多人却偏偏熬夜打麻将；明明知道不宜抽烟、喝酒，酒桌上却偏偏一醉方休；明明知道散步很好，却不愿意锻炼。稍微留意一下，早上在公园里锻炼的都是上年纪的人，熬夜睡懒觉的大多是年轻人。很多人能吃的时候不知道怎样吃才好，能跑能走的时候不去锻炼，非要等到不能吃了，不能动了，吸氧了，才想到能吃、能动和空气的珍贵。可见，人不但是死于无知，人更是死于懒惰。

一个早就退休的、61岁的老人家，诉说自己为心脏病所累，估计很难活下去。我马上告诉他一个简单的心脏经络锻炼方法，谁知道他不但不感兴趣，还说没时间练。我就知道他的心脏为什么没救了。生活中常常碰到很难治疗的病人，其实根本就不是什么奇难杂症，之所以难治就难在观念上。

一个下岗工人来看病，他长期感冒，身体虚弱。我就告诉他一个简单的"防治感冒三穴"的按摩方法，平常只要3分钟就能预防感冒。谁知道他马上回答：没时间！3分钟都没有时间就只好吃药！谁知他又说下岗没钱。我说没钱没关系，我介绍一份工作给你，谁知道他又说没本事。其实不是感冒很难治，是他没得治。

我终于明白了，这不是方法的问题，而是观念的问题。实际上健康很简单，大家也都知道，散散步，注意饮食，早睡早起，多喝点水等等，为什么还不健康呢？关键是没有做到。很多人羡慕别人健康长寿，为什么就不去了解别人究竟用了什么方法呢？

实际上讲健康、讲饮食、讲保健的方法太多了，为什么大部分人还是不能健康，这是因为不健康的理由太多了。在老人大学17年期间调查了成千上万的老人中，发现能活到80~90岁的老人都能坚持一两种良好的生活习惯，反过来体弱多病很难活到60~70岁的人，大部分都是由于有不少不良的生活习惯。人生如果连一项良好的生活习惯都不能坚持，只好应了一句话：顺天者生，逆天者亡。为什么会亡，是上天在惩罚不爱惜自己的人。

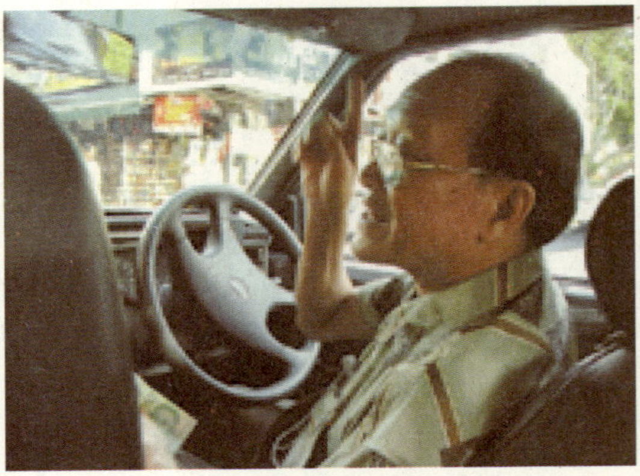

图 1-2　新加坡 74 岁的出租车司机

在新加坡开出租车的司机几乎都是上了年纪的老人家，我就坐过一个身份证69岁而实际年龄已74岁的出租司机开的车。他开车很勤快、也很开心，看上去也很健康。老有所乐，老有所用，老有所得嘛(图 1-2)！此即应了至理名言“生命在于运动”，也正说明开心、运动是人生最好的良药。

（三）健康靠自己

医学发展的最高技术是使人不病，而不是治病方法的高明。经络就是上天给人类不病的最高级修复系统和养生系统。

20多年来成千上万人的实践让我发现，经络学最实用的就是研究如何不发病的最高层次方法。一个人在漫长的旅途上或多或少总有这样那样的毛病。实际上回顾自己的人生，太多这样那样的不舒服。正是因为有了经络的不断保养，我和家人20多年来一直无病安恙。纵观2千多年来许多和尚、道士、养生学者、老中医都在身体力行，衣食住行、气功、按摩等全方位地在实践中医经络养生方法，故得道的和尚、道士、老中医、养生学者都能活到九十、一百。《黄帝内经》说：“古时真人度百岁而去。”那为什么今天科学的发展，现代的奇难杂症却越来越多？以现代的医学之先进和各种伟大的中医养生文化，如果奇难杂症还会发生在你的身上，那只能怪自己了。

医生学的是医学，他们专长都是治病。但现代医生多半不擅长指导病人的饮食及生活习惯，甚至一旦说“你喜欢吃什么就吃什么啦”，往往就意味着他束手无策而你日子无多了。时至今日，不少人已明白“治病靠医生，健康靠自己”，不良的生活习惯让人生病，而健康源自于健康的习惯。

现代医学研究和设备大多是在研究如何去治疗病人的，然而，经络学说则是专长于疾病的预防医学，专长于健康长寿的学问。

生物自原始开始，就一直在与外界的细菌、病毒“作战”，所以动物本身就有很多的动作来协助经络的运行，保证气血的畅通来对抗外界的一切入侵。许多动物在野外受伤后，用舌头舔一下伤口，不久就能自愈。人体天然就有抵抗外邪的功能，也一样具有很强的自治自愈能力。问题是在于我们用什么方法把人体的这种抵抗功能调动出来，经络就是上天留给人类激发和调动人体这种功能的自我修复系统。

在动物界中，动物丧失了自救能力，就要被天敌吃掉。科学发展到今天，中、西医已经进步很快，保健方法很多，如果还是疾病缠身，只能说明自己没有慧根，还没有找到一套适合自己的养生方法。人类的经络系统就是一套自我适应和自我修复的系统。科技发展到今天，如果人们还不能认识自己的经络，锻炼经络，保养经络，只能是自己人生的一种悲哀。以前师父有这样一句话：天地虽宽，春雨不度无根草；医道虽广，大道只度有缘人。

健康是宝贵的财富，有了健康就有了一切，失掉健康就失掉了一切。这个普通的道理虽然很浅显，但要按照道理去做还不是很容易的。为什么呢？许多书都讲了很多健康道理，但许多人还是不健康，关键是日常训练未能养成良好的习惯。这本书的重要意义在于，学会一些人体必需的、简单的、实用的、能坚持成为良好习惯的日常一招一式的训练方法。如果连学习这一招一式的方法都说没时间，这只好说与经络无缘，也没什么必要再看这本书了。

健康专家洪昭光说过：聪明人，投资健康。明白人，储蓄健康；普通人，淡视健康；糊涂人，透支健康。最好的医生是自己，最好的药物是时间，最好的心情是宁静，最好的运动是步行。

有一天早晨，看见一位坐轮椅的中风后遗症患者，在车水马龙的马路上拼命锻炼，看样子恨不得马上就想好转，突然我好像悟到了什么？为什么中风了才想到锻炼呢？为什么不在没有中风之前进行经络保养？古希腊名医西希波克拉底说过“最好的医生是你自己”（图1–3）。

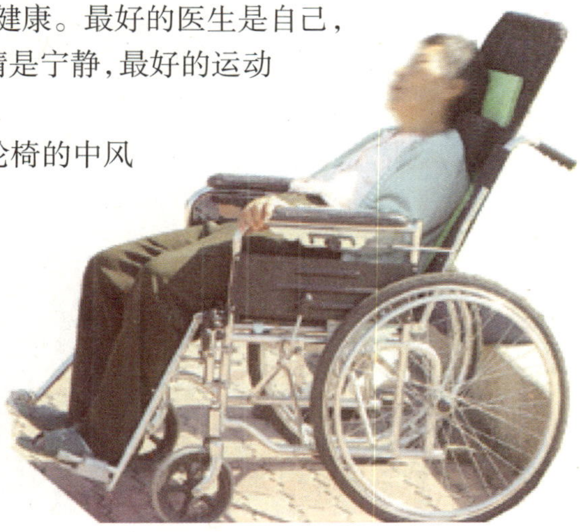

图1–3　坐上轮椅才知道要锻炼

你的身体给了你生活，你的健康状况构成了你生活最重要的内容。不过，许多人都不知道自己身上就有一套人生自我修复系统——经络，还不了解经络是如何发挥作用的，更为重要的是，还不知道要训练经络。在这本书中，通过经络，将给你一些训练经络的方法和建议，你可以用于日常生活中，以保持身体能够长久而有力地运转，身体变得更加强壮、健康和更年轻。

现代社会，许多疾病发生的过程复杂，往往不是靠一方一药、一朝一夕所能解决。我在长期的临床实践中发现，许多早期疾病如能掌握一些简单的点穴方法，就可以得到防治。比如防治伤风感冒的"感冒三穴"，简单易学，不用1分钟就可以收到奇效。笔者自1974年起传授该法至今，受益者已是成千上万，不管是3岁小孩，还是80岁的老人，只要掌握这个简单的手法，基本上都是手到病除，特别适合容易感冒、反复感冒的人士。这就是中国医学"治未病"的道理，日常保养完全可以靠自己。

健康靠自己还有一种含义，就是要相信自己身体的自愈力，经络就是最好的"备用轮胎"。古话说："有病不治可得中医。"意思就是说，你得了病即使不治，静下心来，安静调养，也和找个中等水平的医生来诊治是一样的效果。因为碰上高明的大夫不容易，往往倒会撞上庸医。相比之下，还是

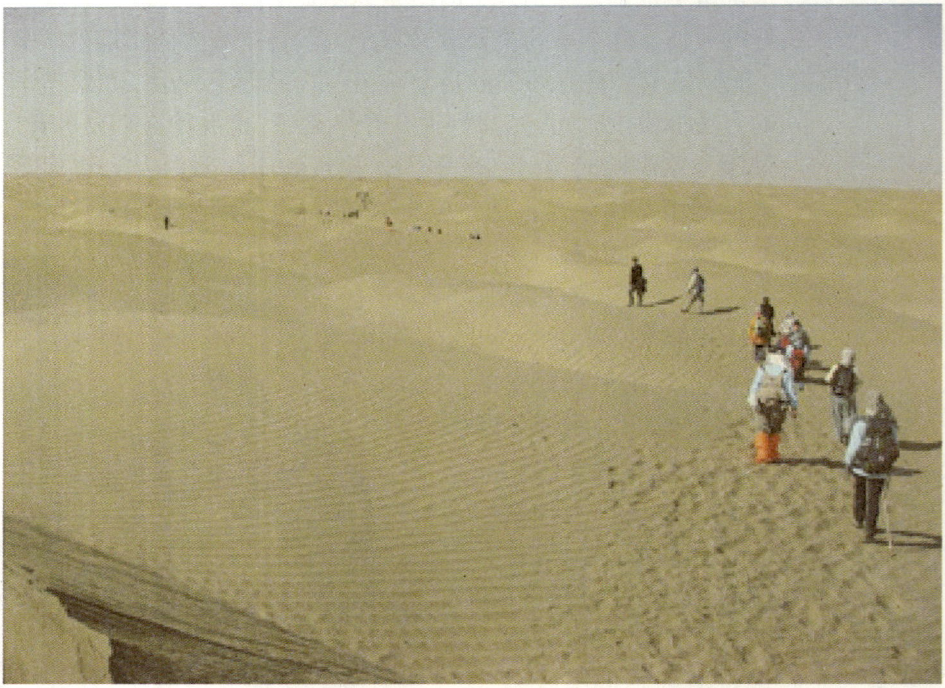

图1-4　挑战死亡之海，穿越没有人烟、没有信息的大沙漠

自己的自愈力可靠多了。人生能结识几个名医？天底下又有多少个名医？甚至你挂个号都难啊!有一位同学聊天说：我父亲就是一位大医院的有名外科教授，开刀一流，有病就找我爸就行了。我说：我很佩服你有这样一位父亲,但是你如果伤风感冒要开刀吗？你几十年来有让你父亲帮你开过刀吗？真正有名的教授就在你身上，身上每条经脉都是“大医院”，各个穴位都是“名教授”。学点中医经络知识，不一定是为了成专家、教授、博士，而是为了了解自己，得到健康。你儿子都会出去工作，你女儿会出嫁，你会退休，钱你会赚够了，只有经络真正随时随地地伴随着你，并一生不离不弃，永远关心着你的健康和生命，为什么不值得你花点时间去研究经络呢？

有一次在暨南大学演讲时，面对300多位大学生。我说：“当一个人突然昏倒在地，你最快用什么方法去抢救他呢？”所有大学生都举起手来喊：“急救车。”现在的教育让人们都知道打急救电话：110、119、120。但是，如果你在飞机上、在火车上、在野外、在沙漠、在大塞车的城市里，在没有信号的地方，人如何面对身体突然发生的事情呢（图1–4）？

俗话说：天有不测之风云，人有旦夕之祸福。现时的各种中西方法都可以治病，但是当你在没有医生或突然预感到自己不妥时，怎么办呢？这时，人就要靠自己了，这时最快、最有效的方法就是运用经络点穴的方法。

健康靠自己，能否靠得住，就要看是不是找准办法和持之以恒了。其实如果稍加注意，你就会发现生活中，举手投足无不与经络锻炼有关。过去人们全然没有经络常识，也没有意识地进行经络按摩及各种锻炼，却仍然有人长寿健康，原因就在于经络。

现在市面各种医疗保健器材无非都是对人体的经络穴位产生感传作用而达到医疗保健的效果。可以说这是经络理论在新形势下的一种广泛的实践，其实各种辅助经络锻炼的器械只是辅助作用，真正起效果的是使自身的保健系统——经络系统发挥出威力。

真的有如《国际歌》所唱：“从来就没有什么救世主，也不靠神仙皇帝，要创造人类的幸福，全靠我们自己”。经络天生天长，就在自己的身上，需要的只是了解它、珍惜它、运用它和养护它。如果连这都做不到，那么再病、再痛也别怨天尤人了。少林寺的和尚，把人体经络的本领发挥到最高境界，棍打不怕，手劈砖头，头碎大石等等。只把经络训练好，真的想病都难。

然而，人一旦失去经络的本能，就要被老天爷淘汰。君不见许多危重病人家属都在苦苦哀求医生，请求医生无论多少钱都要抢救病人性命。医生却在说一句话：“我们已经尽力，能不能渡过这一关，就看天意了。”天意就是看你日常保养有无违背了天的本意。违反了天意，是天都不让你活，所谓：顺天者生，逆天者亡。

每个人都有这种体会：有时走进大森林时，突然发现空气特别新鲜。这时都会想到大自然的奥妙，大自然就是这样和谐，才能万物生长。其实老天爷弄物造人，生生不息能到今天，一定让生物有一套适应大自然的和谐方法。对于人类，就是以身体的经络和谐去应对社会的和谐。

健康靠自己，健康靠经络。

（四）民生无小事，健康大件事

中国有位领导人曾说过："中国有13亿人口，不管多么小的事，只要乘以13亿，那么就成为很大很大的事。"同样，人体有亿亿个细胞，再小的问题乘以亿亿，就是更大更大的问题。你的健康是你的事，我的健康是我的事，但我们的健康却是国家的事。

随着现代化的进度，如今一个有目共睹的"不和谐"社会问题，就是人民百姓的医疗费用，已经成为了国家、单位以及个人的重大负担！曾经有一个国有企业，只因为200多名离退休人员的医疗费报销，几乎就要把企业拖垮！我被邀前往，专门讲授经络课程。结果"功夫不负有心人"，半年之后，竟然为该单位节省了50多万元的医疗费！学习结束后一个曾经是"先进工作者"，如今是"老病号"的讲体会时说：我也不想报销医疗费，因为令我最难受的是，过去每进办公室受人笑脸，如今每进办公室报销时却遭人白眼，都说我是老不死，拖累了单位。现在，从学习经络的第二个月开始，我就没有去报销了，身体健康，家庭幸福。

我做医生时，身边病人越来越多，总有看不完的感觉，怎样才能让这些看不完的病人都没病呢？教人锻炼经络，让他终生掌握一套防病治病的自我保健方法，是最好最快最有效的方法。特别是父亲死后，从此我17年来一直在广州13个老人大学教经络，把所有的老人家当自己的父母亲一样，用心教他们用最简单、最实用的方法保健自己熬了半辈子的身体。虽然老人大学是一个非谋利的机构，但是成千上万的老人家各种奇难杂症和衰老的过程，让我超越了我的学科，他们信任经络，身体力行，让我总结了大量宝贵的资料，让我的专业充分显示出来。今天写这本书就是要感谢成千上万的老人大学的父母亲们，他们为中医经络说了句好话，他们才是中医经络的弘扬者，他们才是真正的经络大使。

人们寻求长寿的方法和经验不下千种，但是这些方法都有一个共同的原因在起着主要的作用，特别是经过近代科学的研究，不但证实了经络的存在，同时也意识到各种长寿方法的奥秘之所在：在于人体中有个总调度、总开关、总控制系统，它无时无刻地都在控制人的身体健康；这个总调度、总开关、总控制系统，就是经络。

这个系统起着决死生、处百病的医疗和保健作用。人类自己掌握自己健康生命的时代就是经络的时代。大多数的常见病是可以通过自身经络的调整作用自己解决的，注意应用经络就可以健康就可以防病治病。过去人们全然没有经络常识，也没有意识地进行经络的各种锻炼，经过这10多年的学习和实践，老干大学经络班的许多老年病和疑难病已经得到预防、治疗和康复。实践证明，经络是客观存在的，它在人体保健医疗中有重大作用。

我妈妈今年86岁了，就是教她天天拍打按摩穴位，至今还没有吃过一粒降脂、降糖、降血压的药；我的女孩，学说话就教她学穴位，玩具也是经络工具，所以几乎不生病。今年我56岁了，与经络结缘30年，虽然一生繁忙，也很少生病，甚至连感冒都不容易生。一人学经络，一家三代都健康。现代的中学教育都要学一点人体生理知识，可不可以也同时学点人体经络穴位知识呢？让他们在日常生活中就能了解自己、关心自己、保健自己；让他们从小就关爱祖国伟大的传统文化呢？

和谐社会，个人健康已经不仅仅是个人的问题，因为全民健康才是和谐社会的根基。2 000年人人享有保健是世界卫生组织提出的全球战略目标。人人享有必须参与，而全民健康最好是普及经络健康教育，让人人都能自己做得到。中国人口众多，劳动力多，就业困难，如果把民间这些简易的健康方法形成一个日常的保健行业，那么经络健康行业会需要大量的这种一对一手工操作，就将是解决毕业生和下岗人员再就业的一条巨大途径。

现代生活提出了和谐社会，和谐是一个人生的幸福综合指数。

如果经络不通，情志不畅，肝火旺盛，身心就不健康，亦容易导致心理变态。健康的人较少近酒色，越不健康的人越容易沉迷于酒色财气之中，争风吃醋、酗酒滋事、贪污腐败等屡见不鲜。

所以，学点经络知识，不一定就要当医生、专家、教授，而是在日常的生活中就能帮助自己、帮助家人、帮助朋友、和谐家庭、和谐社会。

（五）经络进万家，健康和谐你我他

中国是一个有着悠久历史文化的国家。

经络最能表现中国文化传统美德。特别是中国人的传统家庭美德更是构成这个和谐社会的重要组成部分，所以家庭的稳定和谐直接影响到社会的稳定和和谐。

然而我们的家庭中饭来张口、衣来伸手，唯我独尊的“小皇帝”越来越多了。他们娇纵任性、自私等让我们的家长们望而兴叹，无能为力。

社会的发展更是日新月异，生活节奏越来越快，工作越来越繁忙，竞争越来越激烈。我们不得不减少孝敬父母长辈的时间，缩短与妻儿相处的时间，更有甚者忙到一点时间都“挤”不出来，忙到只能用钱来打发和敷衍我们身边的亲人们。于是亲情变得平淡无味，家庭只是一种维系……

我有许多学生也都是家庭主妇，她们学完经络后把这些知识应用到自己的家庭中，结果发生了许多令人感动的事情。有一位学员的老公常年因生意应酬在外，很晚归家，即便回家也只像回旅馆一样睡觉起床就走，同她没有任何沟通的语言，夫妻之间感情很冷淡，形如陌路人。但她自从学了经络以后，老公再晚回家她都很用心地帮老公捶捶背，松松腰骨，马上就让老公全身的疲劳减轻了，很是让她老公舒服和感动，原来平淡如水的家庭变得温馨而浪漫，夫妻感情又重归于好，老公也尽量回家同她一起吃饭，其乐融融。

还有一位同学常年同婆婆很难相处，婆媳间矛盾很大，经常让丈夫夹在两人中间很为难。但她自从学习经络 以后，心胸打开了，对每个人变得很有爱心，她经常帮婆婆处理身体上不适的症状，使得婆婆十几年不能下地走路的问题解决了，从身心上真正给了她温暖和关怀，婆媳俩亲如母女，消除了几十年的隔阂，家庭充满了爱心和和谐！

还有一位学员已是70多岁的老人了，视其一个8岁小孙女为掌上明珠，什么都迁就她，娇惯她，简直像个“小皇帝”，只有自己没有别人，把长辈的关爱当成是应该的，从来没有关心过别人，可自从老人教会小孙女经络穴位及按摩的一些保健方法后，小孙女开始帮奶奶及父母拍打按摩，做一些力所能及的事情，能关爱父母、关爱老人。使得老人真正体会到亲情的温暖及尊重，而小孙女也变得很乐于助人，不再娇横自私了……像这样的例子数不胜数。如果我们全社会都动员起来把经络普及到每个家庭中去，那么一定会造就一个有中华民族传统美德的和谐社会。

二　经络的奥妙

二 经络的奥妙

（一）经络的神奇

泛泛宇宙中有阴有阳，有正有负。地球上有白天有黑夜，有男有女，有看得见的，有看不见的。物质如此，时空如此。宇宙星球的规律都有一条看不见的运行轨道，都在默默地正常运行。一旦脱离运行轨道，将会形成最大的破坏力。人能生存于天地之间，也必然有一条保证身体能正常运行的轨道——经络。经络其实就是人类在进化的漫长过程中，逐渐禀赋和完善的一个遍布全身的“网络运营系统”。通过这个系统可以调度人体全身各组织，将人的五脏六腑，头脑四肢有机地联络起来，分工合作，平衡和谐，从而造就出人体的完善和健康。如果经络是这样一个“运营系统”的话，那么也就不难理解，为何经络能在人的养生除病中发挥出各种神奇的作用了。

究竟经络的神奇功能主要表现在哪些方面呢？归纳起来，关键是三个方面：第一是经络具有神奇的感应能力；第二是经络具有神奇的输导作用；第三就是经络具有神奇的修复功能。

1．经络有神奇的感应能力

地球上的万事万物都有着各自的生存空间和规律，同时各事物之间又是互相依存和互相制约的，整个自然界是一个有机整体。自然界的各种事物，如阳光、空气、水、电、磁都会对人体产生一定的作用。当在人体上加以按摩、温灸、光、磁、电等不同的物理刺激时，这些能量就会源源不断地输入人体，通过经络系统的传导，对五脏六腑的功能进行调整，使人体达到一种经络畅通，阴平阳秘的和谐状态。

各种物质和能量之间，以及物质、能量与人体之间的“互动”，首先离不开“感应”。“感”即感觉，“应”即反应。相比于眼、耳、口、鼻，皮肤和头脑，经络对体内外的变化有着神奇的“敏感”反应能力。

我是最先从一次医疗“事故”的遭遇而认识经络的。23岁时有一次住院，医生给我试用一种新药。在手背吊针不久后却发现，手内侧上出现3条约2毫米宽的红线逐渐向手臂推进。当时我并无不适，还有点好奇，以为这就是新药特点。然而当我告知值班医生后，却当场把他吓坏了。因为，使用是新药，他也没见过这样的状况，怕延伸到心脏就会麻烦了。他马上判断是新药的“过敏反应”，马上拔针，并立即注射抗过敏药，红线又慢慢退下去了。从此，我对身体的任何状况都很注意了，并渐渐跟经络结下了一生的缘分。后来学经络才知道，原来手上还有心经、心包经、肺经通过。后来跟随师父练气功，练到一定层次，体内的一些酸、麻、胀、热，走窜的经络传感现象就更加明显。连一些食物、药物，吃后都有感传现象，治疗效果特别明显。

人体的每一个部位，甚至每一个细胞，都不断进行新陈代谢，不停地排出废物；人体的经络系统则不断地进行气血的运行、废物的运输。当脏器的能力体系减弱，造成其相应的经络堵塞，堵塞的经络又进一步恶化脏器的疾病，形成恶性循环。在每一个人年轻时，气血能量旺盛，身体的废物排泄系统正常运行，多数人身上脸上没有多余的斑点、赘肉和皱纹。随着年龄的增长，气血能量日渐衰弱，脸上及身体的赘肉越来越多，俗称贱肉横生，皮肤上的斑点也越来越多。

身体哪里有病，经络这个交通系统就马上报警。只要查看一下经络图就知道哪条经、哪个脏腑器官出了问题。所以中医有“诸病于内，必形于外”之说。为什么能“必形于外”呢？这就是经络感应能力的神奇了。

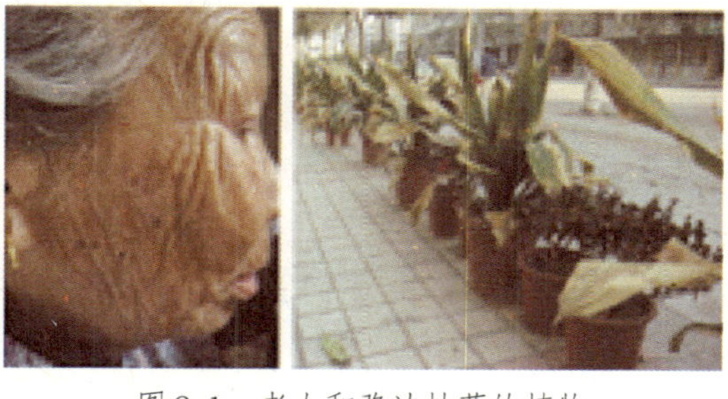

图2-1　老人和路边枯萎的植物

当一棵植物的叶子干了，大家都知道是根缺水了，赶快浇水；当一棵植物的叶子黄了，大家都知道是缺肥了，赶快施肥。许多人为了好看就把干的、黄的叶子剪掉，从不去想一想这叶子为什么会干呢？不知道叶子干了就是植物的警告反应信号。经络系统反应各种疾病症状，也都是从周边功能系统开始的，其实这些周边症状的原因多数是内脏疾病的警告信号（图 2–1）。

外表的症状只是疾病的表现，不把原因找到，就算一时消除了症状，过一段时间还是会复发的。许多人把经络的感应能力“浪费”了，这多可惜啊！如果身体内部的各种疾患，能够及时被人，特别是被自己发现，那是十分重要的，要想“病从浅中医”，没有“病从浅中察”又如何谈起呢？知晓经络能力“观颜察色”的人又叫“上工”，“上工”往往会在疾病的潜伏期就及时发现。有一位刑警队的队长，平时自认为身体很好，20 多年来从没有病痛。有一天突然昏迷倒地，被送到医院，最后诊断是严重糖尿病，从此终身要打胰岛素。他觉得很不理解，四处寻医找药，最后找到我。我首先问：你破案这么有名气，一个指模、一条头发丝都能破案，难道你以前没有任何症状提示让你要注意吗？他说，觉得自己几年前就很能吃，又很能喝水，但就是体重不断在减轻。当时只觉得能吃能喝就行了，谁想到是糖尿病早期的“三多一少”症状呢？但如今的医疗现状，针对的是“已病”，结果很多人身体受到的伤害已经是“病不起”。

当今社会，许多装修都一定要配备自动喷淋防火系统，才可以领取营业执照经营，许多场所至少要配备灭火筒，甚至汽车、家庭都要配备一、二个灭火筒。当只有一丝烟火时，一扑就灭。但是一旦拨 119 时，消防总队的队长说得好：等救火车去到时，哪怕你再快，基本上都烧完了。可以类推，我们人体不就是这样吗？经络就像管道，喷头就是穴位，哪里有问题，通过经络穴位马上就能报警并及时解决，“上医治未病”，经络就是身体最好的上医。

今天科技的进步，已经使我们明白了：经络是一条条“快车道”！生物电在这里的电阻是最小的，因而神经的敏感和快速就是情理之中了。实践发现，经络的感应能力是非常敏锐的，人体各器官的任何变化都能被经络敏感地感应出来。身体的毛病及早就在体表表现出皱纹、色斑、结节、压痛点等；经络的感应能力又是双向的，通过对这些色斑、结节、压痛点、穴位的运用手法，又可以迅速、敏捷地反应到相应的五脏六腑、头脑四肢；经络的感应力还是“多元化”的，对手法的轻重、工具的种类，甚至手法的时间（一天十二个时辰相应的十二条经络），都会有不同的反映。你说，这“感应力”神奇不神奇？

2．经络有神奇的输导作用

经络是人体的一个快速、高效的“运营网络”，包括了血液、神经电流和各种体液的运输传导，只有它的通畅无阻，才能带来各组织和器官的正常、协调运作。大家知道，中医很强调“气血”两字。“血”是比较容易理解的，而这里的“气”，则不同于呼吸空气的“气”，经络的“气”是脏腑器官功能产生的一种能量，具有人体自己能量、信息、密码的一种波长(气)，是可被输导，又怕被阻滞的神奇输导物质。

中国的有关专家正在逐渐揭开经络物质基础之谜，初步发现经络在结缔组织中呈液晶态结构的胶原纤维具有一个高效率传输红外光的特征波段，这预示着人体内部可能存在着一个生物光子系统。在生命信息，能量的传输交换等，生理活动中起着极其重要的作用。不妨再把经络比作是一个交通体系，各条经络就像“海陆空”的道路航线和电讯网络，而且有国道、省道和乡镇小路。经络上的穴位，就好比车站、码头、调度室。人的经络能够身兼多职，一道多用，一站多用，这就为其中神奇的输导作用提供了依据。比如一个手上的合谷穴，既能将多种制止疼痛的“气血”迅速运输到疼痛部位帮助松弛，立马止痛；又能将帮助分娩的“气血”迅速运输到产妇的子宫，帮助收缩催产顺产。如此“神通广大”的输导作用，对于习惯于职责分工越来越细的现代人来讲，简直有点“不可思议”呢！

输导的神奇，除了“快”之外，更重要的就是“准”了。这个“准”包括两个含义：第一就是该输导什么就输导什么，决不会做无用功，决不会雪上加霜或者火上加油。同样一个风池穴，风热头痛它能降火止痛，风寒头痛则能散寒止痛。药品无论中、西，都自甘拜下风。“准”的第二个含义就是不偏不倚取个“中”了。中医的灵魂就是一个平衡位中，不左不右，不余不缺，不寒不热，不高不低。经络就是能够通过输送气血，达到阴、阳、寒、热、燥、湿、营养等的生理平衡。

既然经络是人体气血运行的通路，在负担着运送氧气和营养物质和各种包括声、光、电、磁等物理能量的同时，必然还要承担把代谢废物排出体外的重要责任。人到中年以后，各脏腑器官尤其是经络，一旦这种代谢的原动力减弱，人的状态就会从高峰急转直下，正如药王孙思邈说：“人到四十，顿觉气力衰退。”整个机体的各项机能逐步退化，发生微循环障碍，经络阻塞，使细胞、组织无法正常发挥生理功能，从而导致高血压、高血脂、糖尿病、中风、骨关节病等多种慢性疾病，所以说“气滞血瘀为百病之源”。

经络神奇的作用，也就体现在，既把精华输向吸收，又把糟粕输向排泄，而且要高效、快速、精准。所谓衰老，就是不论你是精华输不来，或者糟粕导不去，都会造成新陈代谢的减慢。“新”的不能替“代”，“陈”的不能代“谢”，那么就难免出问题了。而在这其中，更常见而又容易被忽视，“陈”的没有“代谢”走，废物糟粕在身体里越积越多，又阻滞，废物久积成毒。所以，“排毒”就成为人体经络的重要职责，对中老年来讲，“排毒”

甚至成为经络输导作用的关键。

俗语说的除旧迎新、破旧立新、去瘀生新，都是把“除旧”放在首位的，不废不立嘛。经络的输导作用之神奇，也就是表现在其强烈、高效的“排毒”作用。今时成了严重健康障碍的心脑血管病，说到底就是“多吃少动”，违背了动物的天生规律所致。有个动物寓言叫做小鹿练跑步：小鹿子的妈妈一早就赶着小鹿子锻炼，小鹿子不高兴地说：“我才比你跑慢一步，有什么所谓呢？”小鹿子妈妈说：“正是因为你慢一步，就会被老虎吃掉了。”小老虎的妈妈一早也赶小老虎去锻炼，小老虎很骄傲地说：“我这么凶，谁敢吃我？”小老虎的妈妈告诉它：“正因为你跑慢一步追不上小鹿子，你就会饿死。”人和动物一样，天禀运动促动经络，而经络又促进排毒。如果你“吃多动少”了，毒排不出来怪谁呢？

在此情况下，唯一能救的，就是自己的经络了！办法也很简单，一个是实施运动锻炼，另一个就是采用手法，点、拍、灸、拔、刮等，人为地刺激经络促进运动，再由经络发挥神奇的输导作用去运来气血、化解积滞、消瘀排毒、畅通脉络，两者相结合，相辅相成。

3．经络有神奇的修复功能

人得病有两个原因：一个是内因，是指基因（遗传基因）；一个是外因，指外界的环境因素。中医所说的不外乎风、寒、暑、湿、燥、火之六淫太过，喜、怒、忧、思、悲、恐、惊七情所伤。西医所说的也不外乎病毒、细菌、真菌等微生物。很多人都在强调基因，但都忽略了一个关键问题，就是基因＋环境＝表现型。同一个基因，在不同环境条件下的表现，相差大着呢！父母的遗传基因是不能随着自己改变的，但为什么不通过改变自己，修善自己，来获得最佳的遗传表现呢？近代的研究发现，良好的生活方式能激活良好的基因，促进健康长寿。不良的生活方式也能激活不良的基因，诱发疾病和衰老。许多人因饮食改变了自己的健康，特别糖尿病就要非常注意饮食来达到基因与环境的和谐。

许多人花大力气配备了铁门，房子加了栅栏，窗户用防盗网远红外防盗系统。无论选择的防御方法是什么，其中的原因都在于你想要一个安全系统来保护你家里所有值钱的东西。实际上人的体内也有自己的安全体系抵御入侵者。但是你体内最重要的安全系统是一个隐形的系统，你无法感觉或是看见它，而它却承担着抵御入侵疾病和帮助你康复的重任，这就是经络。经络对身体这么重要，为什么不花大力气去保养呢？

如果从现在开始认识：原来是经络系统在起着控制人体健康的关键作用，一切疾病都是由于经络不正常发生的，一切疾病的康复都是通过经络的调整作用达到的，因此常常自觉地去锻炼自己的经络，健康水平必将出现一个新的飞跃。

不知多少人梦寐以求的就是健康和长寿，但是各种运动的根本关键在于有形无形在训练人体自我修复系统——经络。

19世纪一位法国医生讲过："运动可以代替药物，但没有一样药物可以代替运动。"经络的训练还可以代替很多药物，但是没有一种药物可以代替经络的训练。所以经络能治百病，但没有一种药能治百病。

我国唐代著名医学家孙思邈（581~682年）活了101岁，是最自觉把运动作为自身保健方法的导师。如果你有缘分看到这本书，相信马上训练经络也不迟。

为什么运动可以代替药物以养生治病？为什么连"先天性"的体质虚弱都可以得到改善？为什么一些慢性、顽固性疾患能够"妙手回春"？这就不能不归功于经络神奇的修复、再生功能了。

经络的修复功能首先是祛邪排毒，所谓"邪祛正自安"。"排毒"是把身体内部代谢产生的、人体不需要的废物排出体外，"祛邪"则是调动体内防御功能将体外侵犯的邪，即中医认为的风、寒、暑、湿、燥、火，西医认为的细菌、病毒甚至吸入、食入体内的有害物质，予以清除、杀灭、中和，排出体外等。有道是"祛瘀生新"，在加快了消除毒害的同时，身体各部位的正常代谢在不受到外邪的干扰下，才能发挥神奇的修复功能。

神奇的修复功能，还在于经络与全身脏器的"和谐协调"的本事。经络的养生、治病和康复能力，并不是头痛医头，脚痛医脚的办法，而是调动一切积极因素、齐心协力、互相帮助的"高招"。经络治病，一穴多病、一病多穴、上病下治、腹痛背治，这就是"协同作战"的奇效！人的脚底板下有个涌泉穴，不但可以用来急救昏迷，还是治疗咳嗽的神奇穴位呢！有道是："伤风咳嗽，医生眉头皱"，如果感冒咳重，甚至小儿百日咳，只需晚上在涌泉穴上用蒜头敷上几小时，竟可以"立即收声"！为什么不咳了？原来是受伤的肺和气管，被全身经脉用"气血"在几小时内"加急"修复好了！可见中医包括经络手法在内的各种"扶正祛邪"，正越来越多地创造康复的奇迹。

（二）经络的奥秘

1. 经络的存在和科学发现

《灵枢·经别》讲："夫十二经脉者，人之所以生，病之所以成；人之所以治，病之所以起；学之所以始，工之所以止也。"这段重要经文明确指出经络系统的作用，不仅是反映人体正常生理机能和病理状态的变化，还可以通过经络诊断各种疾病，并应用指导临床的实践。令人遗憾的是，现代医学对中国古典的医学及其核心理论——经络学说关注极其不足，迄今未能注重到这一在人体健康长寿中具有决定性意义的重大系统的存在。

自1976年中国科学院生物物理研究所经络组祝总骧教授发现隐性经络感传现象以来，研究结果表明：①人类的十二条经脉确实具有较一般皮肤为敏感的特性，其宽度仅为1~3毫米，其位置与古典经络图一致。②人类的十二条经脉不仅具有高度敏感的隐性感传特性，而且还有低阻抗特性。③人类十二条经脉线的另一种奇特的生物物理特性就是高振动声特性。经脉线上3种特性的发现，奠定了我们认识2 500年前被中国先哲们发现的针灸经络系统的可靠性、客观性和科学性的基础。只要经络的客观存在已被证实，则一门新的经络生物物理科学已经诞生。

通过大量事实可以证明，经脉循行线不仅是一条高度敏感的感传线，还是一条易于接受电刺激而传导的低阻抗线。这一生物物理学特性，不仅直接证实经络的客观性，而且对经络在人体内外的信息传递，即其生理、病理功能具有重大的意义。

由此可见，中国2 500年前发现并流传到今天的经脉图，不是一个简单的理论示意图谱，而是一个可以用不同生理和生物物理方法检测的、具有精确定位的实体线路图，从而说明指导整个中国医学的核心理论——针灸经络学说是具有充分科学依据的，说明古典的经络图是一个真实的、有科学依据的。

实际上，这个现象早就为我们祖先所知，古代医学家称之为“得气”。经络和穴位取得准时，敏感的生物电流立即反映出酸、麻、胀、痛等感觉。

20世纪70年代以来，由于循经感传现象的再发现，以及各种生理学和生物物理学方法证实了经络系统的客观存在的影响，穴位和经络诊断工作也有了很大发展。根据经络是人体内的一种信息传递系统的原理，经络一方面将体内病变和功能改变，以信息方式传递到体表穴位上让人们诊断；另一方面将物理性或化学性刺激，以信息方式传递到内脏达到治疗的作用。

经络用于发现身体故障，很常用的一个办法就是寻找“压痛点”，也即是“阿是穴”，治疗身体疾患时，往往能收到“事半功倍”的效果。经络学称这种现象为“气至病所”。在针刺或按压时，感觉“得气”的操作，其疗效往往是比没感到“得气”的要好得多，这也是从一个角度验证了经络及其生物电效应的客观存在。

生理物理、病理、临床等各方面证实：早在2 500年前，由中华民族祖先发现和发明创造的针灸经络学是真实的、客观的、科学的。针灸经络学说实实在在的是中华民族对世界人类的最伟大的发明创造，比四大发明还要早

1 000年，称之为中华民族的第一大发明创造是当之无愧的。

浙江余姚河姆渡文化把浙江的人类史推前了七千多年，上山文化一粒碳化的种子又把浙江的人类史推到了10 000年。如果2 500年前一个碗、一片瓦都会引起考古学家的重视，如今2 500年前关乎每一个身体健康长寿奥秘的经络，不是更值得我们今天去重视吗？究竟我们身体还埋藏着什么更值得我们去发掘的东西呢？

经络系统实际上是以十二经脉为核心，统帅着全身各种组织器官的结构。这是因为，十二经脉把全身的皮肤、组织分为十二个区域，分属于各自的经脉。在体内，十二经络又分别与各自所属的五脏六腑相联系。由此可见，经络系统并不仅是一个纵横全身的网络结构，而是一个统率全身的宏伟立体结构。人体的任何其他结构，无不与经络系统密切相关。

经络病理生理学认为，经络具有反映证候的作用。任何一条经脉如果发生异常，都可以通过该经的证候群反映出来。一般来说，经络气血阻滞，形成局部的红、肿、热、痛，应属经络的实证。而局部麻木、肌肤萎缩、功能衰退等，则属经络的虚证。经络的阳气（卫气）不足则出现局部怕冷、恶寒，即所谓“阳虚则寒”；经络的阴气（营气、血液）不足而阳气亢盛，则五心烦热、“阴虚内热”或全身发热等症。可见，虚、实、寒、热的多种证候，都是以经络的阴阳气血盛衰为根据的。

经络的治疗作用，不仅表现于通过手法调整经气，就是食物和药物入口也是通过经络气血的运行而达到相应病变经络、脏腑的，例如，酸入肝、咸入肾、甘入脾、辛入肺、苦入心，通过归经调整其阴阳虚实从而起到治疗作用。

经络系统是主宰人体一切正常生理和异常病理诊断及治疗的体系。人体所有的生理功能，如呼吸、循环、消化、代谢以及神经体液系统的调节功能，无不是由经络系统所统帅。在异常情况下，疾病的反映和治疗也是通过经络系统得以实现，所以经络系统既有反映疾病，又有治疗疾病的作用。经络系统的根本作用即是运输气血，传导经气，协调阴阳。而其传导的途径，就是以十二经脉为核心的网络体系。

经络系统在人和高等动物、植物普遍存在（图2-2）。由于近300年来西方医学的迅速发展，细胞学、神经学、

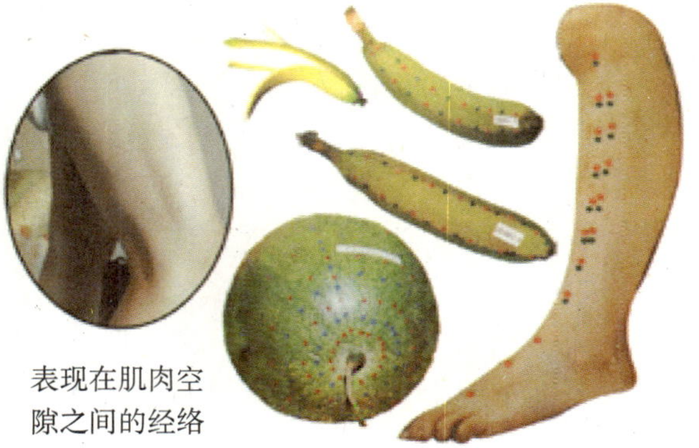
表现在肌肉空隙之间的经络

图2-2 《针灸经络生物物理学》动植物经络图

免疫学的进步，使人忽略了这一统帅全身的经络系统的存在。现在，经络系统的存在已经被科学所证实。可以预见，广大百姓和包括中、西医各科应用这一伟大学说指导临床医疗、保健的各种方法即将到来。经络将是揭开人类健康长寿的秘密系统，也将是沟通中、西医的桥梁。

2．经络是上天给人类的一套自我修复系统

经络系统的科学证实，不仅为针灸疗法，也为国内、外流传的许多民间疗法找到了科学依据。

民间的医疗保健方法很多，从医院的针灸到拍打、刮痧、拔罐、温灸、点穴，甚至近代创造的穴位埋线、药物离子穴位透入、红外线照射、药物穴位注射、电针等疗法不下数百种，然而无论其中哪一种疗法，其作用原理都是疏通经络，平衡阴阳，调和气血。也就是说，这些疗法都是经络锻炼法。

经络是一个具有全息通路、多能效应的信息应答系统，是人体调节内环境和适应外环境变化的高度自动化的平衡调整系统。经络还是能自身发出声、光、电、磁、热等物理信号，也能接收和控制这些物理信号的刺激，产生调整和治疗作用的反应系统。

经络反应体系可以通过以下两个方面来解释：一是可以通过局部反映整体：这就是通过局部反映整体的全息反射，可以使人早一点了解自己的健康状况，做到疾病的早预防、早诊断、早治疗；二是通过对局部的治疗来改善整体的状态。

既然人人都有经络，你不管它行吗？在正常情况下，是经络在不知不觉之中维持和调控全身的平衡；在异常情况下，是因为经络失去了控制能力发生了疾病；以后又是通过经络的调整作用人才能恢复了健康。就此而论经络就是人体的保健系统。现代科学已证实了经络的存在，但不等于已经认识了经络本质和经络的全部作用原理，就更需要我们这一代的人去实践它、了解它、研究它。相信一旦把经络的本质和机理研究好了，将是人类健康历史的转折。

我很喜欢研究健康长寿，通过大量健康长寿人的调查发现，健康长寿其实很简单。基本都符合四种自然规律：一是早睡，晚上10点前就睡觉；二是吃得简单，以鱼和蔬菜为主；三是喜欢劳动和散步；四是宽容，与人为善。

对于疾病，许多人都习惯于求助于医生，但健康长寿是不是一定要求助于医生？事实上很多百岁长寿的老人都有一种良好的生活习惯，都在不知不觉中在锻炼经络，这个人的经络就无时无刻地伴随他（她），而他（她）在日常生活中，也不自觉地在长期锻炼着自己的经络。这就是人类健康的

源泉。也就是说，人体的一切功能都是在经络系统的控制下进行的；一切疾病形成的根本原因是经络系统在某些环节的失去控制；一切疾病的康复或痊愈则是经络恢复其调控的结果。或是说，经络既是人体的总调控系统，又是防病治病的医疗保健系统。

人的一生中，经络无时无刻不在为你的健康发挥作用。生活中许多操作（包括家务劳动），都是和经络锻炼有关。过去的人们没有经络的意识，仍然有人可以到达百岁健康，而今，人们如果提高了经络意识，在生活中有规律性地锻炼经络，就更容易达到长寿健康。

3．生物钟——经络运行有规律

古人日出而作，日落而息。不是累了才休息，而是有规律休息。大自然是有一定的规律和法则的，如一年的节候规律就是春生、夏长、秋收、冬藏。而人体的经络运行也有一定的规律，每天的十二个不同时辰，分别对应着十二经络，分别都有不同的运作时间，这就是所谓的经络子午流注。

凌晨3～5点是肺经运作的时候，大部分的咳嗽、发烧、出汗都会发作厉害一些，实际这是肺经出来奋起反抗进行自我治疗。

早晨5～7点大肠蠕动最旺盛。早上7点起来，最好就是大便排毒。

上午7～9点，则是胃最活跃的时间，是吃早餐的时候。

上午9～11点，是脾脏活跃的时间，也是脾最好的吸收时间。

中午11点～下午1点，是心经运行的时间，也是一天中阴阳最不平衡的时候，这时人最容易疲倦，好好地休息，就不容易生病。

下午1～3点，是小肠活跃的时间，也是小肠泌别吸收的时候，故午餐最好在下午1点前吃完。

下午3～5点，是膀胱活跃的时间，这段时间要多喝水，是重要的喝水时间，效果也最显著。

下午5点～7点，是肾脏活跃的时间。肾脏与膀胱不好的人，最好在这段时间穴位按摩，放开心情，放松身体的时间。

晚上7～9点，为心包经运作，是心脏与脑神经系统活跃的时间。

晚上9～11点是三焦经运作的时间，是人体内分泌系统的活跃时间，不想内分泌失调的人这时就要准备好休息了。

晚上11点～凌晨1点是胆经运作的时间，凌晨1～3点是肝经运作的时间，肝胆是人体重要的排毒器官、排泄器官和免疫器官，人体所有经络的通畅，废物的排泄，免疫力的提升，关键是在这个时辰由肝胆来共同完成。所以晚上11点～凌晨3点是人体的黄金时间，这个时段谁在熬夜占用了它，一定会影响健康。古人为何十分强调日出而作、日入而息的这种大自然规律，就是保证提高经脉的自行调节和主动修复作用。

《黄帝内经》讲："经脉夜半而大会，万民皆卧。为什么要"万民皆卧"呢？大家都有这样的体会，只要人卧下，全身经气就会迅速回归所属脏腑。经气一旦回归，人就会自然感觉有点冷，所以都想扯点被子，哪怕是盖着肚皮也是好的。人体经过了一整天的工作和劳动，精力、体力消耗，到了晚上，经气已经转入内脏，对内脏进行保养。但此时熬夜，经气不能回归，脏腑就得不到自我修复。经气不但不能对脏腑进行自我保养修复，而且还要夜以继日地消耗能量。这样熬夜消耗的能量要比白天多得多，所以有一些人熬一夜，3天也补不回来。这种熬夜对身体的伤害是最大的，迅速造成身体的虚寒衰老和废物的堆积。如果长期形成习惯，生物钟一旦发生错行，反而成为健康的最大杀手，形成许多奇难杂症，甚至药物也难以治疗，这就是透支的恶果。与其累坏了生病，住院躺在病床上日睡夜睡，不如提前1个小时在家休息，这是非常简单的道理，偏偏就有很多人想不通。

前广东省委书记王德83岁那年奇难重病在身，省委保健处找到我，希望协助治疗。了解情况后，暗自思量为什么这么好的医疗条件会没有效果呢？最后发现熬夜（凌晨1~2点才睡）的坏习惯严重影响着王老今天的结果。于是我对王德书记说：你想治好病，晚上10点前必须睡觉。殊料王老说：这不可能！我已形成了习惯，不到凌晨1~2点我是睡不着的。我也不客气地说：这是坏习惯，正因为这种长期的坏习惯，造成今天的结果。我还说：王书记您是个好书记，我是一个好市民，我会听你的话，但是今天你是个病人，你必须听医嘱。接着给王老全身性整体点穴，殊料疗效神奇，深得王老信任，终于一改习惯，晚上10点前睡觉，早上6点钟起来散步。结果就这么一招，让王老不但摆脱了疾病的折磨，还一直健康活到90岁。就在83岁那年，他亲自出席了广东省人体科学学会经络点穴专业委员会成立大会，并且亲自走上会堂，不坐电梯，一定要坐在我旁边以表示对经络的实际支持。

人的一生肯定会有透支熬夜，但是多年来我形成了一个习惯，一旦工作不得不熬夜了，一定会在第二天中午补回休息时间，直至完全消除疲劳、恢复状态为止。别看这个小习惯，消除疲劳、透支全靠它。

健康与不健康之间究竟有多大差别，往往是小小的细节都注意到了，就形成了良好的习惯。健康是从细节中寻找，从细节中开始的。

三　经络养生要诀

三　经络养生要诀

人类区别于其他动物最大的特点是善于思维，但人类最大的弱点也正是由于思维能力的不能自我支配而带来的不良情绪和欲望，导致生理和病理的变化，甚至危及生命。

现代社会，人们都很强调物质生活，但是却忽略了精神文明的建设。然而“心态”往往能决定一个人的经络气血是否正常运行。

现代的医学都很强调看得见的细菌、病毒等微生物，但是在中医学里却很强调内因和外因。除了看得见的风、寒、暑、湿、燥、火六淫使人犯病外，还强调了人类的情志活动，即喜、怒、忧、思、悲、恐、惊七情。情志心态的这些变化，恰恰严重影响着人体至关重要的、看不见的经络气机的变化。所以几千年来和尚道士都在不断修炼自己的心态。没有良好的心态，想迅速恢复健康，走向健康长寿这条道口就难了，这就是经络健康的特色。

种子为什么会萌发？是因为具备了水分、温度、空气、土壤。凳子为什么会稳定？是因为有4条腿。

现代人开始重视养生，但很多人以为买了几本书，学了几个穴位，认识了几条经络，伸伸手，弯弯腰，吃保健品就可以健康长寿，其实正懂得养生道理的并不很多。我们学习经络的关键是什么？学习经络的关键是学会对健康观念的各种改变和衣、食、住、行的各种认知和实践。

天下大事，从改变观念开始。

（一）悟是经络的关键

唐僧上西天取经，带着3个徒弟，即悟空、悟能、悟净。他们的名字为什么都用“悟”呢？为什么悟空是最厉害呢？因为悟空就是能从空的，从常人看不见的妖气就悟到妖魔鬼怪的存在，才能三打白骨精。悟就是能透过事物表面看到事物的本质。

经络分布在人体组织间空隙，看不见摸不着，但却是牵一发而动全身的整体系统，没有点悟性，真的很难找到经络健康长寿的真谛。

悟性如此重要，悟是什么？有一个哲学故事记载：上帝对一个牧师说：“既然你那么用心去宣传上帝，在你危难时，上帝可以救你3次。”事后这个人果然遇到了灾难，他被困在洪水之中。洪水浸到脚时，有1条小船经过，有人用手要拉他上来，他说：“不用了，上帝会来救我的。”过一段时间洪水浸到胸口，一条大船经过，船上的人说：上来吧。他又说：“不用了，上帝会来救我的。”又过了一段时间，洪水又浸到鼻子。一架直升机飞过来，放下绳子，他想去抓，转念又想：反正上帝会来救我的。最后他终于支撑不住被洪水淹死了。死后他的灵魂去找上帝问：你为什么说话不算数？上帝说：我说话是算数的，我已经派人救了你3次，救你的不就是上帝吗？可你缺乏悟性，不知道逃生是你目前最重要的事，只好在劫难逃。

“悟”是深不可测的，但又简单得不能再简单了。一棵植物上面的叶子干了，是根下面没有水分了，要赶快去浇水；叶子黄了是土壤缺肥了，赶快去施肥，这些连农民都悟到了。什么是悟，悟就是对事物的理解，从不了解到明白的意思；悟就是人对一切事物规律的感知，从知之不多到知之甚多；悟就是用心去体会，去多问几个为什么。人体经络也是一样，一旦悟出这种真知，经络在人体上就会获得巨大的改变。

老子根据悟的不同程度，把人分成三个层次，他说：“上士闻道而行之，中士闻道若存若无，下士闻道笑之。”高层次悟性的人一旦看见了就紧随不舍，因而终生无险，病不入身；中层次悟性的人对真理认识不清，所以觉得似是而非，若有若无，因而处事学习方面患得患失，斤斤计较，难有大的作为和改变；缺少悟性的人，见识浅薄，根本不晓得什么是真理，甚至连听见合乎于真理的话都会嘲笑，以为荒诞不经。此种人的潮笑，正说明道的高深，因为道是宇宙间万物万事的定律学，只能为有悟性之人所掌握。

古代有人问名医扁鹊：“谁的医术高明？”扁鹊讲：“我哥哥。”人家又问：“那为什么你的名声最大，而无人知道你哥哥呢？”扁鹊回答：“我哥哥一看到人的气色，就知道他要怎样调理，这人就不生病了，而我要等到人家真有病了，才可以开药治病。所以人们以为我能起死回生，惊天动地。而我哥哥却善于无声之处，未病先医，根本无病，所以认识我哥哥的人都能健康长寿。”由此可见，中医药学的最高层次是健康长寿的预防医学。

或许很多人很容易就赚到钱，但是很多人不是要健康就能健康，健康是很讲究悟性的。钱赚够了，可以不赚了，工作可以退休了，但健康是一辈子的追求，没有悟性的人是很难坚持一辈子的。很多人跟我聊天时，我都很喜欢问一个问题：你目前最重要的是缺钱还是缺健康呢？

（二）经络是一种信念

人生中我很喜欢《西游记》这本小说，百看不厌，每回都能悟到人生许多成功的哲理。整本书的关键一直贯穿着唐僧坚定的信念，可以看出只要唐僧一旦放弃这种坚定的信念，取经马上就会结束了，因为外界有太多的诱惑和挑战。许多人的企业不景气甚至倒闭，实际上也是信念的问题，更何况是健康长寿呢？如果人生没有坚定的信念，是很难取到经络这本真经的。坚定信念是健康长寿的关键，因为坚定的信念就像给人体生物钟上好了生命的时间。生命要设计好人体生物钟的时间，关键就是在人生设立一个坚定的健康长寿信念。

生活中每每有这样一种事例：我有一个朋友，老母亲重病，危在旦夕，这时守候在身边的小儿子说：妈妈，哥哥正在美国赶回来看你了。母亲听了，其顽强的生命力又一次复燃起来，在等着大儿子回来。一个星期过去，大儿子还没有回来，突然小儿子说，大哥因为要考博士论文，不能赶回来了，妈妈听了以后，知道大儿子终于学业有成，慢慢闭上眼睛，眼角流下两滴热泪，一个时辰后就安详地死去了。可见信念力量之大。

正在写本书的时候，正好有一个朋友说，有一个亲戚39岁就死了，什么病呢，其实什么病都没查出来，只是一直觉得自己命不长了，快死了，快死了！果然39岁就死了。

我父亲给我说了一句话：“你爷爷50多岁就死了，我能60就不错了。”果然父亲60岁退休后第二年一病就去世了。

这就是人体生物钟奥妙，一到点身体就迅速衰老，急速死亡。

同样，如果一旦坚定信念，奇迹也会随时发生。有一位抗癌协会的副会长，得了乳腺癌后，心灰意冷，不吃不喝，躺在床上等死。这时她3岁的女儿在她身边一边哭，一边说：“妈妈我很饿、很冷了。”这位母亲转过头看着这么可怜的女儿，突然想到要是自己死了，女儿不是更惨？我一定不能死，一定要生存下去，一定要把女儿养大！有了坚定的信念，就像重新拨动了人体的生物钟，全身机能迅速活跃起来，身体迅速好转，终于战胜了乳腺癌，后来还当了抗癌协会的副会长。

有一次到海军南海舰队为干部们讲课，同时参观了军舰南京号。当时问了舰长一个问题：听说出海很容易晕船，你们的士兵也会晕船吗？舰长回答说：只要碰上大风浪，大部分都有晕船的现象。我继续问：如果打起仗来怎么办呢？舰长回答说：这就奇怪了，只要一拉响战斗警报，全体士兵马上精神抖擞，没有一个晕船了。这就说明坚定信念的作用。

影片铁达尼号露丝能活到100多岁，就是寄托着为杰克好好活下去的坚定信念。同样在我父亲早死时，我母亲悲痛万分，说父亲一生艰苦奋斗至退休，没有好好享受过一天。我当时马上要坚定母亲求生欲望和稳定情绪，也接她的话题给她说了一句话："正因为父亲早死，又没有好好享受过一天，妈妈你首先就为爸爸好好活下去，活多20年。"生物钟一旦调多几十年，生命体的运转马上就会全身改变，所以妈妈今年86岁了，身体非常好，连老人斑都没有，从55岁退休以来，从来没有吃过降脂、降糖、降血压的药。要知道我妈妈是化工电镀厂的工人，几十年来接触三酸二碱。由此可见，学习经络一定要坚定经络健康长寿的信念，才能通过生物钟的作用，全面启动经络的潜能。人生不管做什么事，一旦有坚定的信念，就会有健康，有生活，有未来。

（三）经络是一种缘分

生命和健康是很讲缘分的，有时看了一本书，听了一句话，认识了一位朋友，结交了一位大师，或者形成了一种良好习惯，从此就改变了人的一生。如果你有缘看到了这本书，或是读懂了一句话，或者掌握了一个方法，或者从此就爱上了经络，可能其中的一、二种方法，从此就改变了你一生的健康。

本来我读大学时学的是遗传专业，根本无缘中医，偏偏从小体弱多病，从此一直非常关心自己的健康问题，很想认识名老中医，以求早日康复。可能是上天有意安排，一个偶然的机会让我有缘分认识了我第一位86岁的名老中医——我的师父，终于我辞去国家干部一职，退掉3房1厅的待遇，1983年就义无反顾上山跟随师父学艺，从此不但改变了我的身体，还改变了我的一生。

活了101岁的医学家孙思邈，在回忆他一生时说："我到中年时期已经听到和学到了很多有关健康的知识，但没有进行实践，错过了许多机会，到了年老的时候，由于基础不够好，所以力不从心，而不能在自己身体上掌握它和实践它，很遗憾自己不能活到150岁。"但他毕竟他也活了101岁。所以，看到这本书的朋友们，我们面对的将来是越来越多、越来越复杂的问题。所谓“40岁前人欺病，40岁后病欺人”。当今健康长寿的方法很多，不要等到年老才想到去了解它、掌握它、实践它。如果谁能越早认识自己，谁就越能把握自己，谁就能健康生活，健康有质量，生活才有品味。希望这本书有缘让你认识经络，从此找到让你能健康长寿的方法。

（四）经络是一种付出

生命就像是一种回音，在大山之中，你大声喊一下：您好！大自然马上就回报你：您好！您好！您好……的连续回音。你送出什么，它就回送什么。在大地上你播上什么种，就收获什么。生活中要想别人是你的朋友，首先你要先是别人的朋友。健康也一样，为什么你现在还不健康呢？是因为你为自己健康付出的还不够。

为什么现在能种水稻的地方都种上水稻呢？因为在所有的食物中，水稻的回报率是最高的，一粒种播下去，100天后回报率是超过4 500粒。经络对人体的回报是相当丰厚的，经络不需要太多成本，哪怕你只天天动一动，坚持一两种良好的生活习惯，就可以回报你无价之宝——健康和长寿。为什么许多人偏偏不明白这个道理呢？为什么就偏偏不愿意为自己付出一些呢？为什么偏偏去寻找那些最后不属于自己的身外物——钱财、汽车、房子、美女？

奥运冠军之所以得冠军，就是私下里比别人愿意多付出努力。如果你觉得现在还有哪方面不满意的话，你一定是在那方面付出的还不够。从健康方面来说从你今天身体的结果，就知道你过去所付出的努力是多少。历来成功都要付出，赚钱代表了艰辛，中国文字是很有艺术的，赚字就是由“贝”与“兼”字组成，意指兼职才能赚到宝贝。很多老板虽然拥有了金钱，但是有些人为了这钱几乎付出了生命和健康，我觉得很不值，因为再有钱往往再也找不回健康了。同样是付出，为什么在赚钱的同时不愿意为身体付出呢？生活中我们会为自己的汽车清洗，打蜡保养，为自己的房子精心设计装修，为自己的仪表买衣买裤买化妆品。但是我们有没有为自己的身体内部装修保养过呢？为自己的每条经络，每个细胞投资过呢（图3–1）？许多人的房子都很大，许多人都把家装修得很漂亮，可惜都没有健康的品味。有一个搞房产物业、拥有很多房子的千万富翁，身体却非常差，四处求医，总不见效果，所谓财多身体弱。我说你的身体为你赚了几千万，你为什么不舍得在你身上回报一点呢？你如何保证你的身体享受到财富的乐趣呢？万一早死，你最后

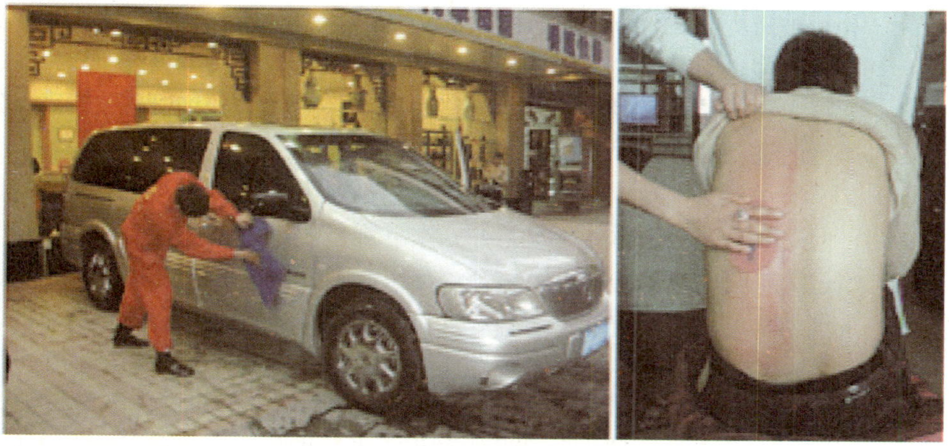

图 3-1　会保养汽车，会保养自己吗？

悔的是你用生命赚回来的钱为什么还没用完呢？我说你不用求医了，最好的医生就是你自己，大家都知道干部有干部疗养院，职工有职工疗养院，你在千万身家中拿一点钱建立家庭经络室（图 3-2），专门为你和你的亲人、朋友的健康服务，从而保证有健康的身体来享受辛苦赚来的财富。

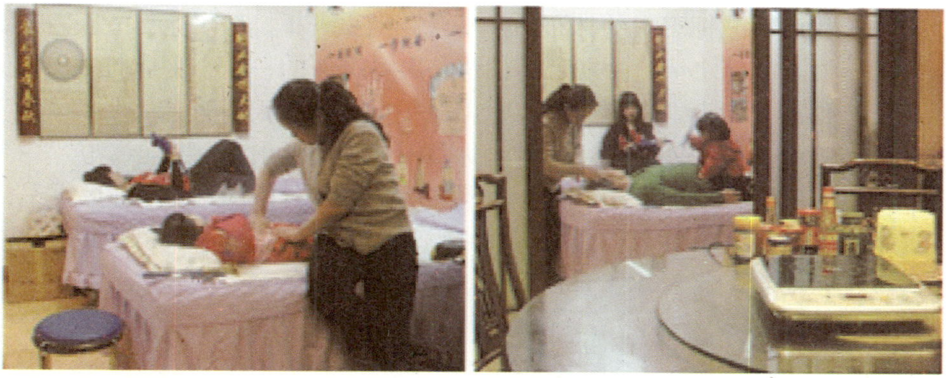

图 3-2　家庭经络室，小病不出门

（五）经络是一种实践

有个寓言故事说：一天有一头小鹿子来到小河边，准备要过河，但不知道水的深浅，刚好看到牛大哥正在过河，就问牛大哥："水深不深啊？"牛大哥说："不深不深。"小鹿子听了很开心，正准备过河。突然一只小松鼠跑过来，告诉小鹿子："小鹿子你不能过河，我的一个兄弟刚刚掉到河里面被淹死了。”小鹿子听了马上犹豫不决，不知过还是不过好。其实生活中有太多的健康方法了，甚至有些说，喝牛奶不好，有些说喝牛奶好。其实每个人都只是说出了自己的经验，这就要靠你自己实践，摸出一套适合自己的方法来。

健康是人生最难求取的一件事情。武侠电视经常看，武打场面很熟悉。但是要你真打，你就不会。可见本事都是要练出来的，千万不要说看过、学过、知道了，而是一定要学会。有一个千万富翁的朋友，开着奔驰，找我调理熬坏的身体，并夸下海口，只要把他身体弄好，愿分一半身家。第二天一早，我就邀请他首先起来跑跑步，锻炼一下身体，谁知这位老板连眼睛都没打开说：“行了，我给你钱，你帮我跑吧。”我终于知道这个老板为什么没得治了。经络是一种实践，谁做到谁得益。即使你再有钱，也是不能代替的，连李嘉诚都在每天进行锻炼呢！

唐朝期间，天下第一关的山海关的“一”字突然掉了下来，皇帝要求全国的书法家把这一字补上去，结果没有一个书法家能把这个一字写好。皇帝要出皇榜全国应征一字，终于有一幅“一”字不大不小，刚刚配好，就像原字一样天衣无缝。皇帝马上召见写字的人，岂料竟然是一个目不识丁的店小二。皇帝很生气，说欺骗皇上是要杀头的，要店小二当众演示。只见店小二把肩上的抹布沾上墨汁，随手一挥，一字竟然一模一样，不得不服。细问之下，原来店小二就在山海关下的一个小食店打工，一天得到一位高人指点，告诉店小二，山海关城楼的“天下第一关”的“一”字，风吹雨淋很快就会掉下来的，你每天擦桌子的时候，用心模仿“一”字，终有一天你会出人头地的。店小二从此心有目标，天天用心擦桌子，练“一”字，工夫不负有心人，终于一鸣惊人。实际上健康长寿也就是“一”字这么简单。就看你能否实践它。

（六）经络是一种坚持

许多人结婚时都山盟海誓，但许多人都不能白头到老，关键是不能坚持。谈恋爱时就很讲究，但结了婚就很随便，没有坚持恋爱时的激情。不能坚持，就意味着随时放弃。实际上许多人早就知道健康的方法很多，许多人不健康就是太早放弃了。做生意赚钱可能赚一笔就够了，做工作可以退休不干了，但是唯独做经络是要坚持到底，不可以放弃，不可以停止，这是生物进化的定律，用进废退。

许多人到了急救的关头，亲人都对医生说：“医生请你无论如何都要救活他。”医生都说：“我们都已经尽力了，就看天意了。”天意是什么？就是看你平常的底子有没有坚持保养的累积了。成功学有一句话：成功者绝不放弃，放弃者绝不成功。失败者总是找借口，锻炼没时间，吃药又没钱，赚钱又没本事，只恨贫病交加。不怕不健康，就怕自己不争气。

一个搞房地产的朋友，在开发房地产初期，陷入了资金的困境，员工跑光了，公司几乎面临破产，只剩2个人。但就是这2个人坚持到底，坚定信念，四处筹集资金，终于感动上天，一次机会，终于成就一番事业，成为亿万富翁。

刘翔已经是世界冠军了，但为了迎接2008年奥运会，现在每天还在坚持6小时的更加艰苦训练。世界冠军关键就是坚持，健康关键也是一种坚持。

百岁老人之所以能活到100岁，都是因为一生人坚持了良好的生活习惯。如果没有良好习惯为基础，健康长寿是难以建立起来的。

佛祖说：佛经不可不传，不可轻传，因为唐僧坚持了，终于取得了真经。经络实际上也就是一种坚持。

中国人不缺乏健康的方法，缺少的是坚持者。

经络是一种坚持，健康是一种良好习惯的积累。

（七）信任才会有福气

有一个真实的故事：有一位猎人，养了一条猎狗和一个小孩，因为连续几天刮风下雨，家里已经没有东西吃，大家都很饿。终于等到天晴时，猎人马上出门打猎，赶快弄点吃的回来。出门前猎人对狗说：我打到东西就马上回来，你在家看门口，同时看好还在摇篮里的小孩，然后就出门了。不一会猎人打猎回来了，刚一推开门，发现猎狗满嘴是血，猎人一惊，一看摇篮里的小孩，不见了。心想一定是太饿了，狗把小孩吃了，一怒之下对着猎狗一枪就把它打死了。枪声过后，突然床底下传来了小孩的哭声，猎人一看，发现小孩旁边有一条大蟒蛇正在缠着小孩，但是蛇头已经被咬烂了，猎人马上明白了是猎狗救了自己的儿子。由于猎人的一点不信任，终于失去了一条忠实的狗。在生活中会不会也因为一点点的不信任，也失去一个最忠实的朋友呢？

经络就是在你身上伴随你一生最忠实的朋友，如果你对它都不信任，又怎能忠实地保护你的身体呢？有个学生做经络时总是怕别人不相信经络，我说不是别人不相信经络，而是不相信你能做好经络，最怕是你自己对经络没信心，没有用心，只要你用心，别人一定会感觉到经络的好处。记住，随便就会得到随便的结果，你身体的不健康，可能就是你对经络太随便了。

有些人在做经络时，一碰到问题，马上就产生怀疑，究竟经络行不行啊？但就是不去检查自己，你用了什么手法呢？你穴位取准了吗？你治疗多长时间？只要这些问题都做到了，经络就一定有效。神医喜来乐救王爷的女儿时，就是坚定地相信，就是差这么一点点时间就救过来了。在我的实践中，只要满足了经络的需求，至今没有一例是无效的。这也就是我为什么非常信任经络的原因。

大家都去做过足底按摩，有没有碰到按得不好的呢？这是经络穴位问题呢？还是人的技术问题呢？如果你悟到了，有什么理由不信任自己的经络呢？女儿都会出嫁，儿子都要外出工作，都不能终身陪伴着你，如果连自己身上终身陪伴着你的经络都不相信、不了解，只能说是自己人生健康的一种悲哀。

（八）感恩是养生之本

俗语有道：善有善报，恶有恶报，不是不报，只是时辰未到。人感恩的意念或憎恨的意念都会形成一种波长射向目标，几千年来民间流传的祝福或诅咒，就有这种作用力。在生活中，当你靠近小孩或动、植物时，许多小孩和动、植物都会感知到你心中对他（它）的善恶。感恩是经络养生之本。

科学证实，人善时，心情舒畅，面色红润，体内会产生出一种生长激素，促进你的气血循环，使你健康长寿。人恶时，心情紧张，面色马上晦暗，体内也会产生出一种死亡激素，造成气滞血瘀，经络堵塞，加速疾病和衰老。这就是为什么能活100岁以上的老人，心地都非常善良、宽容。不是老年能耐病，而是心地本来宽。人的心胸豁达，经脉也不存在什么瘀滞之类的疾病。

我认识的一位县委纪检书记，在自卫反击战中是一位团长，战斗中200多名士兵为国捐躯，他非常难过，从此每年清明都带上烟酒去广西拜祭完他的士兵后，才回家拜祭自己的母亲。有一次去开会，途中开车到了一个交通多发事故黑点，车子被撞，但是这位书记在车子被撞的一瞬间，车门弹开，自己被自行抛出，车子被撞后滚下山去，全车报废，可这位书记却安然无恙。人们都在说，可能这位书记有感恩之心，仍然善待他的士兵，士兵在天之灵还在随时随地保佑着他。这种说法不知是否在理，但凡感恩图报的人，总有着强大的生命力和福分的滋养，总是有惊无险，逢凶化吉。幸福之人心常满足，有些人总在感恩不尽，感谢上天让我们来到人间，感谢生命中所遇到的贵人。不幸之人心常不满足，总是在怨天尤人。要知道健康要学会隐恶扬善，长寿要学会感恩。感恩是健康的关键。在自己健康或成功的时候，要学会感恩经络给予你的健康，学会感恩你的父母亲，学会感恩给予自己各种机会的朋友，机会就会不断在你身边。只要你把握了这种机会，就会改变你的一生。

许多时候，我们往往被一些极小极小的事物感动，被那些小感动滋润着。常常被感动充满内心的人是很有福分的。不信？只要你经常怀着感恩之情，想到要感恩你身边让你成长、帮你成功的贵人时，全身就会出现一种说不出的暖流通过，麻麻的、全身颤动着非常舒服的感觉，经络就会畅通。

第一次去新疆看到大片的戈壁沙滩，一望无际，一片荒凉，想到如果我是一个人处在这种环境，真是有一种恐怖感，这时我突然看到一个凹的地方竟然长出了一棵小草(图 3-3)，心里非常感动，惊叹生物非凡的生存能力。想不到大自然中的一棵草，在凹一点的地方把握了一点生存的机会都就生存下来。同样，大自然恩赐给我们每人一套能自我修复的经络，我们为什么还不能好好生存下去呢？

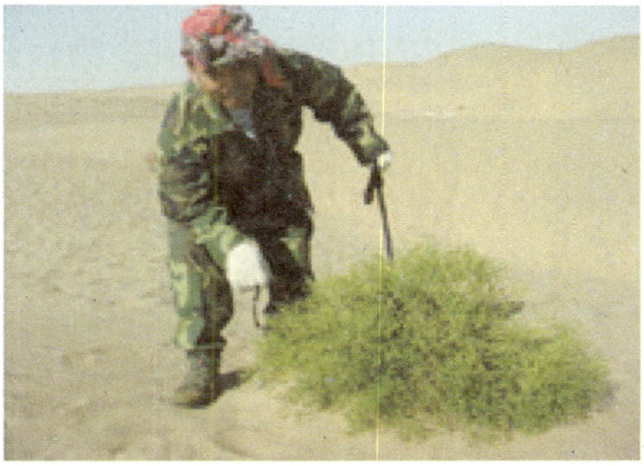

图 3-3　生长在干旱沙漠里的小草

（九）理解万岁获生机

曾经有一张报纸报道了这样一个交通意外的故事：在一条偏僻的盘山公路上，突然一辆大客车翻到150米深的山下，车毁人亡，40多人无一生还。警察和记者马上赶到现场调查，这时记者发现在山边一对爷孙吓得一直看着山下的汽车，记者马上调查老爷爷。老爷爷说，我刚才就是坐这辆汽车的，不知道为什么来到了山顶，司机突然停下车，说我孙子要尿尿，把我们赶下车来，然后就把车开到山下去了。记者听了更加奇怪，马上赶回汽车公司调查，原来当班汽车延误了1个多小时才开出，为什么延误了这么长时间呢？一调查，原来是司机的老婆要离婚，吵着非要马上签字不可，但司机想开完这班车回来再谈，结果争吵了1个小时，司机还是赶着先去开车。由于汽车延误了1个多小时，顾客坐在车上又没有空调，闷热得不得了，车开了1个多小时，乘客也一直骂了1个多小时。司机心里非常难受，心想在家里被老婆骂，出门给人骂，自己那么辛苦竟然没人能理解，想到不如一死，同归于尽。正在这时，这位老爷爷说了一句话：算了吧！车已经开出这么久了，你们还骂什么呢，司机也不想迟到的嘛，大家能不能理解一下呢？这句话给司机听到心里去了，觉得这个世界终于有一个人能理解他，于是就出现上面的一幕。真是理解万岁获生机。

生活中你有没有理解过别人呢？别人又有没有不理解你的时候呢？

为什么我要在这本书写出这一段经络养生要诀呢？你能理解吗？如果能理解，在这里我先要感谢你了。因为在我多年从事经络健康研究中，发现许多不健康的问题都不是因为健康方法的问题，反而是许多上面所述的经络以外的种种问题。

人生中你有理解过你身上的经络为你付出的巨大能量吗？既然科学已证实了人体经络的存在，为什么不去了解经络，不去保养经络呢？

（十）健康生命有奇迹

1972年10月13日星期五，一架满载橄榄球运动员与家属的飞机从乌拉圭起飞，后来在飞越安第斯山脉时，碰上气流，坠毁在冰天雪地的山脉上，10多人当场丧命。劫后余生的27人受困险峻寒冷、渺无人迹的冰封雪山上，进退无路。搜救队也无法救援，到最后物资全无。幸存者却坚定怀抱着“代死者活下去”的信念，历经72天的艰苦奋斗，自行下山求援，终于有16人走出冰山获救。这就是历史上最著名的空难事件之一，史称“安第斯山奇迹”。

这个述说着信念、勇气、坚持、绝境之处艰难求生的故事，不断地引导我们探索：一个人在毫无身外之物时，如何面对自己和死神的挑战，如何怀抱着坚定的意志，挑战自己生命的极限。

找百万富翁易，找百岁老人难，现代经济社会许多人为了追求所谓高级的享受和欲望，一生中不停地为钱去奔波和努力。在与许多找到第一桶金的百万富翁的交谈中发现，原来到了这种层次，各种小毛病也正在折磨他们。他们渴望的是健康，但是又很顽固地自认为吃好、穿好、家里装修好，享受好就是健康，真是欲望太深天机浅。许多人总是财多身子弱，总与健康无缘。人追求名利的欲望和野心太大了，许多身体毛病的报应累积到一定年月就会爆发出来，让你得不偿失。

国学大师翟鸿燊讲过这么一个故事：现在经济社会，连鸡和猪都想做生意，听说鸡蛋猪肉肠好卖，于是就签订了生产鸡蛋猪肉肠的合同。合同签好了，问题是鸡回去生蛋就行了，但猪就要付出生命的代价呀！当今社会为了赚点钱，许多人却付出了健康和生命的代价。金钱，只是用来帮助我们达到理想的一种工具罢了，所以许多理想的实现不能完全靠金钱。人生来也就是走一趟漫长的道路，从孩童求学到大学毕业到毕业后成长，成为亿万富翁，皆犹如一次长距离的马拉松赛跑，其条件就是要具有强健的体魄，在这人生漫长的马拉松赛跑中，不要说争第一，有能力跑完人生全程已不错了。

胸无大志，喜欢贪小便宜的人，无形中却失掉了许多朋友和人格。“雪中送炭”，虽然失去一点钱，可是却赢得了真诚的朋友。而费尽心机，眼前好像得到了好处，可却总是心神不定失去平衡而得病。

许多人把孩子的学业重于一切，望子成龙、追求名利，最后是读上了大学，但身体也垮了。但我很看重孩子的健康成长，身心都健康了，还怕学业不成？终于我的孩子一生无病，健康成人，大学毕业时成为荣誉学士。

因此，人生之最，就是健康的身体。人一旦失去了健康，一切将化为乌有。可惜很多人总是相信“命运”，把健康交给封建迷信。命运，命运，没有命又何来运呢？即使摆个风水局，实际上也是借助大自然的气场来帮助改变命和运而已。好运气不如好习惯，所以我首先是注意生命，你有命了，到任何地方都有运。有一句话叫“人杰地灵”。看来“人杰”才是第一位的，而不健康又成何人杰呢！

我有一位对越自卫反击战中的朋友，别人都说他19岁有一个大难，凶多吉少，唯有身体强壮才能过关。他听了后，从此全力以赴锻炼身体，全力以赴工作。很快在部队被提拔为班长。殊料19岁他成为自卫反击战中尖刀班的班长。当时寻思良久：算命这么准啊，这回真是凶多吉少。战场上单兵作战，身上还要负重四十多斤，战斗中大部分战友都牺牲了，他竟然毫发无损。最后总结起来，关键是平时的刻苦锻炼，有了强健的身体，战场上跑得快、闪得快，躲过了许多次危险。正应了部队训练时一句话：“平时多流汗，战时少流血。”大难不死，必有后福，他很快就晋升为团级干部了。想不到还是身体的强壮帮他赢得了生命，赢得了运气，还赢得了事业。

人的生命一结束，其运程也结束了。简单地说，欲求运气必先求命，欲求运气旺则须先求命旺。当你有了健康的身体，连命运都会被你操纵。不是吗？当你身体健康时，连看相的都会恭喜你：红光满脸、鸿运当头、心想事成、时来运转……但是，如果你身体不好，那算命先生就会说你：眉心紧皱、印堂发黑、大难临头……这不也是根据你的身体做出判断吗？可想，命运跟身体健康有多大的关系啊！

俗话说：为恶之人，如磨刀之石，不见其损，日久必损；为善之人，如庭中草木，不见其长，日久必长。

不妨欣赏一下普陀山的一对匾联：

世事纷繁能放下即为解脱，

胸怀洒落常宽容才是吉祥。

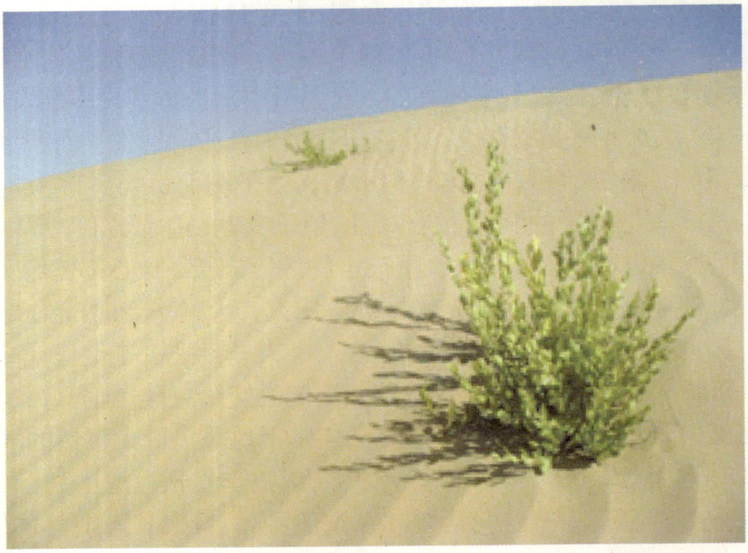

图 3-4　生命有奇迹：沙漠深处的生命力

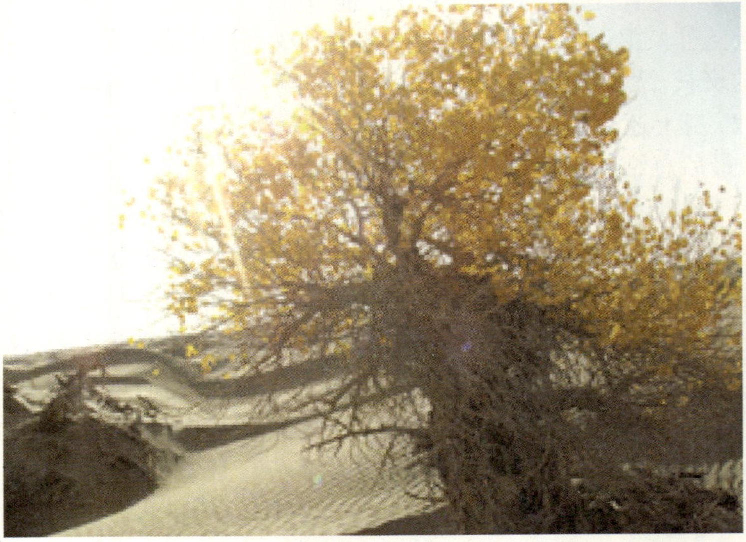

胡杨树
一千年不死
死了一千年不倒
倒了一千年不朽

四　如何看懂人体的交通图——经络

四　如何看懂人体的交通图——经络

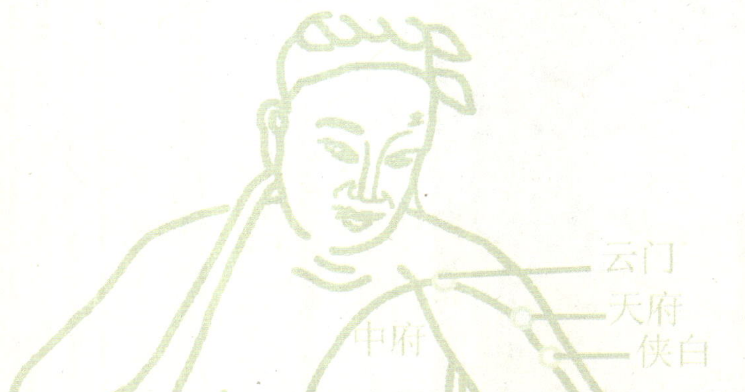

纵观现在高级电脑、太空飞船都有一套自动检测系统和修复系统，连一般的电脑都有自动杀毒软件。中国神舟六号载人飞船发射成功，并顺利返航引起了世界的震惊。为了保证神舟六号的成功，中国的科学家们共设计了11种宇航员的逃生措施，40种宇航员排除故障的方法，114种故障自动检测和自动排除的措施，以保证神舟六号准确、正常、安全运行和回收。

人类和物种能生存到今天，也有一套应对大自然变化的系统，以确保生命走完漫长的旅途，物种才不轻易灭迹。经络就是上天创造人类时，考虑到漫长的人生道路必须有的一套自我调节修复系统。关键是我们知不知道，了解不了解这套系统。由此可见，在人生中学点人体经络知识，最重要的是在人生漫长的旅途中懂得如何随时修复、保养自己，完成上天给予自己来人间走一趟的历史使命。不知大家有没有考虑过这么一个事实：如果有一天你坐飞机，坐火车，坐轮船时发生不舒服，身边又没有医生、又没有急救车时，你怎么办呢？

虽然，现在的医学发达，我们也不可能把医生24小时都带在身边，许多人出门可能会忘了带钥匙，忘了带钱包，但没有人说我忘了带人中穴吧？其实经络穴位就是我们随身的高级保健医生，可走到哪里带到哪里。如果你把人体经络图挂在眼前就会发现，经络很像一个城市的交通图，穴位很像一个个的城市。从万米高空的飞机上看地下的公路，就像人体的经络一样，只看到一条很细的线，但是一旦到了公路上，才发现交通运输非常繁忙（图

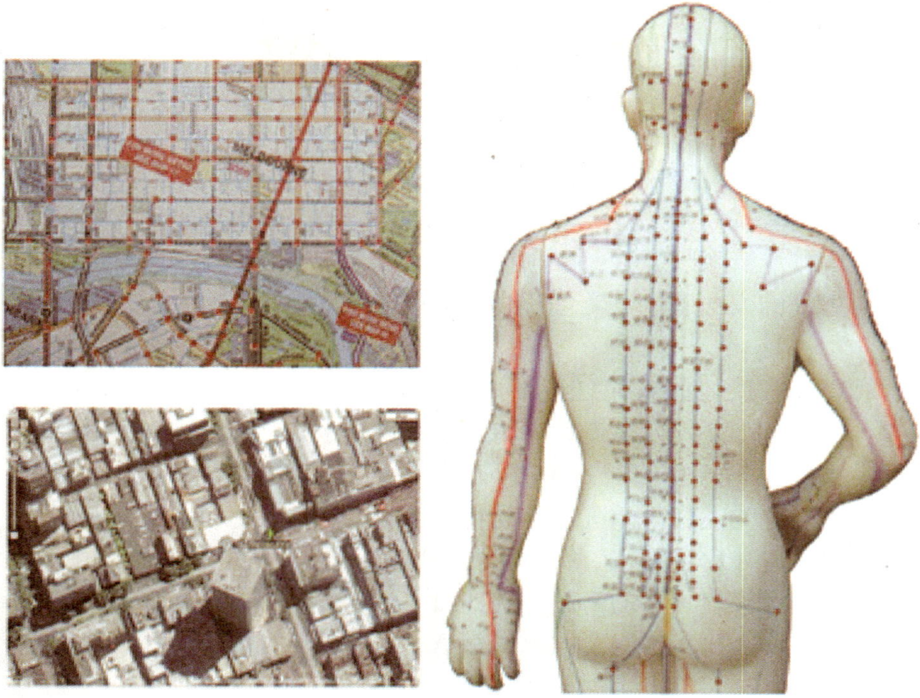

图 4-1 城市地图与人体经络图

4-1)。只要你把经络看成是人体交通图，就很容易看懂自己的经络。然后，把自己的问题看成是自己要去的地方，像领导出门一样，首先要派警察保证道路畅通，很快就能到达目的地，解决问题了。

经络是运行身体气血的道路，经络通畅了，气血才能正常地运行到身体的各个部位，才能正常发挥出各自的功能。就如交通警察和红绿灯在指挥调节交通一样，保证公路通畅，各种物资才能通过汽车运输到各个地方去。

经络就像交通道路，气血就像汽车和各种物资在运行，而保证道路的通畅就是各种红绿灯标志和警察，各种刺激手法，就像警察的手势随时调动指挥交通一样。

所以经络是健康的关键，每天有针对性地锻炼十四经络，就能够疏通经络，保证正常的工作和生活，相当于每天交通警察都要上班巡视交通一样，以确保交通畅通。所以我们学点经络，就像交通警察上班一样，熟悉自己循行的路线，随时调动和指挥自己身上的经络，以确保经络气血的通畅。

二十六个英文字母就可以组合成为成千上万的单词，同样十四经穴的不同组成也可以产生成千上万的病症。但是不管疾病如何变化，一定会反应该脉的基本证候。下面是根据个人的经验把十四经脉的基本特性、主要功用、取穴方法描述出来，仅供大家参考。

（一）肺为相傅之官，容易感冒拍肺经

人人都只知道肺是用来呼吸的，但人们未必知道，肺和肺的经络，除了吸入氧气和排出二氧化碳之外，还与人体营养精华的运输调配、废物糟粕的排泄清除以及鼻、咽、皮肤、大肠有着密切的关系。凡是容易感冒、反复感冒的人，最好早晨起来拍肺经。

1．肺和肺经的作用

肺主气，司呼吸，其功能为调节呼吸，助心行血，促进水液输布和排泄，外合皮毛，开窍于鼻，与大肠互为表里。肺气活动的特征是“宣发”和“肃降”。主要体现在吸入外界的清新空气置入血中，将人体需要的氧气和营养物质输送至体表外合皮毛，起到防御外邪的“卫气”作用；肺外合皮毛，皮肤需要肺经经气的宣发作为充养。如肺经经气过盛，则容易出现皮肤过敏；肺经经气虚弱，皮肤气血循环不足，则皮肤干皱无光泽。为什么老人都皮肤干皱无光泽（图4–2），就是提醒我们肺气的作用下降。肃降，主要是将代谢过剩的废物和多余的水分，分别向肾、膀胱（尿）合大肠（粪便）传导，以便排泄。故又有“肺为水之上源”之说。

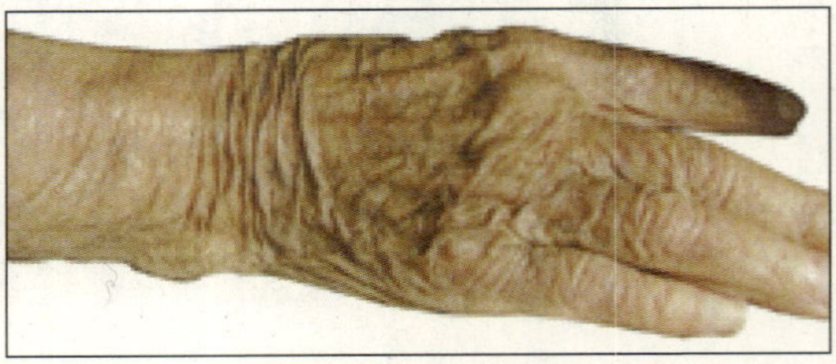

图 4–2　皮肤干皱图

故此，如果肺脏和肺经有新“故障”，将不但呼吸系统有毛病，还会影响气血的运行无力，汗和二便的排泄异常，甚至水肿。同样道理，恰当调理肺经，则能收到宣降兼顾，一举两得的良效。总之肺犹如相傅之官，总理全身气血的正常运行。

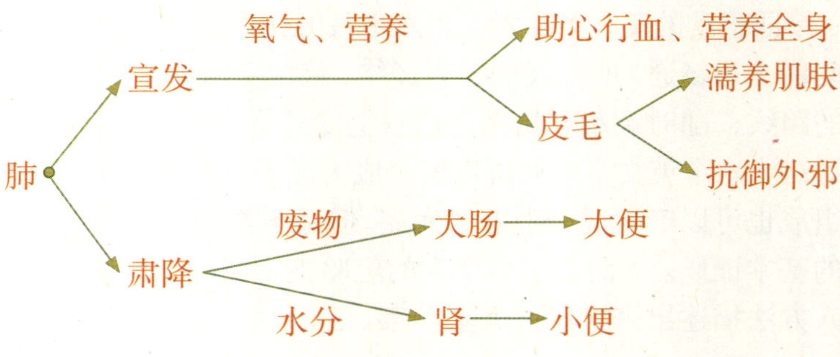

2．肺经的相关器官

鼻、咽喉、皮肤、支气管，肺。

3．肺经的警告信号

肺经不畅时，人体就会出现以下这些症状来提示我们要对肺经进行保养。

●经络症：怕风，容易汗出，容易伤风感冒、鼻塞、流涕、咽喉痛及沿肺经所过部位的肿痛、麻痹、厥冷、异常感觉。

●脏腑症：肺脏本身异常会出现咳嗽气喘，短气上气，胸部胀痛。肺气衰弱，不能行气布津，温养皮毛，则见皮肤干皱，无光泽，毛发脱落。

●亢进热症时症状：体热，汗出，气喘咳嗽，痰涎多，支气管哮喘，血液充于头部，背、肩部酸痛，紧绷。

●衰弱寒症时症状：恶寒，出冷汗，鼻塞，咽干口淡，咳嗽嘶哑，锁骨、胸部疼痛，四肢末端麻木或发冷，皮肤异常，失眠，面色苍白。

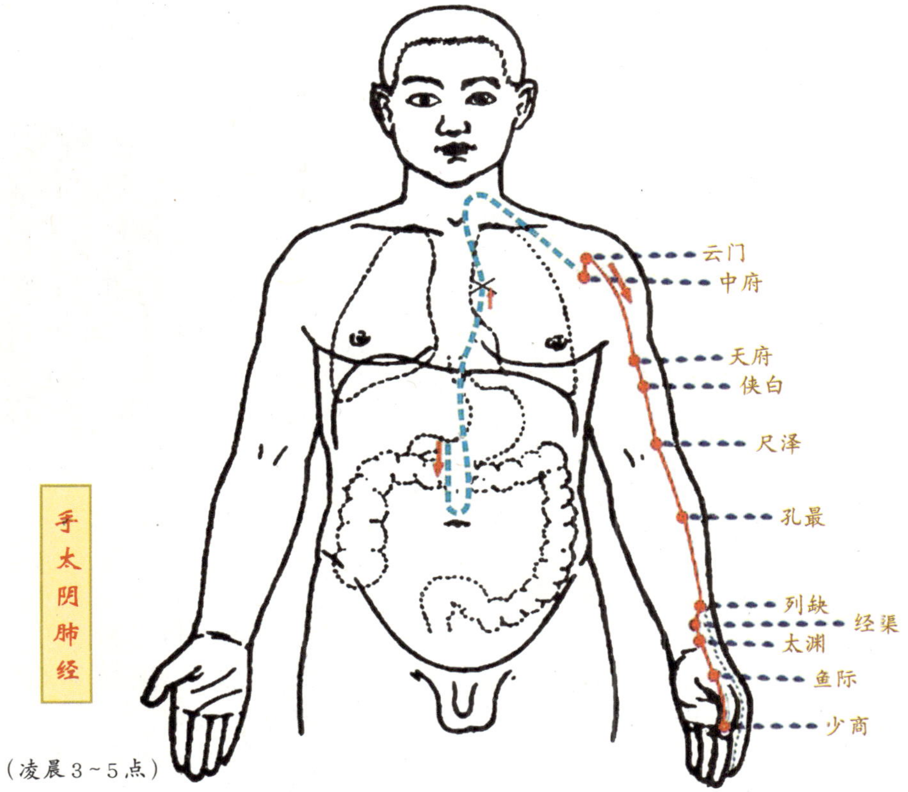

图 4-3　肺经图

4．肺经的循行（图 4-3）

●起于胸部中府穴；

●从胸走手，行于上肢内侧前缘；

●止于拇指桡侧指甲角旁的少商穴。

凌晨 3 ~ 5 点（寅时）是肺经当值的时候，此时拍打刺激肺经是对肺最好的护理。

5．肺经的主要穴位

中府——胸闷咳嗽中府收

中府，意为中气聚集之府。中府为肺的募穴，是肺气聚集的地方，最能反映肺的状况，是诊断和治疗肺病的重要穴位之一。肺功能下降，也会影响到脾失运化吸收。该穴还是肺脏病变出现经络反应的压痛点。

简易取穴法：

●两手叉腰立正，锁骨外侧端下缘的三角窝处是云门穴，由此窝正中垂直往下推一条肋骨（平第一肋间隙）处即是本穴。

●手虎口张开，四指在腋下，拇指头到达处即是本穴。歌诀："中府乳上数三肋（图 4–4）。"

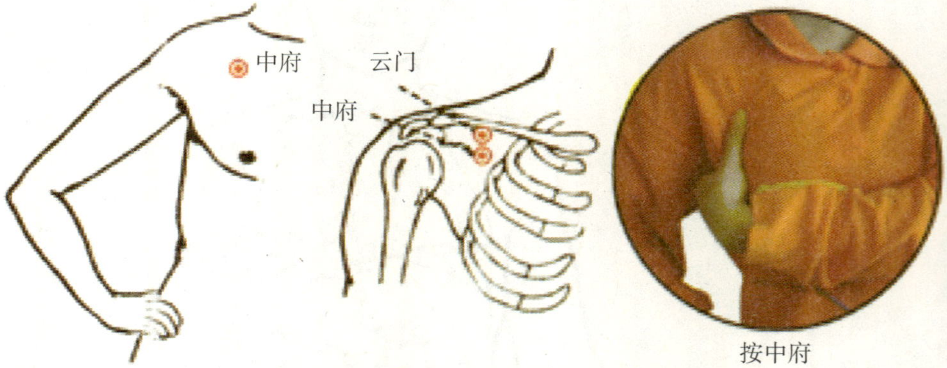

图 4-4　中府

尺泽——肺热尺泽泻

尺泽，意如水之归泽。水能清热泻火，尺泽为肺经五输穴中的合穴，五行属水，为肺经的子穴，故最能清热泻肺。按照"实则泻其子"的取穴方法，凡属于肺热引起的各种证候，如发热咳嗽、咳血、痰黄气喘、胸翳、咽喉肿痛以及肘臂挛痛、半身不遂等，拍打泻此穴，则能收到清肺泄热、宣肺利咽的功效。

简易取穴法：

●肘部微屈，手掌向前上方，触及肘弯里大筋（肱二头肌腱）的桡侧（外侧），与肘横纹的交点，即是本穴。歌诀："尺泽肘中横纹处。"（图 4–5）

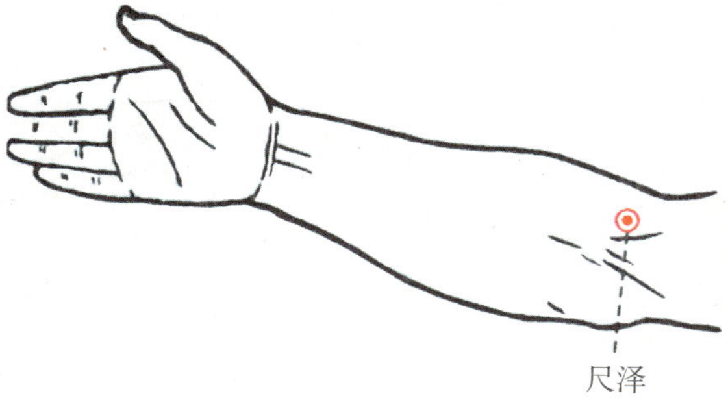

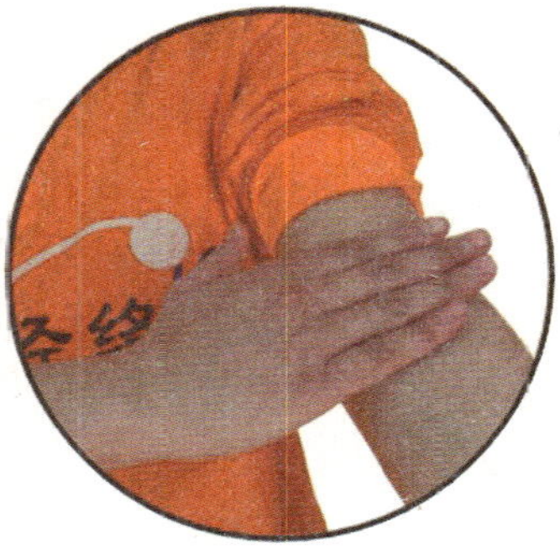

拍尺泽

图 4–5　尺泽

孔最——孔最治咳最好

孔最，意为最能开孔通窍。孔最是肺经的郄穴，用以治疗肺脏比较深重、急骤的顽固性病症如顽固性咳嗽咯血，咽痛失音，肘痛难伸等。该穴还是"治热病汗不出之第一要穴"，只因为汗不能出、咳嗽失音均属"孔窍不通"也，拍打此穴能开窍。

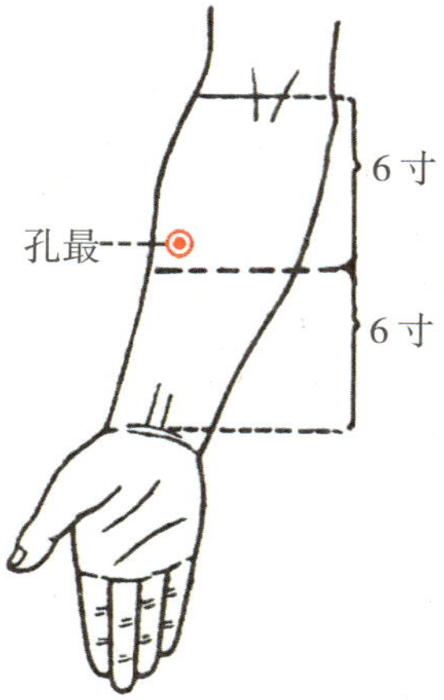

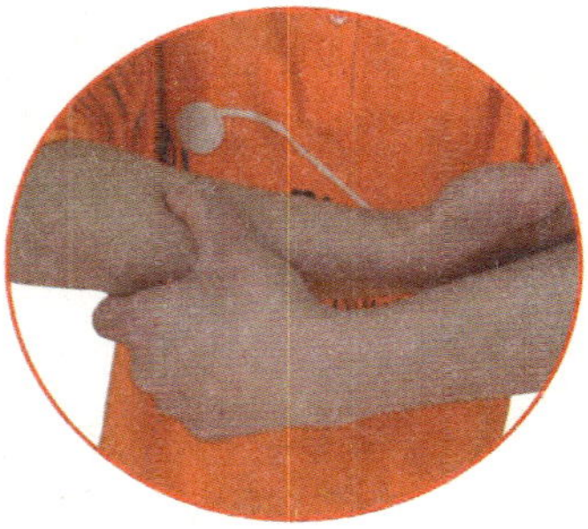

按孔最

图 4–6　孔最

简易取穴法：

●先取掌后第一腕横纹及肘横纹之间的中点，由中点向上量一横指（一寸），摸前臂外侧骨头的内缘（桡骨尺侧），即是本穴。歌诀："孔最腕上七寸凭。"（图 4–6）

列缺——颈项寻列缺

列缺是肺经的络穴，肺经与大肠经在此沟通，列缺还是八脉交会穴之一，通于任脉："列缺任脉行肺系"，所以本穴不但治头项颈椎病，又能治肺咳气喘，还能治心、胃气痛等任脉病症。

简易取穴法：

●自然标志取穴法。握拳，掌心向内。手腕稍下垂，腕后桡侧可见一高突骨，其上方用力握拳时可见之凹陷即是本穴。

●两手张开虎口，垂直交叉，一侧食指压于另一侧的腕后桡侧高突处，当食指尖所指处赤白肉际的凹陷，即是本穴。歌诀："列缺交叉食指尽。"（图 4–7）

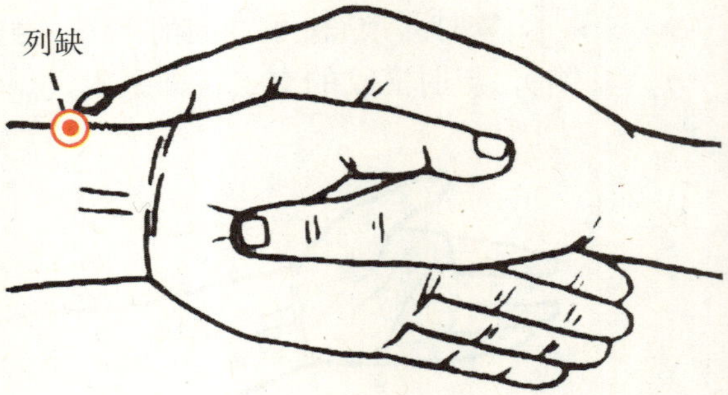

图 4–7　列缺

太渊——肺虚咳喘太渊首选

太渊是肺经的原穴，原穴是肺腑经脉原气外应之处，又是脉会。故该穴有调补肺气，通经活络的功效，对治疗因肺气虚弱的咳嗽、哮喘最为适宜。同时，如果由肺气虚弱推动无力而致的血瘀滞行，体重节痛，都可选用太渊。

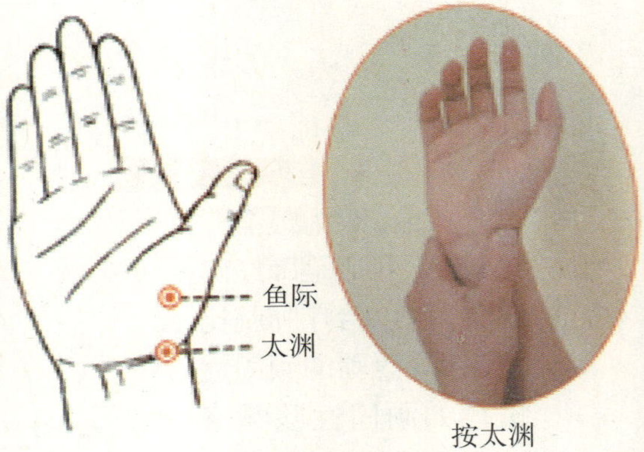

图 4–8　太渊

简易取穴法：

●伸手置于台面，掌心向上，手掌后拇指所在侧（桡侧），可触及一小圆骨（大多角骨）的外侧（桡侧）下缘，当掌后第一横纹有脉搏搏动处，即是本穴。歌诀："太渊掌后纹头是。"（图 4–8）

少商——少商喉痛第一穴

少商穴是肺经五输穴中的井穴，是重要急救清热穴之一。人体经络适用于神志急救的十二个井穴（少商、商阳、中冲、关冲、少冲、少泽、隐白、大敦、厉兑、足窍阴、至阴、涌泉）当中，就有 11 个位于手指、脚趾，如果感冒发高烧、急性咽喉炎发作，在少商穴刺血 7 滴，立收奇效。平时，如果此穴对捏有刺痛，多是患有慢性咽喉炎。所以，平时多揉少商，揉到少商穴不痛，对防治慢性咽喉非常有效。

简易取穴法：

●伸出拇指，其内侧（桡侧）沿拇指甲底部与桡侧缘所引垂线之交点处，即是本穴。歌诀："去指甲角韭叶明。"（图 4–9）

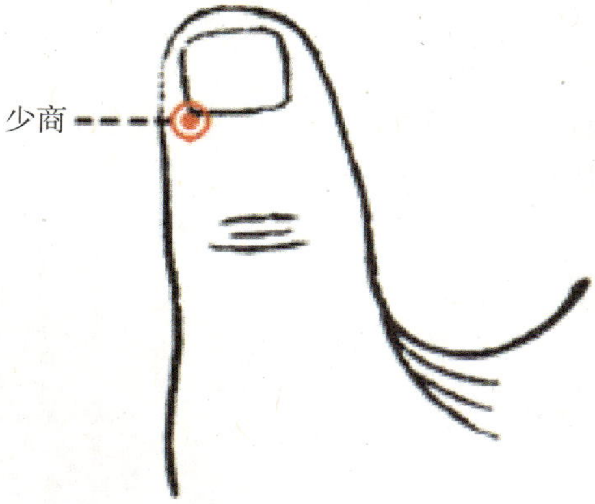

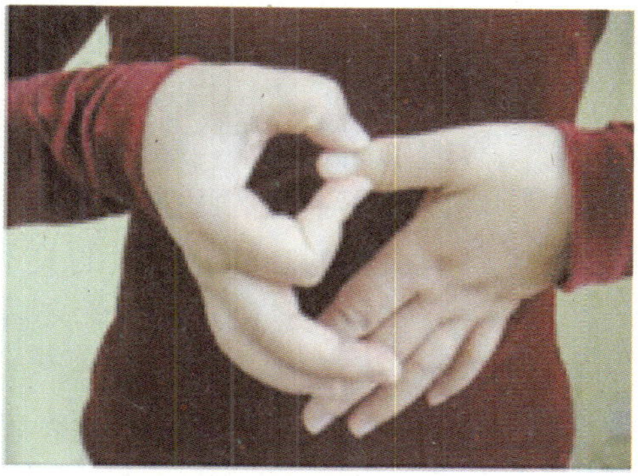

掐少商

图 4-9　少商

（二）大肠传导之官，人要无病，肠要干净

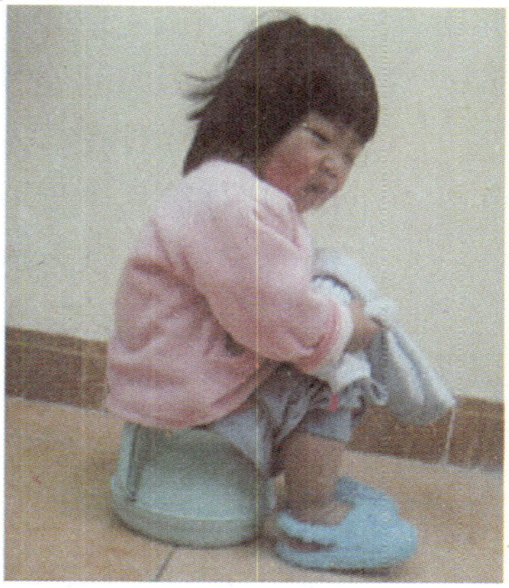

图 4-10　每天早上要大便

现代社会吃的问题解决了，但是拉的问题却越来越难解决。俗话说：人要无病，肠要干净。一次养了一缸金鱼和水草，不知为什么总是容易死，总是买鱼、草。后来请教养鱼师傅，他说："不要老买鱼、草了，关键是鱼缸里的内环境要适合鱼类和水草的生存。从始加强了水的循环，注意了水的质量后，鱼、草就健康成长了。由此而想到，现代人的生活方式，人的内环境能适应细胞的生存吗？能适应经脉的运行吗？

大肠负责排泄人体大部分废物，以确保身体的内环境干净，以使经络在体内的正常运转。大肠经在手部与肺经相络，在头部与胃经相会，所以更突显其与呼吸系统（肺咽）和消化系统（肠胃）之间的重要"快车道"作用。特别是小孩便秘经络按摩比吃泻药要好得多（图 4-10）。故称大肠为传导之官。

1. 大肠与大肠经的作用

讲起大肠，人们自然想到其排便的功能。然而为何大肠会与头面关系密切呢？我们不妨想想，许多人年轻时头面皮肤容易生暗疮，老来长斑，都知道要清理肠胃，许多脑血管意外的急救时也要清理肠胃，这是因为大肠与肺是表里关系，是大肠经从手走头的缘故。原来肺的宣发、肃降作用和大肠的传导功能是密切相关的。大肠主导津液的吸收和布散运行，所以，如果上半身的牙痛、头痛、咽喉颈颊肿痛、肩背和上肢各部疼痛、皮肤过敏、甚至中风以及下半身的腹痛、腹胀、肥胖、便秘、泄泻、脱肛等有关津液的证候，都与大肠的功能有很大的关系。

肺和大肠用现代医学来看是两个风马牛不相及的脏腑，但是在经络学上，肺与大肠是互相关联、互相影响的表里关系。日常中许多人面上长暗疮（图4-11），清理一下大肠，暗疮就能泻下去。这是因为手阳明大肠经从手走头，与脸、牙齿、鼻子、头面五官有关。人体有自我清理功能，身上的一些毒，总要通过一些途径排泄出来，当大肠废物积滞太多时，只好沿经脉上行，在经脉所过的头面五官反映出来。

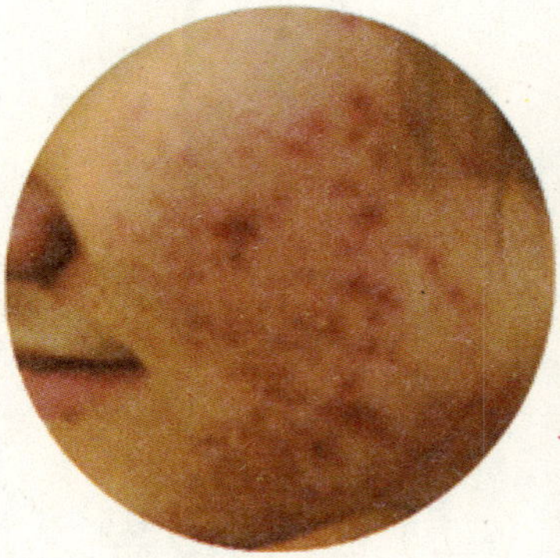

图4-11　暗疮图

有一次应邀会诊一个连续发烧10天不退，昏迷不醒的病人，医院也查不出什么原因引起连续高烧，把各种抗生素甚至最后还把激素也用上了，还不退烧。会诊时我首先问家属，病人有没有大便，这真是一言惊醒梦中人。原来发烧住院后十天一直没有拉过大便，至于住院前什么时候有没有拉大便更不可而知，还以为她天天吊针没有东西吃就没有大便。于是一剂大承气汤合小柴胡汤下去后，当天就拉屎退烧，3天后就出院了。通大便也能退高烧，这一招叫釜底抽薪。

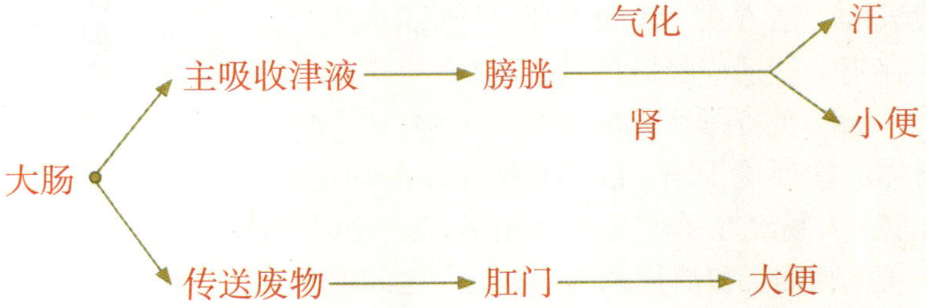

2．大肠经的相关器官

口（齿）、肩、皮肤、鼻、咽喉，大肠。

3．大肠经的警告信号

●经络症：大肠经不畅，会出现因津液失调而致的牙痛、咽喉肿痛、流鼻血、流鼻涕、颈颊肿痛、暗疮及肩痛、上肢疼痛等。

●脏腑症：肠鸣腹痛、便秘、泄泻、脱肛等。大肠气绝则泄泻无度，大便失禁。

●亢进热症时症状：便秘，腹胀痛，头痛，肩与前臂部疼痛，指痛，体热，口干。

●衰弱寒症时症状：便溏，腹泻，腹痛，晕眩，上肢无力，手足怕冷。

4．大肠经的循行（图4-12）

●起于食指桡侧指甲旁的商阳穴；

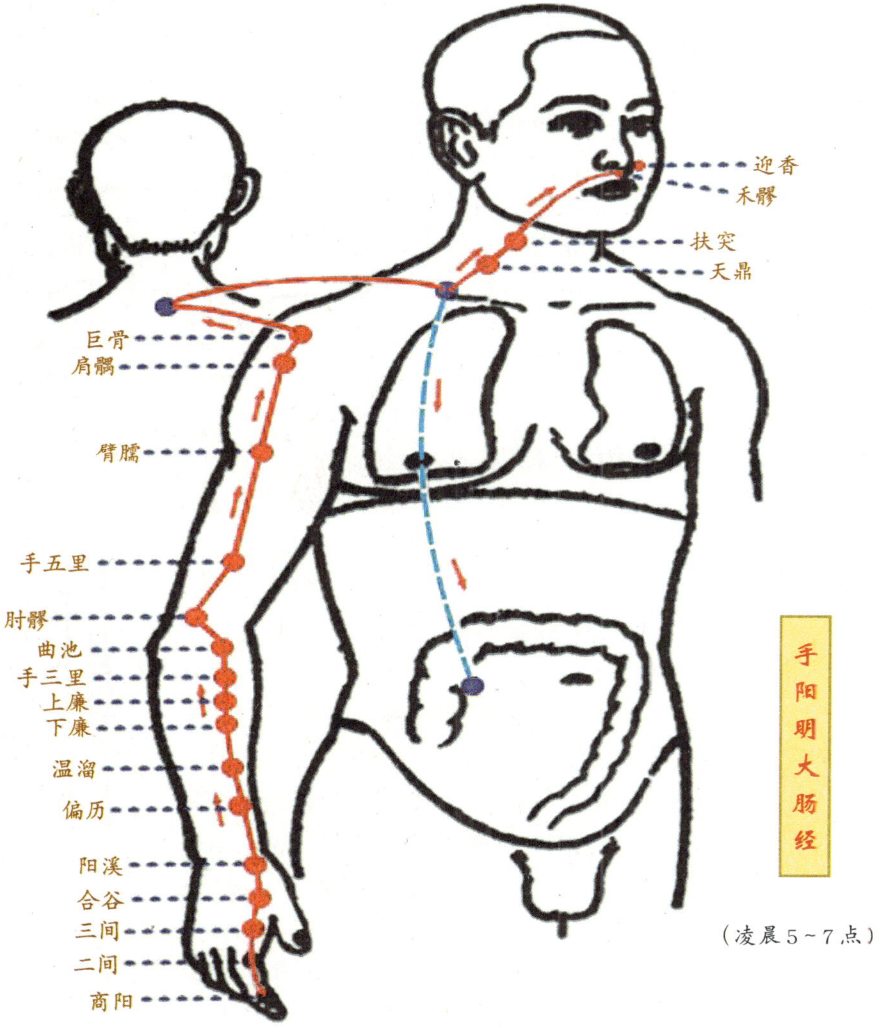

图4-12　大肠经图

●从手走头，行于上肢外侧前缘及面前部；

●止于鼻旁的迎香穴。

早上5～7点（卯时）是大肠经当值的时候，此时拍打刺激大肠经通便是对大肠最好的保养。

5．大肠经主要穴位

合谷——合谷痛症第一穴

合谷，意为相会两指之肉合拢鼓起处。合谷是手阳明大肠经的原穴，也就是大肠原气聚会的部位，因此合谷经气旺盛，止痛效果很好，对头面五官疾病，如头、面、眼、耳、鼻、口齿等的痛症有通经镇痛活血祛斑作用；故有治病四总穴诀讲：头面问题合谷收。而对腹部的急痛症有即时止痛奇效。特别是现代生活紧张，饮食不注意，工作压力增大，女性痛经越来越普遍，刺激这个穴位就很好用了。同时合谷还是分娩助产之穴，但对孕妇不宜应用。合谷配内关，称为"四关穴"，对身体各种风湿关节痛症有明显之功效。

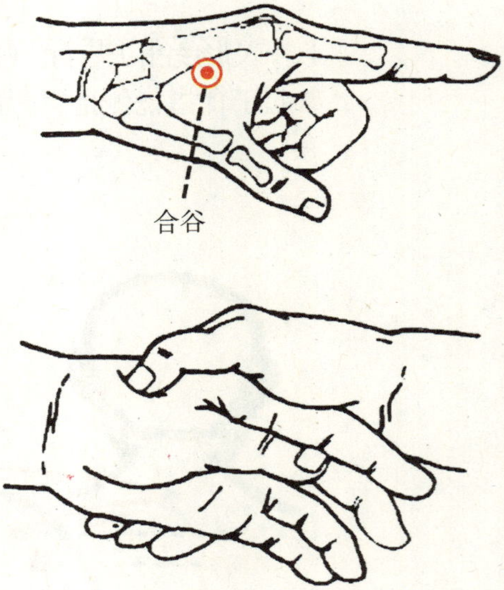

图4-13　合谷图

简易取穴法：

●拇、食指张开，使虎口拉紧，在第二掌骨中点有一凹陷处，即是本穴。歌诀："合谷虎口歧骨当。"（图4-13）

阳溪——腱鞘炎阳溪配合谷

阳溪穴是大肠经五输穴中的经穴。泻阳溪可有清热止痛作用。所以，如有手指拘挛和手腕疼痛，腱鞘炎，用阳溪配合谷和外关穴，可以迅速止痛。

简易取穴法：

●拇指向上翘起，腕横纹前露出两条筋，两筋与腕骨、桡骨茎突所形成的凹陷正中，即是本穴。歌诀："阳溪腕上两筋内。"（图4-14）

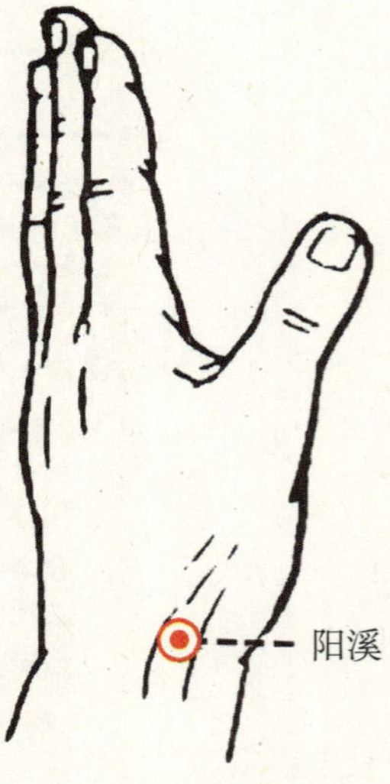

图4-14　阳溪

手三里——肩周炎首选三里

手三里，以其治人身上、中、下三部之病的功用而得名。手三里与足三里均善治其经络的痹症、痛症。由于该穴的穴感强烈，故而是治疗麻痹、瘫痪、肌肉萎缩、知觉迟钝的要穴，特别是肩周炎，不失为首选之穴。

简易取穴法：

●屈肘，桡侧肘横纹头（曲池穴）往前三横指处，即是本穴。歌诀："三里池下两寸长。"（图 4–15）

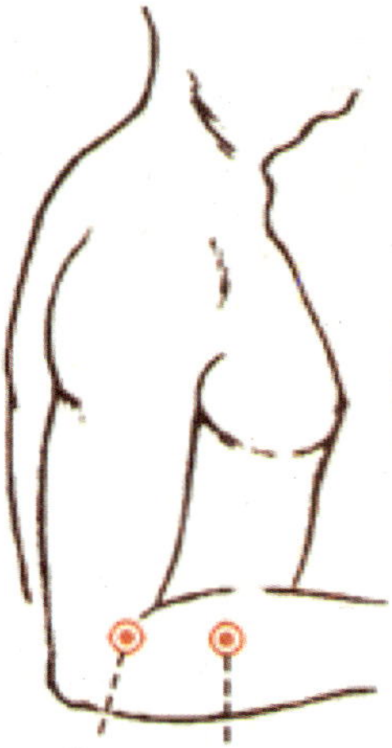

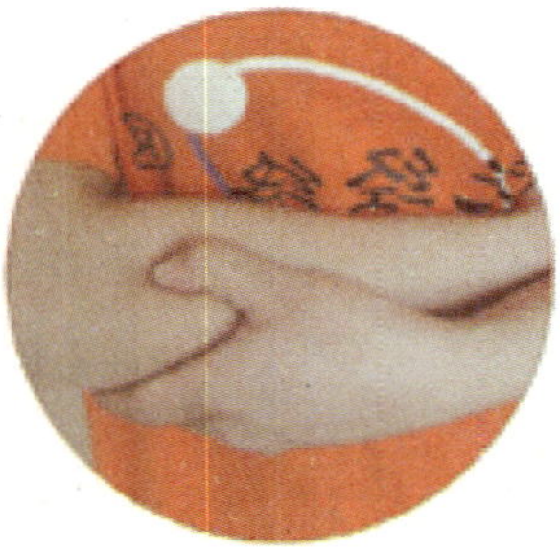

按手三里

图 4–15 手三里 曲池

曲池——大肠有热泻曲池

曲池，经气至此如水之入池而聚。曲池是大肠经五输穴中的合穴，"合治内府"，有清热作用，对于大肠有热、心情烦躁、失眠多梦、便秘及肺经的咳嗽、哮喘等有一定的疗效。对关节筋腱神经有疏筋利节的功效。所以也是治上肢瘫痪的重要穴位。

简易取穴法：

●屈肘成 45°，肘关节桡侧，肘横纹凹陷处，即是本穴。歌诀："曲池屈肘纹头是。"（图 4–15）

肩髃——肩周痛，肩髃臂臑通

肩髃，意为肩角。本穴为大肠经与阳跷脉之会穴。所谓跷即矫健，故有治疗手臂之痹痛不灵活，疏筋利节、散节止痛的功效，"手挛肩肿效非常"。主要用于治疗

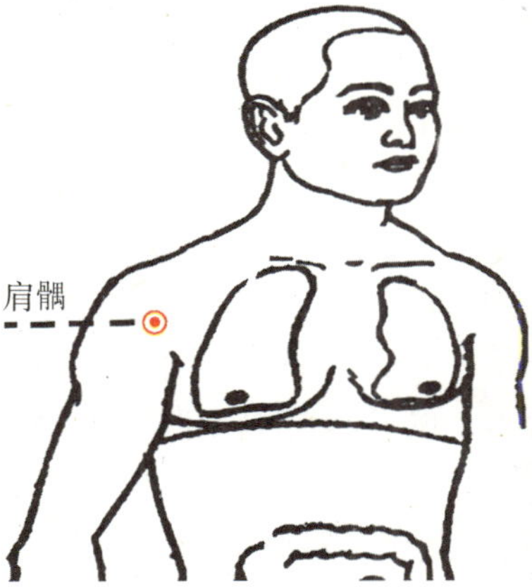

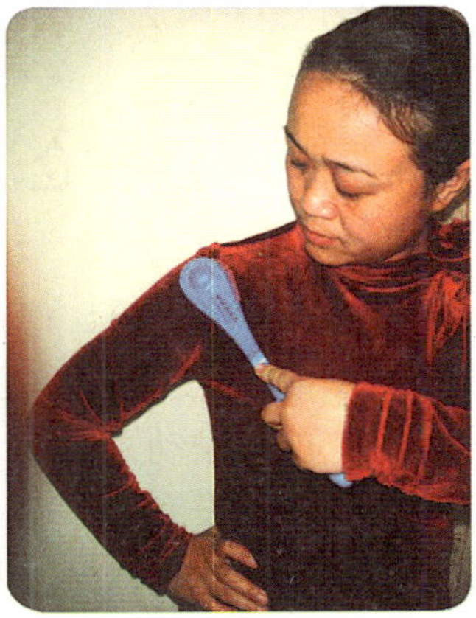

拍肩髃

图 4–16 肩髃

肩臂疾病，也用于瘫、痹、肌肉萎缩的病人，疗效较好。

简易取穴法：

●上臂外展至水平位时，在肩部高骨（锁骨肩峰端）外，肩关节上出现凹陷处，即是本穴。歌诀："肩髃肩峰举臂收。"（图 4–16）

迎香——鼻炎鼻塞按迎香

迎香，意为迎接芳香。大肠经在迎香穴与胃经相会接，难怪闻到酒肉之香会令人胃口大开。本穴所在之鼻，又是肺开窍之处，故可视作肺、大肠和胃经的"交通枢纽"。迎香是治疗一切鼻疾的特效穴，遇到伤风引起的流鼻水鼻塞，或者过敏性鼻炎，擦迎香至发热，立刻见效。

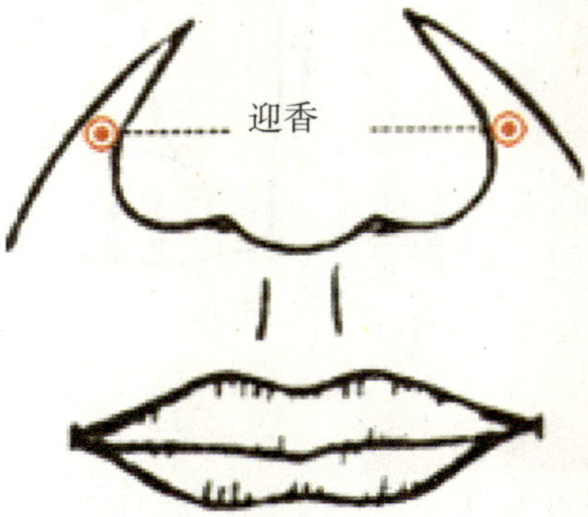

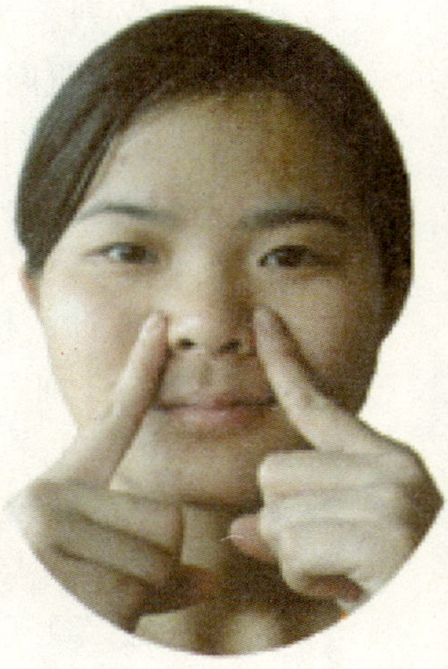

擦迎香

图 4–17　迎香

简易取穴法：

●鼻唇沟平鼻翼外缘中点处，即是本穴。歌诀："鼻旁五分是迎香。"（图 4–17）

（三）脾胃者仓廪之官，求生必须通胃经

脾胃者好像食物仓库和加工厂，负责消化食物，输送食物的营养成分，所以称为"仓廪之官"。中医很强调"有胃气则生，无胃气则亡"。认为胃气就是推动人体生命活动的基本能量（真气），无气经络就不能通畅，无胃气人就没有生命力。什么叫有胃气？最能体现胃气的就是人的饥饿感，饥饿感就是生命活力的开关，没有饥饿感的人是垂头丧气的，有了饥饿感就有如饿虎擒羊，人就会生机勃勃。养儿有句话："若要小儿安，常以三分饥与寒。"小孩为什么生机勃勃？就是小孩很喜欢抓起东西就往嘴里吃，当你看到好吃

的东西你都不想吃，赶快拍打胃经求生气。长寿秘诀也讲：凡食七分饱，目的就是保持有饥饿感才能保证有胃气（图 4-18）。

“民以食为天”，生命维系必需的一切饮、食，都必须先经过胃的消化，才能化生为“气血”。当胃肠的功能瘫痪、不能化生气血的时候，就等于断水断电导致各个脏腑停工，全身停工的结果就是人的死亡。这就是有胃气则生、无胃气则亡的真正含义。所以中医认为，肾是人的“先天之本”，而胃是人的“后天之本”。所以求生必须先通胃经。

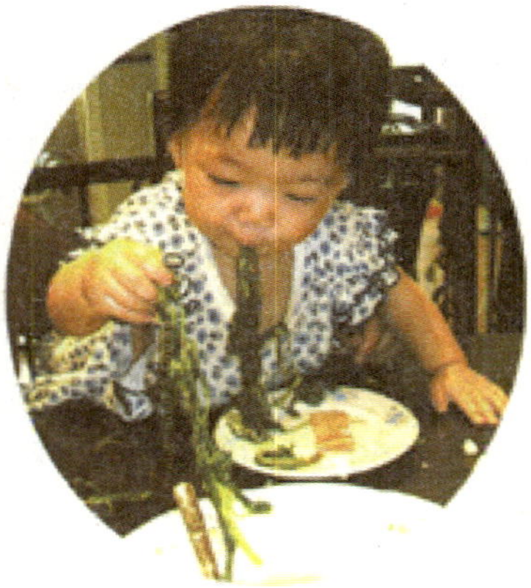

图 4-18　有胃气就有饥饿感

1．胃和胃经的作用

胃主受纳、腐熟、消化食物，司管理升清降浊，胃与脾互为表里，是脾脏转化气血的前提。

胃主要是将食物受纳和腐熟消化，然后营养物质通过经络的“升清”作用，由脾的吸收化生成气血，“降浊”就是把食物中不为身体需要的浊物水湿下降肠道。若脾吸收转化不力，不但导致“气血两亏”，无力推动胃的功能，胃也会出现食欲不振，难以继续“吐故纳新”了，所以通常都讲健脾开胃就是这个道理。

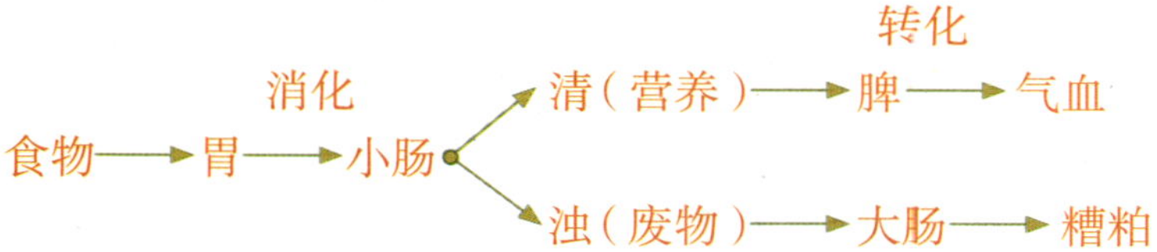

2．胃经的相关器官

口腔（齿）、鼻、乳腺、膝、胃。

3．胃经的警告信号

● 经络症：本经从头走足，如有不畅，久积化火，容易发高烧、出汗、前头痛、咽喉痛、牙痛、下肢风湿关节痛等沿经脉所过的疾病。

● 脏腑症：胃经功能下降，胃痛胃胀，易食难消，呕吐吞酸，肠鸣腹胀，胃气绝则胃口全无，不能饮食。

●亢进热症时症状：体热，腹胀，打嗝，便秘，食欲增加，胃痉挛性疼痛，胃酸过多，唇干裂。

●衰弱寒症时症状：餐后腹疼或腹泻或呕吐，消化力减弱，胃酸不足，忧郁，清涎多，下肢倦怠。

4. 胃经的循行（图4-19）

●起于眼眶下的承泣穴，

●从头走足，行于面前部；在胸部，行于任脉旁4寸；在腹部行于脐旁2寸，下肢行外侧前沿，

●止于足次趾的外侧甲角旁的厉兑穴。

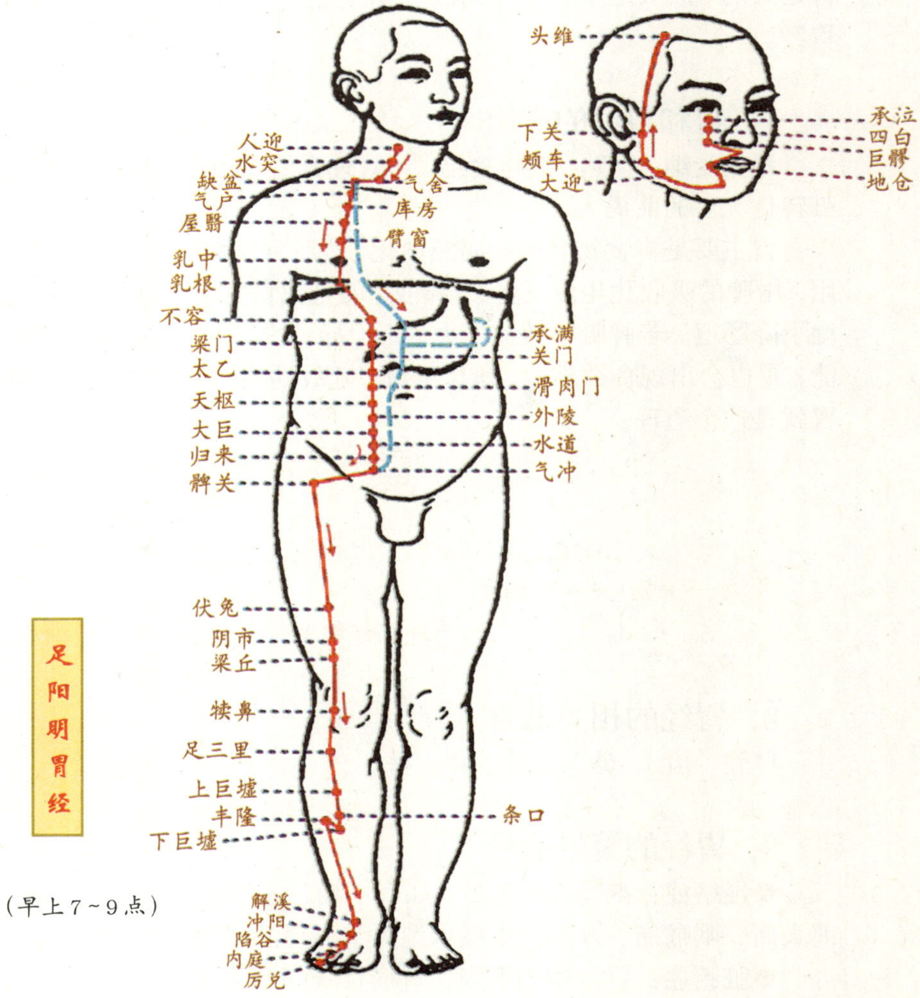

图4-19 胃经图

早上7～9点（辰时）是胃经当值的时候，此时对胃经拍打刺激是对胃经最好的保养。

5. 胃经的主要穴位

四白——养颜祛斑找四白

四白穴又称美白穴，许多上了年纪的人脾胃虚弱，胃肠积滞，废物堵塞，在脸上最容易形成黑斑结节。如果运用刮法、走罐法消散结节，疏通四白穴，气血一旦循环畅通，不但能消除脸上斑点，而且小皱纹也会消失，皮肤白里透红，自然润泽。

因为四白穴在眼的下方，俗话讲：脾虚眼袋大，肾虚眼袋黑。配合眼周围的穴位，不但可以治疗视力模糊、眼疾，还可以治疗眼袋大和黑眼圈。

简易取穴法：

●正坐平视，瞳孔直下垂线与平鼻翼下缘水平线之交点即为巨髎穴，巨髎穴与瞳孔间的正中点凹陷处，即是本穴。歌诀："四白目下1寸匀。"（图4-20）

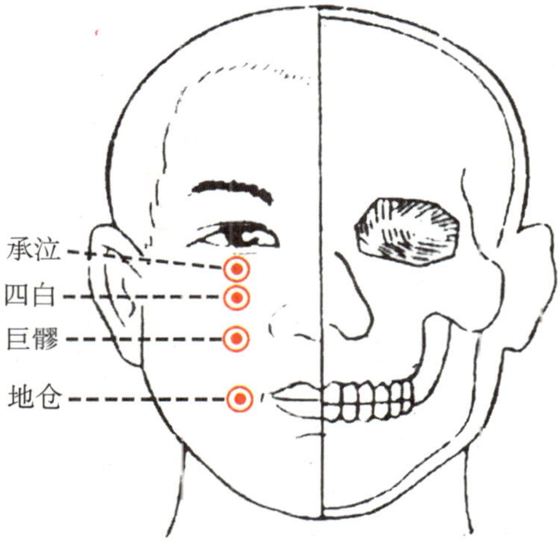

图4-20　四白

颊车——下牙痛，颊车松

颊车，面颊下颌关节移动如轮之处。本穴有良好的活络止痛的作用，本穴由于近下牙床，故下牙痛宜取之。也可用于治神经性病症，如面瘫、口角歪斜以及风热痄腮等。

简易取穴法：

●食指第一指指关节宽度，由下颌角前上方量一横指处，即是本穴；

●由下颌角向前上方摸有一凹陷，用手掐切有酸胀感，上下牙咬紧时局部有一肌肉隆起处，即是本穴。歌诀："颊车耳下曲颊临。"（图4-21）

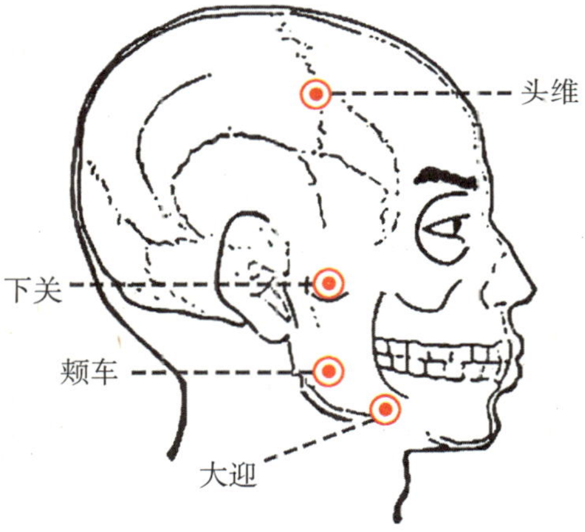

图4-21　颊车、下关

下关——上牙痛，下关通

下关，颧骨弓下，牙齿开合之机关。本穴是胃经与胆经的会穴，功同颊车，有通利牙关之功效，也是治疗面部神经症状要穴。本穴邻近上牙，故宜治上牙部位的疼痛、炎症。

简易取穴法：

●闭口，以食指第一指关节宽度，由耳屏向前一横指处，即是本穴；

●闭口，由耳屏向前循摸有一高骨，颧骨下方凹陷中（若张口则该凹陷闭合突起），即是本穴。歌诀："下关耳前扪动脉。"（图 4-21）

缺盆——咽喉肿痛拍缺盆

缺盆，意指其位如缺盖之盆。本穴位于头颈与身躯交界之处，又是胃、胆、三焦、大肠、小肠各经内外循行出入之位，为头身大关节的重要部位，故治症颇多，补泻兼宜，能通调头身气血之不畅，采用拍打手法，对顽固头痛、咽喉痛和心闷痛，尤为见效。

简易取穴法：

●乳头直上越过锁骨，锁骨上窝中点的凹陷处，即是本穴。歌诀："缺盆锁骨上窝中。"（图 4-22）

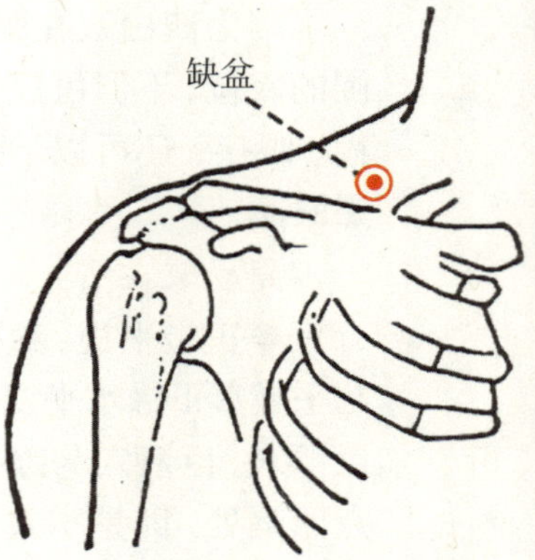

图 4-22　缺盆

天枢——大便不好找天枢

天枢，意为人生枢要之处。天枢是大肠募穴，主治便秘、便溏、大便难等一切大肠疾病。重按天枢可以通屁，治便秘，如果肠鸣泄泻，则用温灸调好。本穴还是治疗消化不良，过敏性慢性肠胃炎等虚性肠疾的有效穴位。

简易取穴法：

●由脐中水平旁外两横指（食、中指）处，即是本穴。歌诀："天枢脐旁二寸平。"（图 4-23）

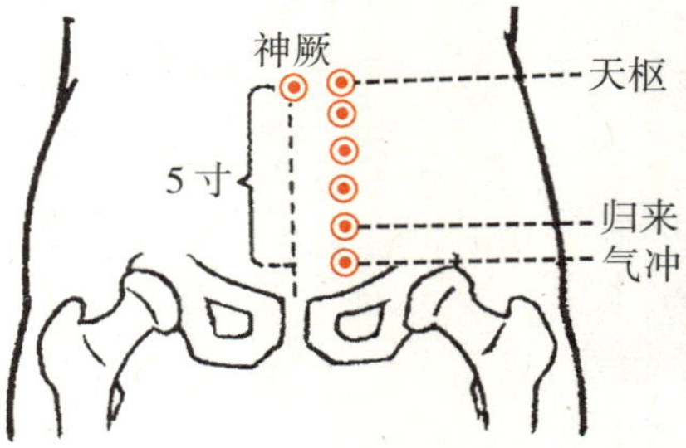

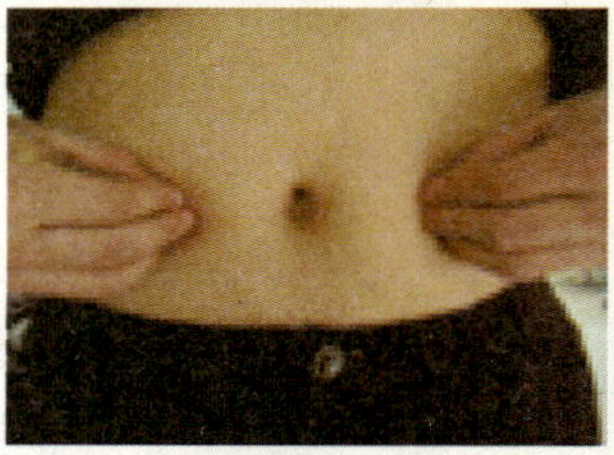

揉按天枢

图 4-23　天枢

归来、气冲——归来与气冲，妇科下肢一齐通

归来，意为下垂者归复原处；气冲，意为擎举上冲。两穴一上一下，合力于下腹元气收复之功，是下肢与上身大关节之重要部位，为主治阴器疾病和下肢气血不畅的主要穴位。男子疝痛、阳痿，女子月事不调，阴挺带下及下肢疾病，用此两穴可使气血旺盛，妇人月经通调，下垂之疾复归原处。

简易取穴法：

● 归来位于脐下 4 寸，任脉旁开 2 寸。气冲位于天枢下 5 寸，任脉旁开 2 寸。歌诀：“归来气冲曲骨邻。”（图 4–24）

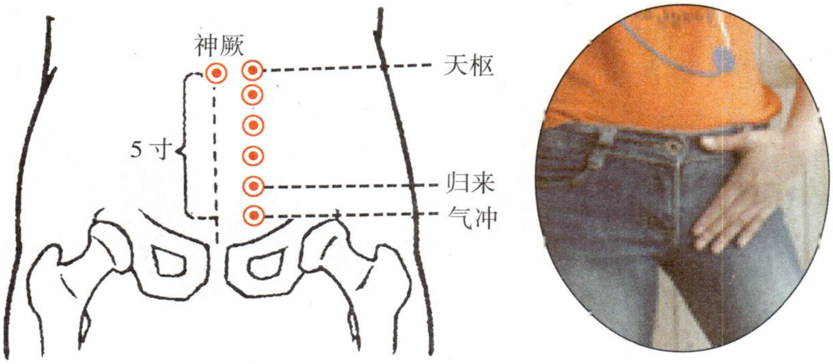

拍归来、气冲

图 4–24　归来、气冲

梁丘——顽固胃痛取梁丘

梁丘，与足三里同是治胃病的最有效的常用穴，擅长治疗胃酸过多，有缓解胃脘疾患急性发作的作用。如果梁丘有痛一般提示胃已经是慢性顽固性的老病号了。又因位于近膝关节处，也主治膝关节疾病。

简易取穴法：

● 在膝上 2 寸两筋间。当下肢用力蹬直时，髌骨外上缘上方可见一凹陷（股外直肌与肌直肌之间结合部），该凹陷正中，即是本穴。歌诀：“梁丘膝上 2 寸寻。”（图 4–25）

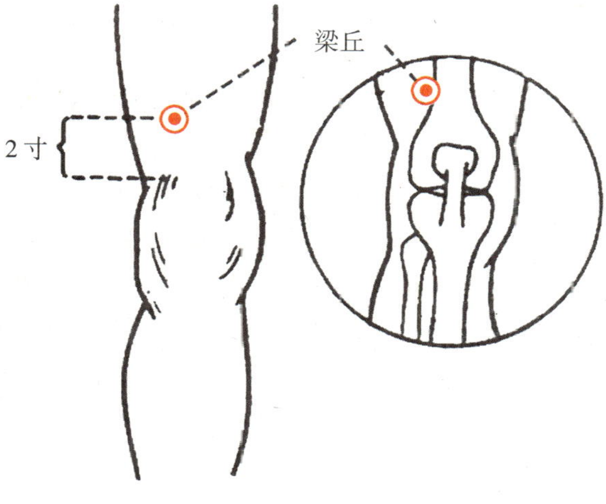

图 4–25　梁丘

足三里——若要人平安，三里经常按

足三里与手三里上下相应，对上下三焦诸病无所不包，其妙无穷。治症较为复杂。足三里是胃经的下合穴，是治疗胃肠疾病的重要穴位，治病四总穴诀讲：头面合谷收，颈项寻列缺；肚腹三里留，腰背委中求。“肚腹三里留”就是指凡腹部疾患均可治疗，常用作应急止痛穴。因能促进脾胃消化吸收功能，扶正培元，本穴又是人身四大强壮穴之一，宜常灸，常按摩、拍打刺激。

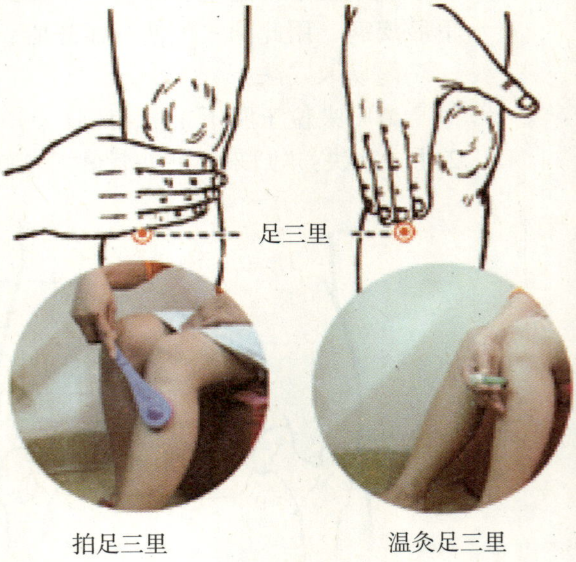

图 4-26　足三里

简易取穴法：

●屈膝成90°，由外膝眼（犊鼻）往下四横指，小腿两骨之间（胫、腓骨），距胫骨约一横指处，即是本穴。歌诀：“膝下3寸三里迎。”（图 4–26）

上巨墟——大肠疾患专用穴

上巨墟，为大肠经的下合穴，是治疗腹痛、泄泻、便秘、消化不良、结肠炎等肠道疾病的重要穴。

简易取穴法：

●外膝眼（犊鼻）穴向下直量2次四横指处，当胫、腓骨之间，即是本穴。歌诀：“膝下6寸上巨墟。”（图 4–27）

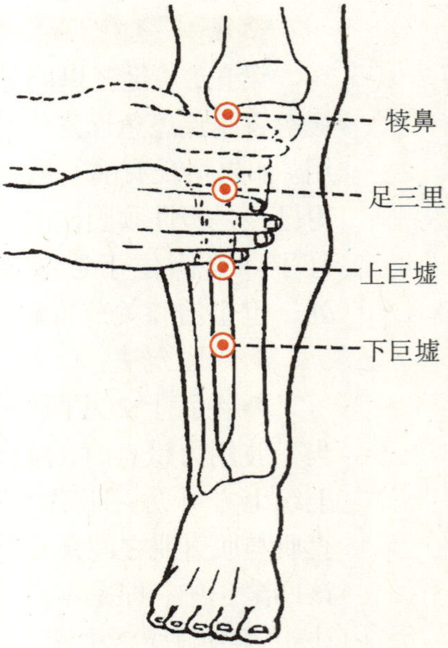

图 4-27　上巨墟、下巨墟

下巨墟——小肠疾患专用穴

下巨墟，是小肠经的下合穴，是主治小肠吸收不良，绕脐而痛的专用穴。由于胃经在膝下诸穴，会合有大肠、小肠的功能，故小腿胫前肌实为治疗消化系统疾病重要穴位的总汇。

简易取穴法：

●在上巨墟穴向下直量4横指，于胫、腓骨之间处，即为本穴。歌诀："膝下9寸下巨墟。"（图4–27）

（四）脾胃者仓廪之官，疲劳透支找脾经

生活中有些人很能吃，但就是长不胖，甚则面黄肌瘦。有些人总不耐劳，动则气短，疲劳乏力倦怠，不易恢复。甚则肌肉消瘦、萎缩（图4–28）。这关键的原因是脾的运化和吸收功能问题。

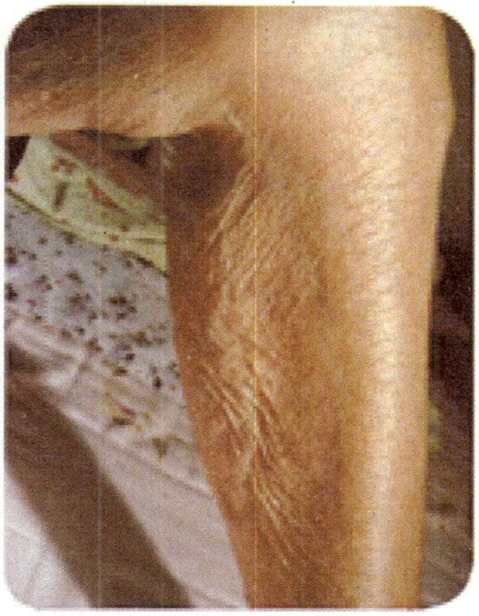

图4–28　肌肉消瘦

1．脾和脾经的作用

脾主肌肉，司运化，其功能在于运化食物的营养和协助肾运化人体水湿。脾为后天气血生化之源，具有益气统血，营养五脏六腑、四肢百骸和肌肉的作用。

脾的运化作用：

●是指脾能运化吸收食物中的精华物质转化为气血津液，通过心肺输送到全身各脏腑组织。所以健脾开胃，健脾生血，就是这个道理。

●协助肾运化体内多余的水湿，人体湿重就容易疲劳。所以健脾祛湿就能消除疲劳，也就是这个道理。

脾的运化功能正常，则面色红润，肌肉丰满；如果脾的运化失常，则不思饮食，营养吸收不良，则面色萎黄，形体消瘦，容易疲劳。

血为脾所生，脾还有统摄、约束血液正常运行于血脉内的作用。所以，当身体出现皮下出血、呕血、便血、尿血、崩漏及人工流产后出血不止，用脾经治疗都有很好的效果。

健脾就能够开胃，健脾就能够生血，健脾就能够祛湿，健脾就能消除疲劳。

现代社会紧张的生活，大部分女士每月都被月经不调、崩漏、痛经困扰着，而大部分又找不出原因，属于无法彻底根治的原发性痛经，足太阴脾经的穴位都有比较好的疗效。

脾还是重要的免疫器官。它是免疫细胞的活动中心，脾功能减弱，就会使人体更易受到感染。为什么糖尿病往往容易死于并发症就是这个道理。有

一个朋友20年糖尿病一直认为比较稳定，可就是因为一次感冒，7天后就死了。

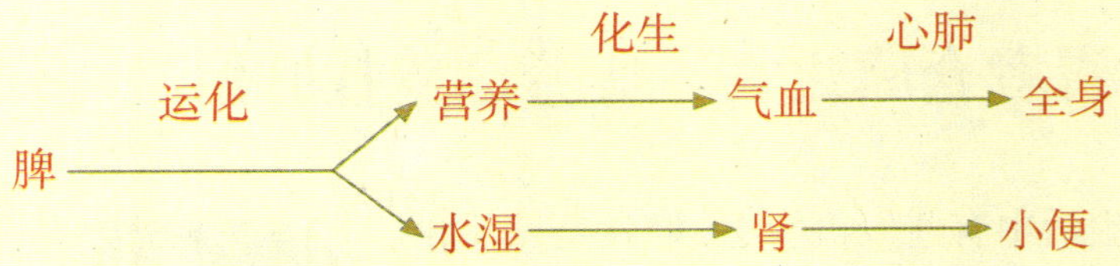

2. 脾经的相关器官

脾、胰、胃、子宫、卵巢、膀胱、前列腺。

3. 脾经的警告信号

●经络症：脾经不畅，容易湿重疲倦，全身困重，四肢无力，并沿经脉所过大腿、膝、足趾肿胀，麻痹，怕冷。

●脏腑症：脾经功能下降，脘腹胀满，不思饮食，呕吐嗳气，便溏，食难消化。脾气绝则肌肉松软、消瘦萎缩。

●亢进热症时症状：消谷善肌，胁下胀痛，呕吐，排气，足膝关节疼痛，第一脚拇趾活动困难，失眠。

●衰弱寒症时症状：消化不良，胃胀气，排泄物积囤，上腹部疼痛，呕吐，肢倦乏力麻木，腿部静脉曲张，嗜睡，皮肤易损伤。

4. 脾经的循行（图4-29）

●起于足大趾内侧甲角旁的隐白穴；

●从足走胸，经足内侧内踝前方，行于下肢内侧前缘，在腹部行于任脉

●从足走胸，经足内侧内踝前方，行于下肢内侧前缘，在腹部行于任脉旁开四寸，胸部行于任脉旁六寸；

●止于腋下6寸大包穴。

上午9～11点（巳时）是脾经当值的时候，此时拍打刺激脾经就是对脾最好的保养。

5. 脾经主要穴位

隐白——隐白止血第一穴

脾生血，血为脾之子，故脾有统摄血液的功能，如脾不能统摄血液的正常运行，血泻于脉外侧容易崩漏，便血，尿血，皮下出血等，取本穴有补脾摄血的作用。

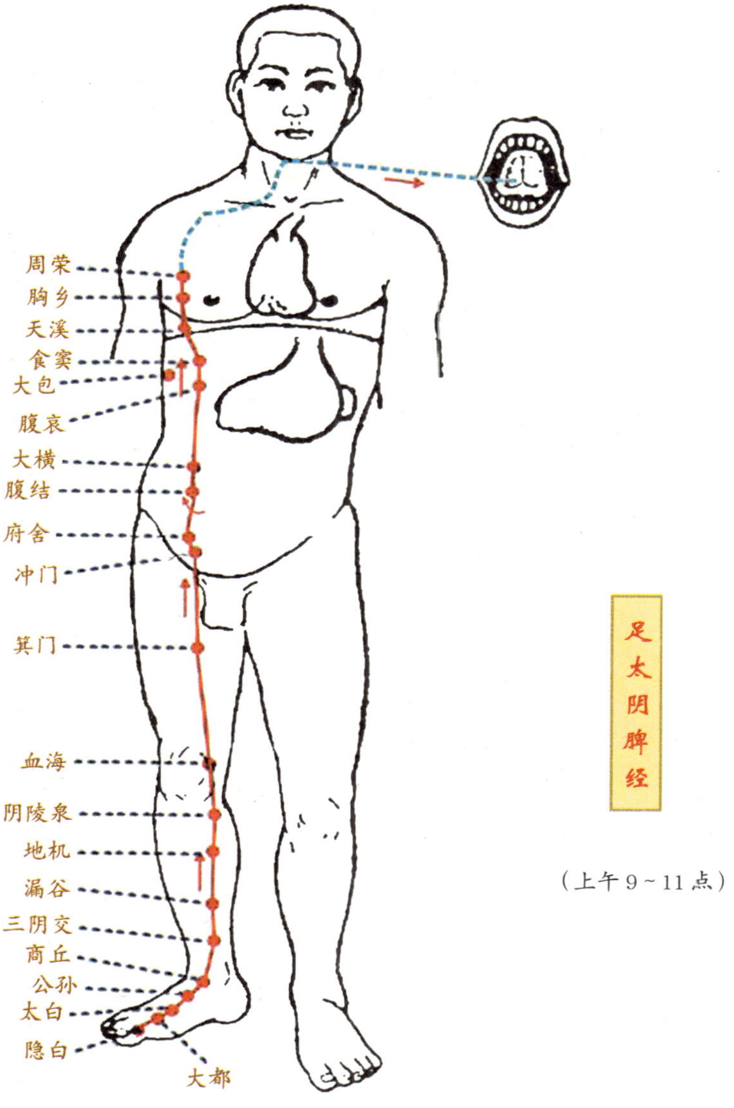

图4-29 脾经图

有一个学生每月总是崩漏几乎20天，月经总是点滴不净，非常烦恼，一听说灸隐白可以治崩漏，月经还没来就马上温灸隐白，家人慌了神，不知道当时没有崩漏行不行，谁知连续温灸了几天后，她非常高兴地对家人说：灸隐白真有效，这次温灸了隐白，不但来月经时肚子一点都不痛，而且月经3天就干净了。所以温灸隐白不但可以调节月经不调，而且对一切功能性出血症都有很好的止血作用。

简易取穴法：

●足拇趾内侧，由拇趾趾甲内侧缘与下缘作一垂直线之交点，即是本穴。歌诀："隐白大趾内甲角。"（图 4-30）

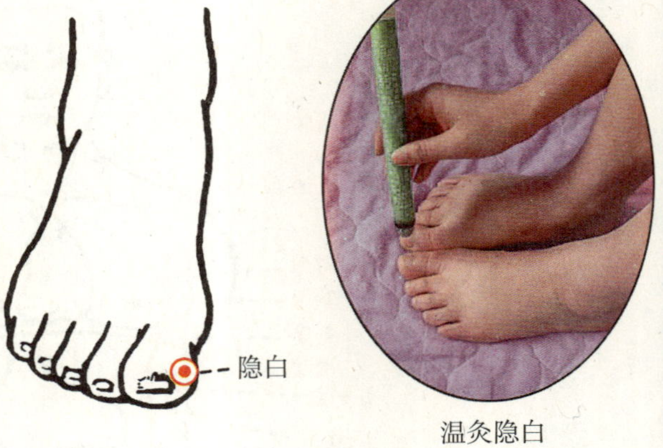

图 4-30 隐白

太白——健脾化湿取太白

太白，古人观金星（太白星）为兵象，有戡定内乱、匡扶正气的作用，喻本穴有扶弱培强的功效。久病后脾胃虚弱，身体沉重，疲劳乏力，肠鸣腹胀，消化不良，难以复原者，宜取本穴，有健脾化湿，理气和胃的良好功效。

简易取穴法：

●足大趾内侧，沿赤白肉线，第一跖趾关节后凹陷中，即为本穴。歌诀："太白核骨白肉际。"（图 4-31）

公孙——心胃气痛找公孙

公孙是络穴，也是八脉交会穴之一，通冲脉主经脉气血。正经"脾经"如公，别走"胃经"如孙，公孙同住也。所以本穴是一穴能治脾、胃两经疾患，有健脾利湿，理气和胃之功效。人们惯称的心胃气痛，以及呕吐，食不消化，腹胀，泄泻等脾胃疾患均可取治。

简易取穴法：

●由足拇趾内侧后有一关节（第一跖趾关节）往后用手推有一弓形骨，弓形骨后端下沿的凹陷（第一跖骨基底内侧前下方），即是本穴。歌诀："节后 1 寸公孙明。"（图 4-31）

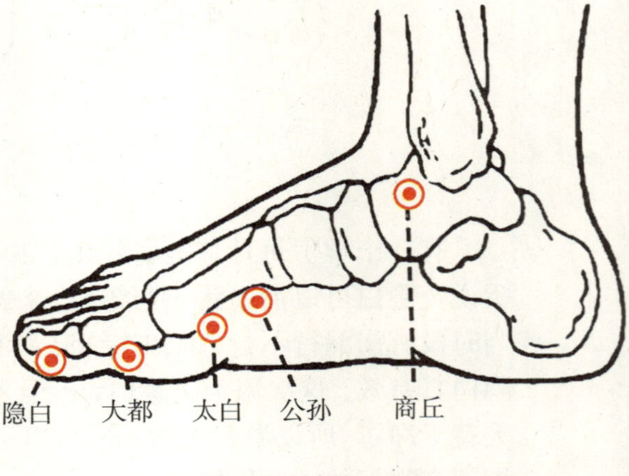

图 4-31 太白、公孙

三阴交——妇科首选三阴交

三阴交是肝、脾、肾三经的交会穴。脾主运

化而统血；肝主疏泄而藏血；肾主水而藏精，故能统治足三阴所主治的病症，故此穴应用极为广泛，为人身四大强壮穴之一。

●脾主运化水谷，与消化系统疾病有密切关系，所以能够治疗脾胃两虚，消化不良，对肠鸣腹胀、泄泻和心脾血虚的失眠疗效甚佳。

●脾主肌肉，肝主筋，肾主骨，所以三阴交有治疗下肢疾病的作用，举凡下肢瘫痪瘦弱，风湿痹痛均可选用。

●脾主运化水湿，与泌尿生殖系统疾病有密切的关系。只要是妇科有疾，三阴交都有明显的压痛点或结节，刺激此穴消除压痛点都有明显疗效，所以三阴交不但能够治疗妇科的月经不调，早产期综合征，闭经，痛经，崩漏，带下，难产，子宫肌瘤，而且对男士的遗精，阳痿，小便不利，疝气，前列腺肥大等皆有疗效。三阴交虽是治妇科病的特效穴，但怀孕初期的女性一定不要刺激三阴交和合谷以防流产，但难产就非常适合了。

妇科三穴中三阴交、关元、八髎，三阴交是妇科首选要穴，在臀部尾椎的八髎穴也是防治和断诊妇科病的重要穴位。只要妇科有问题，不论是子宫、卵巢还是附件，此穴都极为敏感，特别是痛经，一摩擦发热就马上止痛，效如桴鼓。经常按摩保养此穴，使此处的疼痛逐渐减轻，而相应的病症也会缓解。可以说它是调节妇科疾病的一个有效按钮。

简易取穴法：

●以手四指并拢，小指下边缘紧靠内踝尖上，食指上缘所在水平线在胫骨后缘的交点，即是本穴。歌诀：“踝上3寸三阴交。”（图4-32）

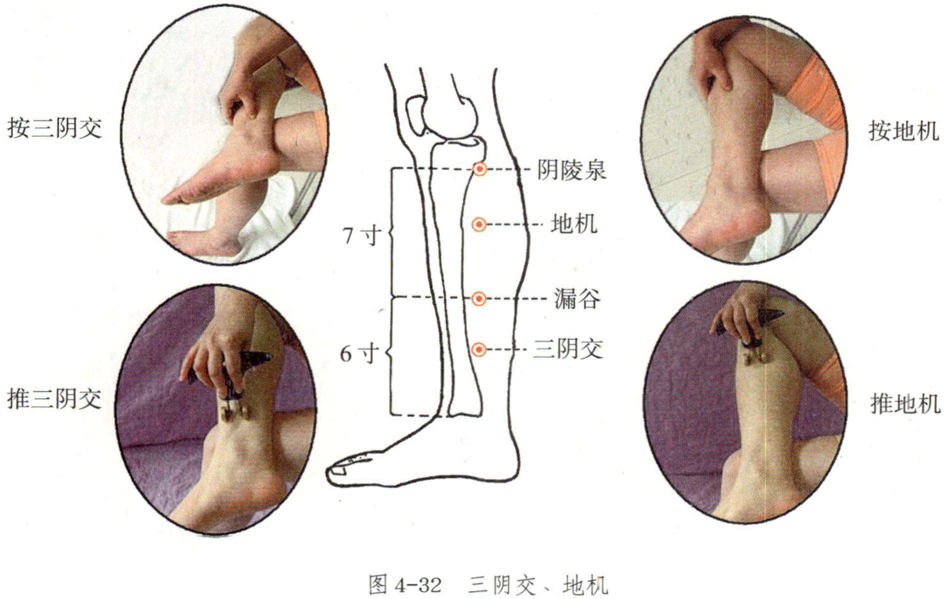

图4-32　三阴交、地机

地机——糖尿关键按地机

地机，意为脾的机要之处。本穴为脾经的郄穴，主深聚和顽固性疾病。糖尿病是脾的顽固性问题，一旦地机有痛就警示脾已经出问题，糖尿病人地机按压时一定刺痛不可忍，故地机又是糖尿病人典型压痛点和治疗穴。

曾有一老人大学学员，长期患糖尿病，血糖比较高，准备下个星期入院治疗。刚好听了课，对地机穴有了认识，回家后去按地机，发现不但有痛点，而且还有结节，于是就用心专攻地机穴，岂料一个星期后入院检测血糖竟然正常了，可见地机之神效。

简易取穴法：

● 地机位于阴陵泉下3寸，胫骨后缘。(阴陵泉位于胫骨内踝下屈膝纹头凹陷处)。歌诀："膝下5寸地机朝。"(图4-32)

血海——皮肤瘙痒找血海

血海，为血所汇之处，善治与血有关诸病。"治风先治血，血和风自灭。"主治皮肤风疹瘙痒，及妇科月事不调、崩漏、功能性子宫出血、贫血等。

简易取穴法：

● 仰卧床上，用力蹬直下肢，髌骨内上缘上约二横指处鼓起之肌肉(肌内收肌)的中点，即是本穴；

● 坐位，屈膝成90°，医者立，用掌心对准髌骨中央，手掌伏于膝盖上，其拇指尖所指处，即是本穴。歌诀："血海膝膑上内廉。"(图4-33)

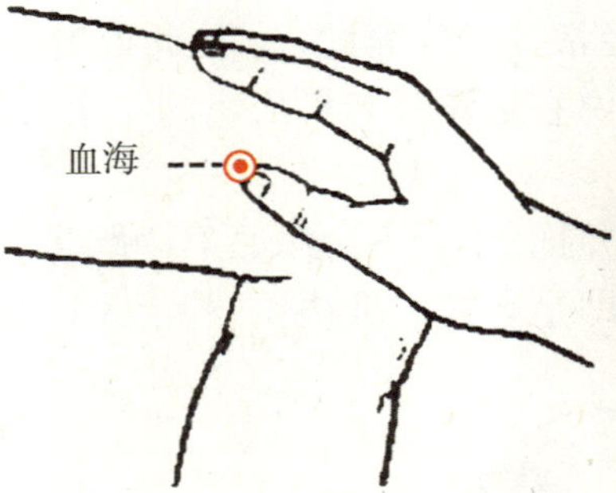

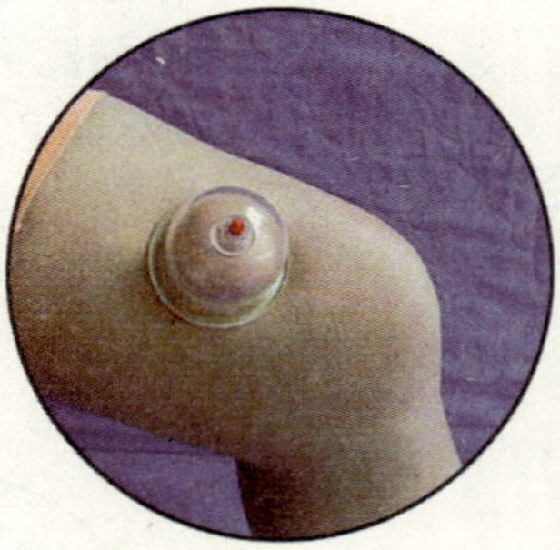

拔血海

图4-33　血海

大包——身尽痛揉大包

大包，意为总管阴阳诸经之络。本穴是人身十五大络穴之一，此穴有病"实则身尽痛，虚则百节尽皆纵"。就是说大包能治疗一身尽痛和全身说不出来的不舒服，本穴有通络止痛之功效，是人身四大止痛穴(合谷，太冲，至阳，大包)之一。

简易取穴法：

● 腋窝中点垂直线上，与第六、七肋骨之间，即为本穴。歌诀："大包腋下6寸下。"(图4-34)

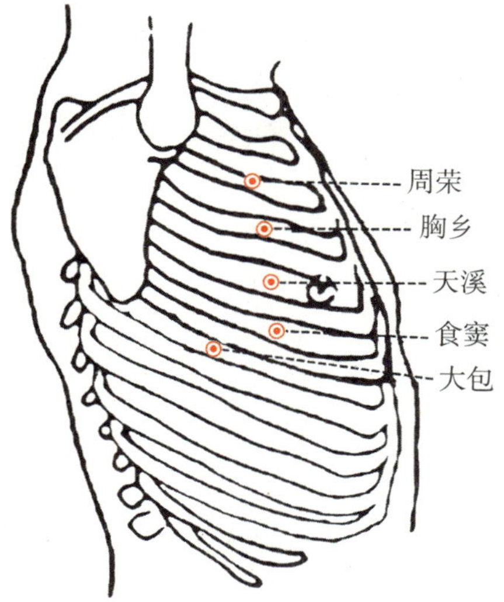

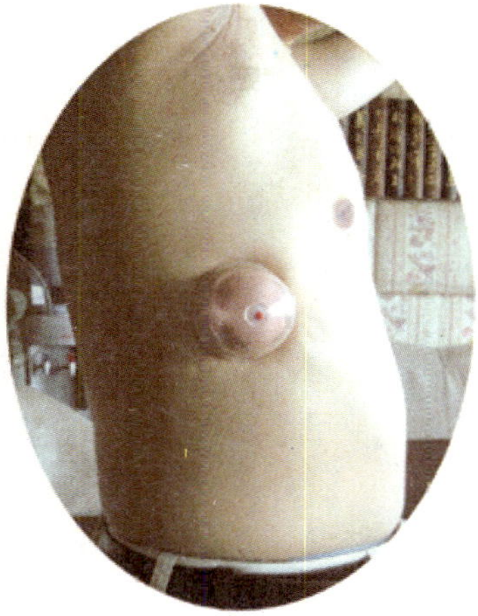

拔大包

图 4-34　大包

（五）心者君主之官，心烦心痛找心经

《黄帝内经》讲：“心为君主之官。”可见心脏及其经络是人体代谢运行中的“核心总部”。中医还将头脑的精神意识活动归入“心”的范畴，事实上人体对外界一切反应变化，也会立即影响到心的跳动和神志的变化，故称“心者心主之官”。

1．心和心经的作用

心主血脉，是指心气推动血液在脉管中循环运行的功能。如果将血液的数量和质量归属于脾的话，那么血液的流动范围、速度、力度就归属于心了。

心藏神，是指心有主宰人体脏腑组织器官的生理活动和人体心理活动两个方面功能。在脏腑生理活动中，心有如“指挥调度”，心神正常，则各自动能活动便协调合作，健康有序；若心不藏神，心的指挥调度不力，气血运行道路就不能通畅，各器官就会受到影响，形体就大受损伤。在心理活动中，心有如“保险公司”，承受外界的各种压力。为什么有些人突然听到大一点的声音，心马上就扑扑腾腾地跳，这就是心承受一切外界反应能力差的表现，也就是心藏神的能力下降。心承受力强的人，则心胸豁达，乐观坚强。心承受能力弱的人，则容易心烦、心跳、心慌、失眠多梦。

心肾均属少阴经，心藏神，主血脉，开窍于舌，与小肠互为表里，少阴之气是心、肾两脏运行、气化的综合体现，是人体阴阳动力之根本。所以有主持精神意识活动和维持血液的正常运行的功能。

心有主持
- 精神意识活动——承受外界各种反应变化
- 血液的正常运行——供应养分，运转废物

2．心经的相关器官

舌、脑，心脏。

3．心经的警告信号

●经络症：失眠，多梦，易醒，难入睡，健忘，痴呆，并沿心经所过的手臂疼痛，麻痹，厥冷和血压不稳。

●脏腑症：心烦，心悸，心翳，心闷，心痛。心气绝则头发不泽，人瘦面色晦暗。

●亢进热症时症状：运动过后心悸动，兴奋，口干，处在有压力状态下，有压迫感，忧郁，内侧肩麻木，小指痛。

●衰弱寒症时症状：胸口沉闷，呼吸困难，面色苍白，肩与前臂疼痛，四肢节重，血液循环不足引起的晕眩。

4．心经的循行（图 4-35）

●起于腋窝下的极泉穴；

●从胸走手，沿上肢内侧后缘，下行至肘窝内侧。抵达于手掌后，进入手掌内侧后缘，至小指末端；

●止于小指桡侧指甲旁少冲穴。

中午 11 点 ~ 下午 1 点（午时）是心经当值的时候，此时拍打刺激心经对心脏是最好的保养。

5．心经的主要穴位

极泉——心脏急救找极泉

极泉，是心经最近心脏的穴位，能增强心脏的搏动能力，如心绞痛发作，全身突然疲倦，重力弹拨极泉，有急救作用。本穴还治经络所过部位的胁肋疼痛，肘臂冷痛，乳汁不足等。

简易取穴法：

●上肢外展平伸，腋窝中央有动脉搏动。应手处，即是本穴。歌诀："极泉腋窝动脉牵。"（图 4-36）

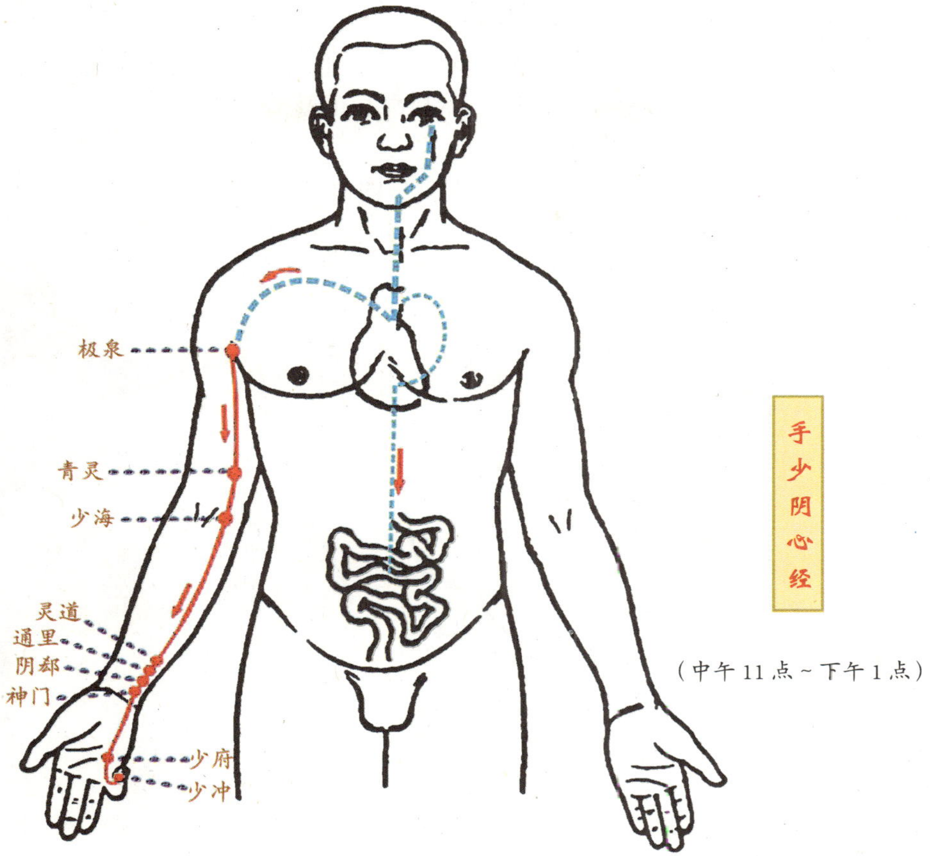

图4-35 心经图

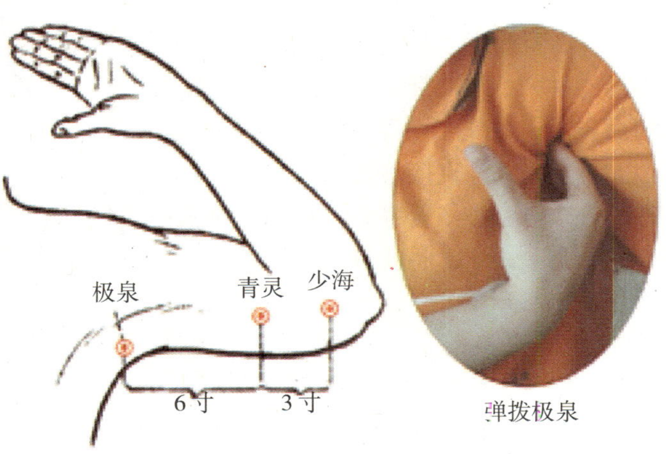

图4-36 极泉

少海——心烦失眠拍少海

少海，是心经五输穴中的合穴，有清心泻火的功效，拍打少海对于心烦、失眠、多梦及前臂屈伸不利都有很好的疗效。

简易取穴法：

●仰掌屈时成直角，肘横纹头内侧（尺侧），即是本穴。歌诀："少海肘后5分连"。（图4–37）

神门——镇静安神取神门

神门，心神出入之门户。本穴是心之原穴，有镇静安神的作用，所以本穴为治疗心血管、脑神经系统病症的常用穴，是主治多梦难入睡、易醒、健忘、神经衰弱、怔忡、痴呆、烦躁等的重要穴位。

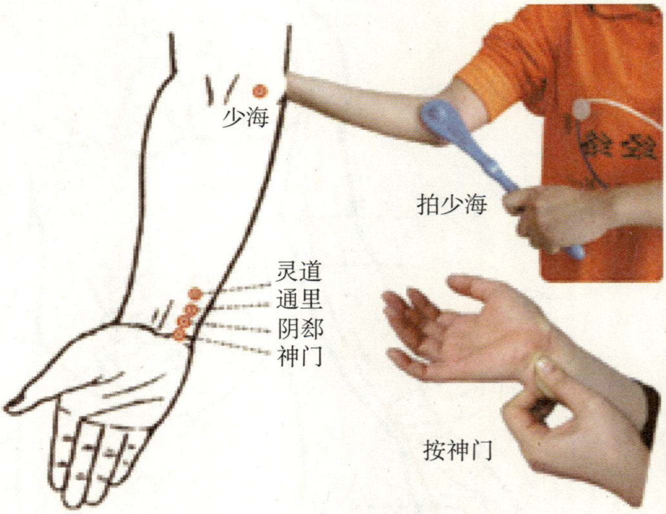

图4–37　少海、神门

简易取穴法：

●仰掌屈肘，手掌小鱼际上角有一突起圆骨，其后缘向上可扪及一条大筋，这一大筋外侧缘（尺侧缘）与掌后腕横纹的交点，即是本穴。歌诀："神门锐骨端内缘。"（图4–37）

少冲——心脏顽疾揉少冲

少冲，意为手少阴心经的要冲。少冲为心经的井穴，井穴都常用作救治由五脏之病而累及神志的要穴，并有开窍醒脑，宁心安神功效。可直接治疗心脏疾病引起的各种心烦、心悸、心痛，经常揉少冲井穴，对心脏是一种最直接的保养。所谓"十指连心。"

简易取穴法：

●小指指甲内桡侧缘与下部分别作一垂线之交点，即是本穴。歌诀："少冲小指内侧端。"（图4–38）

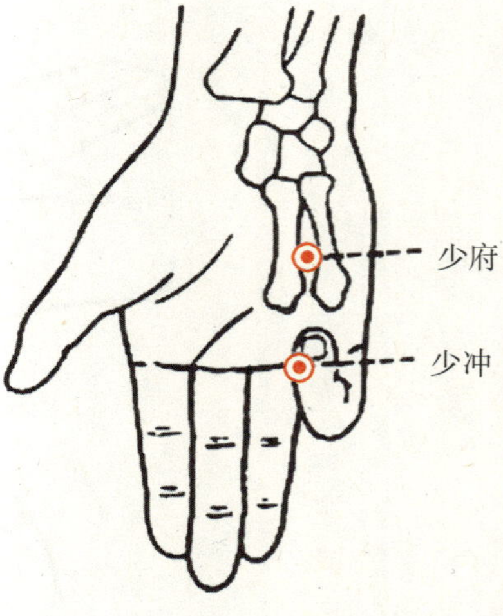

图4–38　少冲

（六）小肠受盛之官，吸收不好小肠经

小肠作为受盛之官，作用是接受胃已消化的食物，并精选吸收食物的精华，以输送到全身。

小肠上连胃，下接大肠。食物的消化吸收及传输，主要是在小肠内进行。中医学认为，小肠与心有密切关联，可能是“心力”的充沛与小肠的“吐故纳新”顺畅是相得益彰吧，难怪人们习惯将善长仁翁赞为“好心肠”。心和小肠这脏腑之间有着功能上的相互配合和病理上的相互影响，互为表里。心火温煦小肠，才可以使小肠顺利吸收食物精华、排泄废物，并联系脾、胃的运作与协调。

1．小肠和小肠经的作用

小肠的两大功能是：“受盛化物”和“泌别清浊”。受盛化物是接纳经过胃初步消化的食物，泌别清浊则是将胃消化后的食物区分为精华与糟粕，精华由脾脏转化为气血，废物则传送到大肠。

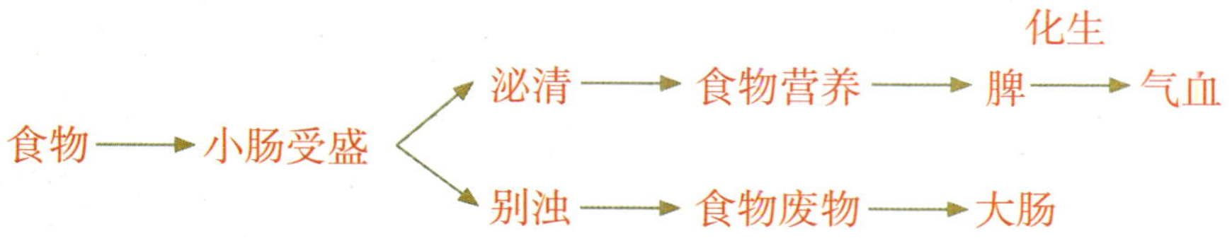

2．小肠经的相关器官

耳、腮腺、扁桃腺、牙、眼，小肠。

3．小肠的警告信号

●经络症：耳聋，目黄，口疮，咽痛，下颌和颈部肿痛，以及沿经脉所过的手肩疼痛。

●脏腑症：绕脐而痛，心烦心闷，头顶痛坠，腰脊痛引，睾丸疝气，小便赤涩，尿闭、血尿，小肠气绝则自汗不止。

●亢进热症时症状：颈、后脑、太阳穴，至耳疼痛，肚脐与下腹部疼痛，便秘，后肩胛至臂外后廉疼痛。

●衰弱寒症时症状：颔、颈浮肿，耳鸣，听力减退，呕吐，腹泻，手足怕冷，身体虚弱症。

4．小肠经的循行（图4-39）

- 起于手小指甲尺侧甲角旁一分少泽穴；
- 从手走头，行于上肢外侧后缘，经肘内两骨之间，上绕肩胛，经面颊；
- 止于耳屏前方的听宫穴。

下午1~3点（未时）是小肠经当值的时候，此时拍打或刺激小肠经对小肠是最好的保养。

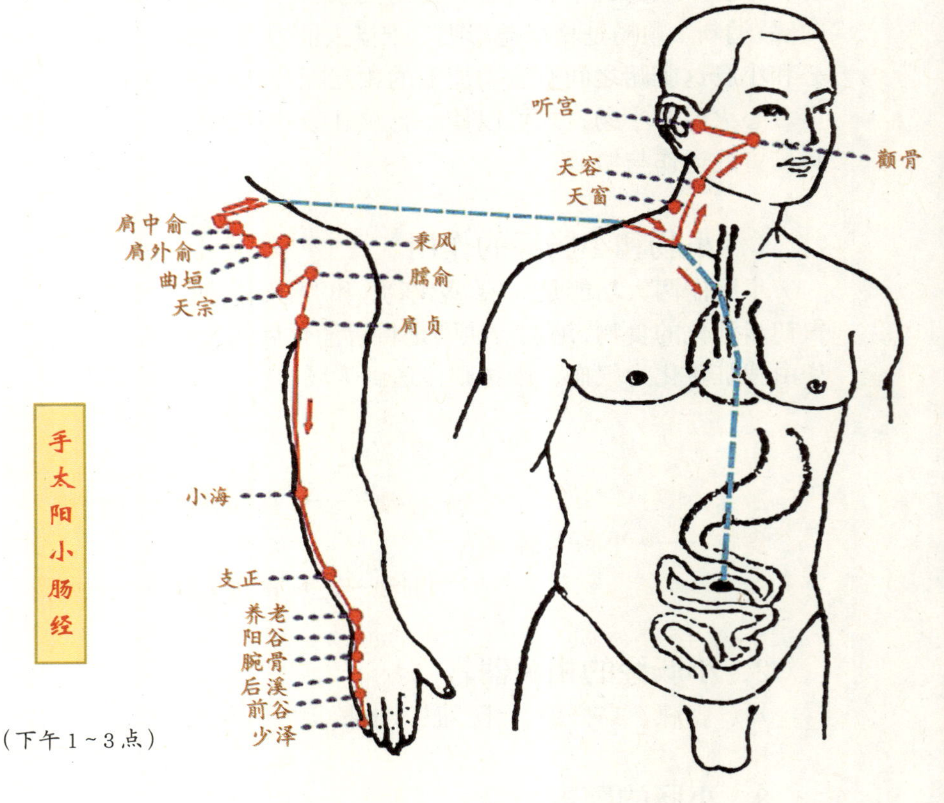

图4-39　小肠经

5．小肠经主要穴位

少泽——乳汁不通少泽穴

少泽为井穴，井穴有四方通散的意思，故本穴有开窍通络，清热醒神，促进小肠吸收，活络通乳的作用。产前1个月经常按摩少泽、膻中穴和乳房对产后乳汁通畅，保证婴儿喂养母乳有非常大的作用。跟我认识的产妇，没有一个人不够奶吃的，小孩身体都很好，特别配合一些小儿经络按摩，小孩就很少生病。

同时少泽配听宫可治耳鸣耳聋。

简易取穴法：

●手小指尺侧，指甲角旁开1分，即为本穴。歌诀："少泽小指外甲角。"（图4-40）

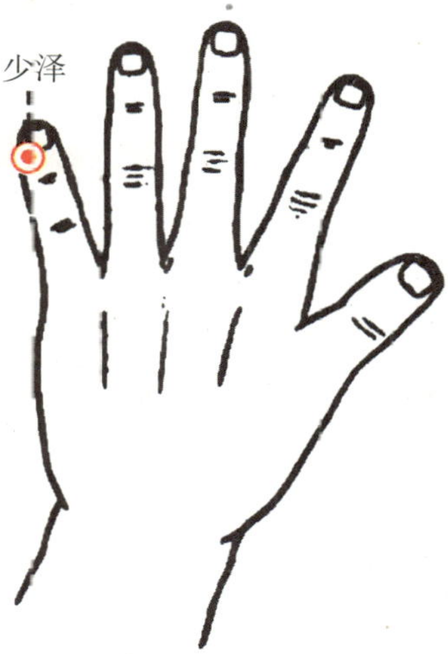

图4-40 少泽

后溪——颈椎腰痛后溪取

后溪是小肠经五输穴中的输穴，主治"体重节痛"。本穴又是八脉交会穴之一，与督脉相通。善治脊椎的疾病，后溪及列缺、外关是主治落枕的三要穴，特别是急性腰扭伤，不能动时，重力按压后溪穴配上委中和压痛点，有即时缓解腰痛的作用，很适合外出旅游不小心扭伤腰部的救急办法。

简易取穴法：

●仰掌握拳，小指掌指关节后尺侧，赤白肉际凹陷处，即是本穴。歌诀："后溪握拳节后取。"（图4-41）

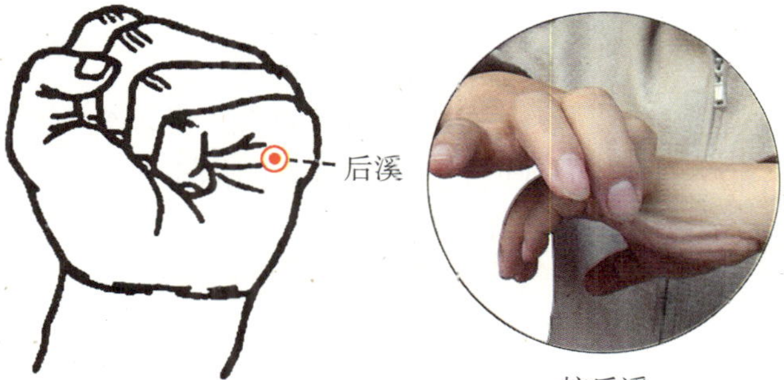

按后溪

图4-41 后溪

养老——养老美容祛斑好

养老是小肠经之郄穴，是经脉气血深聚的穴位，多用于治疗小肠顽固性的疾病。善治小腹虚寒、小肠积滞引起的各种脸上斑点。经络美容三穴：养老主祛斑，合谷主润泽，翳风主弹性，三穴配合对脸部养颜是最好的保养。

特别要注意取此穴手法的配合转动，才能找到穴位的感觉。

简易取穴法：

●掌心向下，另一

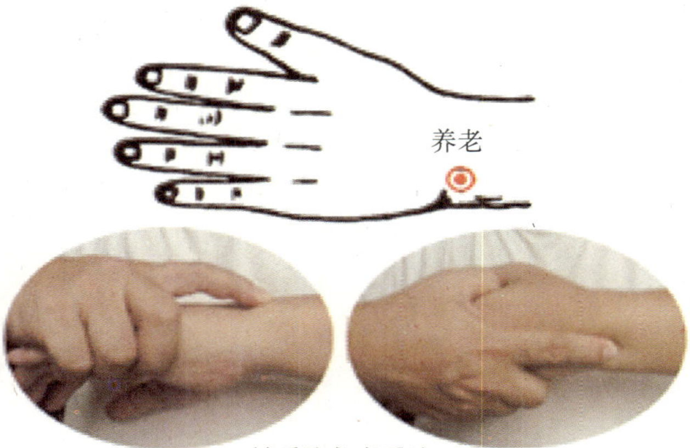

转手取养老手法

图4-42 养老

手食指按直在尺骨小头最高点，然后掌心转向对胸，另一手手指自然感觉骨开肉陷后深藏之处，即为本穴。歌诀：“养老转手髁空藏。”（图 4–42）

天宗——肩臂酸痛找天宗

天宗是小肠经气血在人体上部聚会之处。长时间伏案工作最容易引发颈肩僵硬、发紧，先是背痛手倦，继而脖子痛，上肢不能高举。此时按压此穴会出现特别强烈的酸痛感，甚至能穿过肩胛传到手指。通过边取穴，边运动上肢，可以很快就能放松整个肩部的肌肉，达到治疗作用。

实践中发现女士天宗特别酸痛时，往往多数都有乳腺增生。故此天宗穴对缓解乳房胀痛也有很好的效果。

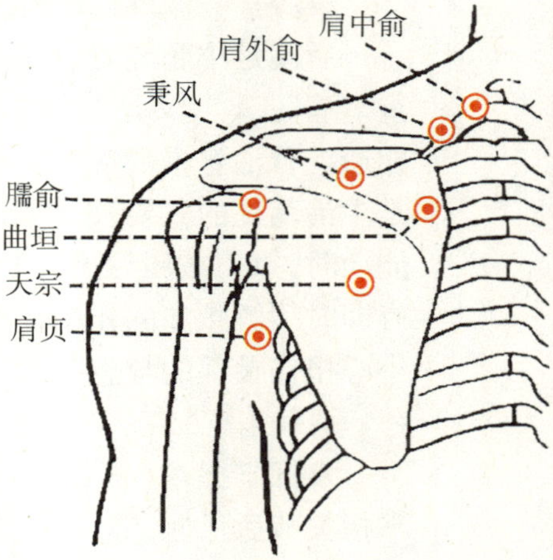

图 4–43　天宗

简易取穴法：

●先确认三角形的肩胛骨，然后从肩胛骨上方的肩胛冈向下推摸至中央的凹陷中，即为本穴。歌诀：“天宗大骨下陷取。”（图 4–43）

听宫——耳鸣耳聋按听宫

听宫，主管听力的高贵之处。听宫是小肠经与三焦经、胆经的会穴。本穴为治疗耳鸣、耳聋等耳疾的重要穴位，并善治面瘫、牙痛等头面疾患，有活络通窍，聪耳明目的功效。

简易取穴法：

●耳屏前方，张口有凹陷处，即是本穴。歌诀：“耳小瓣前陷中央。”（图 4–44）

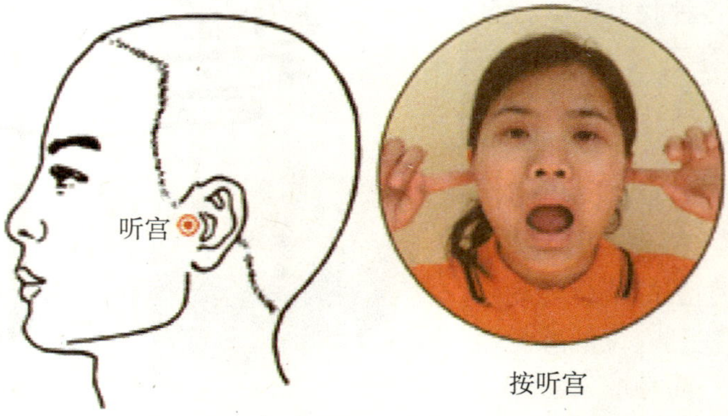

按听宫

图 4–44　听宫

（七）膀胱者洲都之官，颈肩腰背膀胱经

很多人以为膀胱只管拉尿，实际上膀胱与肾一起主管人的一切骨关节问题，水湿不能通过肾的气化和膀胱排泄，停留在骨关节之间，日久湿毒就容易形成所谓的风湿关节痛。

膀胱是水液会聚之处，经肾的气化作用，人体津液才通过出汗和小便排出。膀胱虽然是储尿、排尿的器官，体积也比较小，然而，膀胱经却是人体从头顶到足趾的最长的经络。其中，最主要是因为人体五脏六腑的“后门”背俞穴都在背部膀胱经上开窍，故此它与呼吸、心血管、消化、泌尿生殖系统的保养和治疗都有着重大的关系。

1. 膀胱和膀胱经的作用

太阳膀胱经有藏津液，司气化，主汗排尿的作用。在肺气的配合下，敷布于体表，称为太阳之气。所以膀胱太阳经气有保卫体表，抗御外邪入侵的功能。

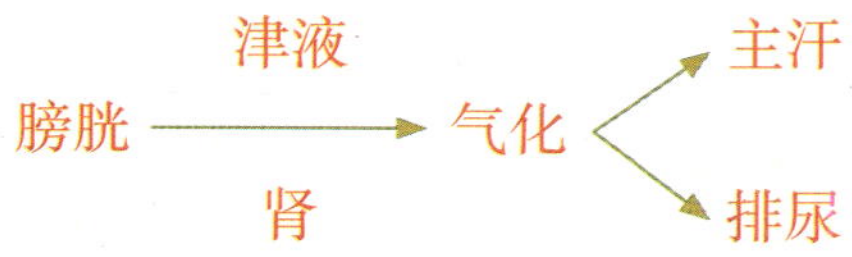

太阳膀胱经是抗御外邪的第一道防线，如何知道自己感冒是着凉呢还是中暑呢？根据寒伤阳，热伤阴，凡感冒发热有畏寒怕风多是着凉，吹空调引起的风寒入侵太阳膀胱经感冒了。如果感冒发热不怕寒只怕热，则多是风热伤了太阴肺经了。

膀胱经有问题，整个经脉所过的头项、背腰、下肢都会僵硬酸痛，屈伸不利。早上起床后多数腰肌板硬。此时最好靠在门角，用力靠靠背部，松动背部肌肉筋骨（图4–45），以应付一天的繁忙工作。到了晚上睡觉之前，也靠在门角靠靠背部，以消除一天的疲劳。尤其是对辗转反侧难以入睡、多梦失眠非常有效。经常按摩背部，是对膀胱经最好的保养。

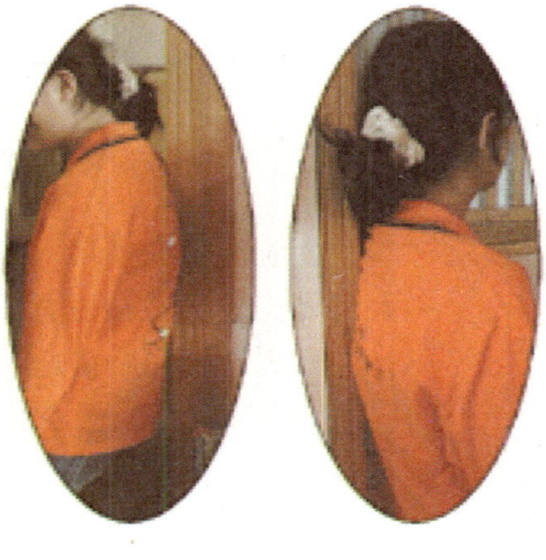
图4–45　靠背擦膀胱经

很多人以为膀胱经就是撒尿的经。

膀胱经主管整个人体水分代谢，从臀部到小腿这段膀胱经线路，从上到下，经常拍打按摩消除水湿结节，让这条经经常保持畅通对保持腰背有力效果相当好。当手用力对捏掐小趾外侧的至阴穴刺痛感消失时，膀胱经就算是打通了。

膀胱背部以上多为积热蕴聚的地方，故此一般多以刮痧为主。在臀下的承扶穴至委中穴这段膀胱经至关重要，主要是查看体内寒积湿毒程度的重要途径，因它是痰湿瘀热毒结节最容易积聚的地方（图4–46）。若聚毒难散，体内必生瘀积肿物；若此处通，则恶疾难成。故此，此处以拍打为主。可见，此处实安身立命之所，不可不知。但要特别提醒，“委中”乃人体泄毒废气之出口，犹如汽车的尾气口，可泄不可补，可针不可灸。

刮背

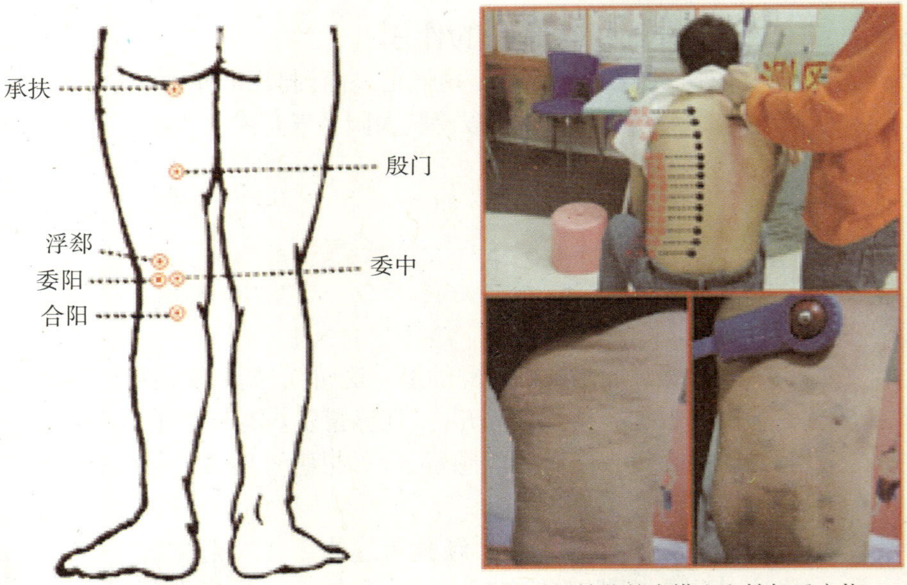

大腿后的结节赘肉横生和拍打反应物

图4–46　刮背、拍打承扶至委中

膀胱经是人体最大的排毒通道，背部有2条膀胱经经过，喜欢做保健的人可能比较熟悉在后背按摩、刮痧、捏脊、踩背。为什么都愿意选择后背进行治疗呢？因为后背是膀胱经主要循行的部位，由于膀胱经都分布着五脏六腑的背俞穴（相当于脏腑的后门），可以说身体内任何疾病都与膀胱经有着直接或间接的关系，所以膀胱经治疗的范围极其广泛。

背部刮痧，其主要就是刮膀胱经。当背部膀胱经一怕寒，感冒病毒一进来就首先入侵膀胱经，马上症见伤风流鼻水怕风，然后严重时就会转入肺经，故此民间一有风寒不适马上刮背捏痧，就好的很快，就是这个道理。

2．膀胱经的相关器官

头、鼻、眼、脑、脊椎关节，膀胱。

3．膀胱经的警告信号

●经络症：本经虚寒则容易怕风怕冷，流鼻涕、喷嚏，并沿经脉循行所过的项、背、腰、小腿疼痛及运动障碍。

●脏腑症：小便不利，遗尿，尿浊，尿血，膀胱气绝则遗尿，目反直视（三白眼）。

●亢进热症时症状：尿频，泌尿生殖器疾病，前列腺炎，后背肌肉强直酸痛，脊椎部酸痛，下肢痉挛疼痛，前头与后头痛。

●衰弱寒症时症状：尿液少，生殖器肿胀，后头与背部肌肉胀痛，四肢倦重无力，眩晕，腰背无力。

4．膀胱经的循行（图 4-47）

●起于目内眦的睛明穴；

●行于头项，后项背部，在背部分为2行下行，第一行行于距督脉1.5寸，第二行行于距督脉3寸，至下肢，行下肢后侧正中线，经外踝后至足外侧；

●止于足小趾外侧甲角旁的至阴穴。

下午3~5点(申时)是膀胱当值的时候，此时多喝水刺激膀胱经对人体祛湿排毒、保养膀胱是最好的时辰。

5．膀胱经主要穴位

睛明——视力模糊找睛明

睛明，意思是说，按本穴能使眼睛明亮，是治疗一切眼疾的主要穴位。

简易取穴法：

●合眼，眼内眦角内侧上1分,即为本穴。歌诀：“目内眦角是睛明。”（图4-48）

肺俞——肺病哮喘找肺俞

肺俞，肺经脉气“传输”之处。所有背俞穴都是脏腑疾病在背部的敏感反应点，相当于脏腑的“后门”。刮痧、拍打、拔罐时拔很容易出现许多痧点、累块、结节，好像脏腑早就从“后门”把人体废物推出来，等着你刮痧拍打拔罐帮助把它清理出去一样。肺俞有调补肺气之功，主治肺经寒热诸症

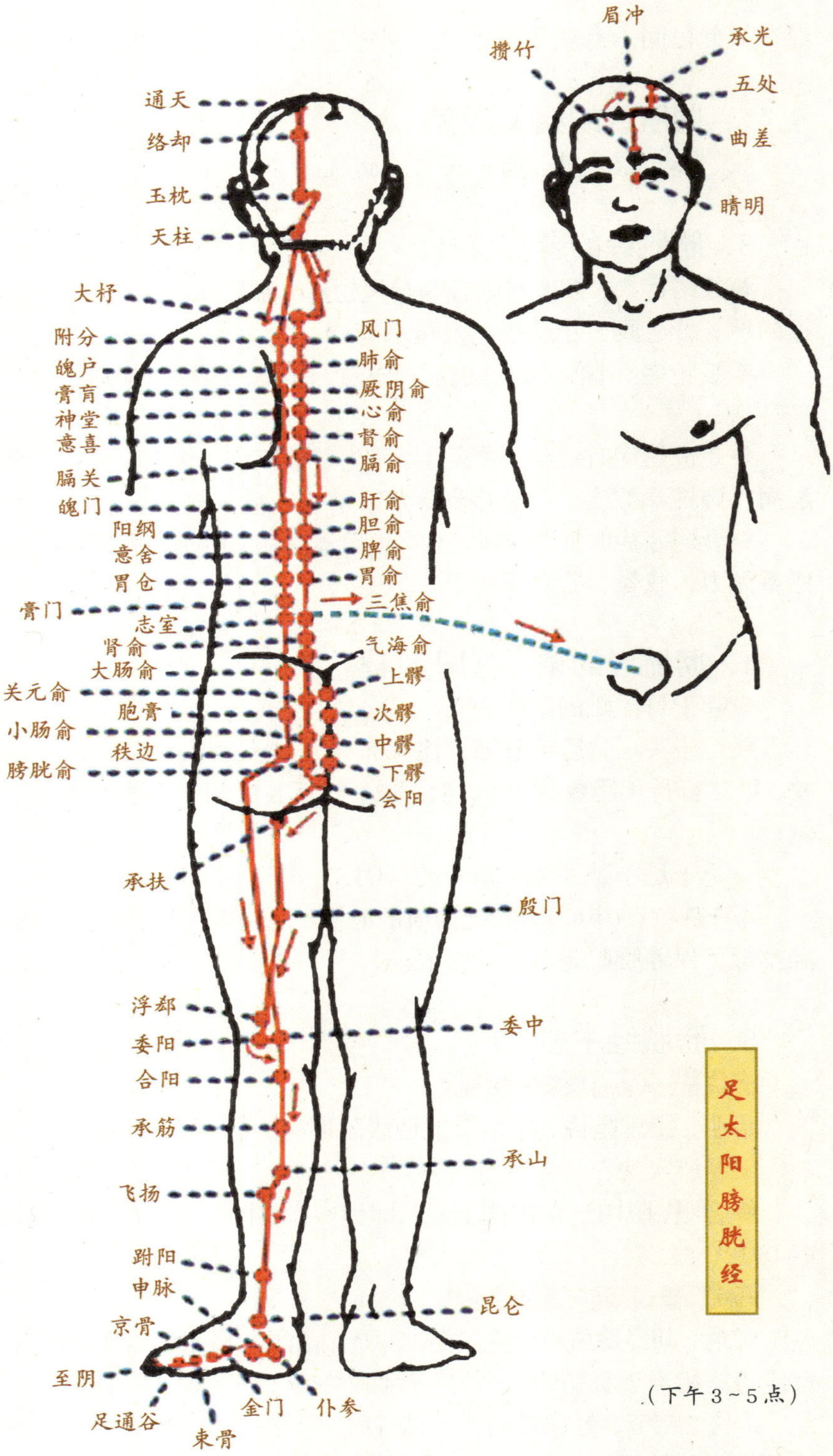
眉冲
攒竹
承光
五处
曲差
睛明
通天
络却
玉枕
天柱
大杼
风门
附分
肺俞
魄户
厥阴俞
膏肓
心俞
神堂
督俞
意喜
膈俞
膈关
魂门
肝俞
阳纲
胆俞
意舍
脾俞
胃仓
胃俞
膏门
三焦俞
志室
肾俞
气海俞
大肠俞
上髎
关元俞
胞膏
次髎
小肠俞
中髎
秩边
膀胱俞
下髎
会阳
承扶
殷门
浮郄
委中
委阳
合阳
承筋
承山
飞扬
跗阳
申脉
昆仑
京骨
至阴
足通谷
束骨
金门
仆参
足太阳膀胱经
（下午3~5点）

图 4-47　膀胱经

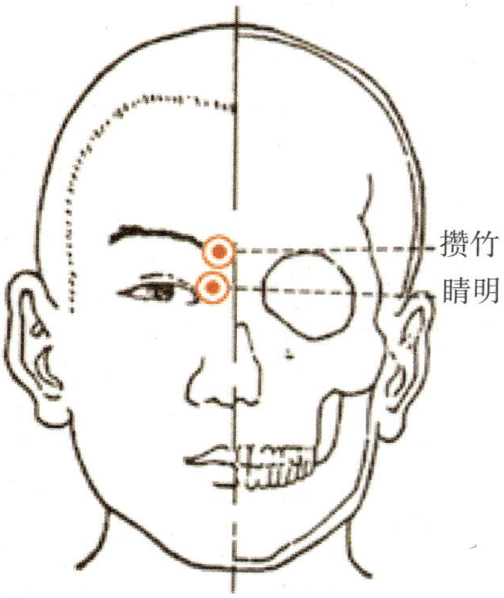

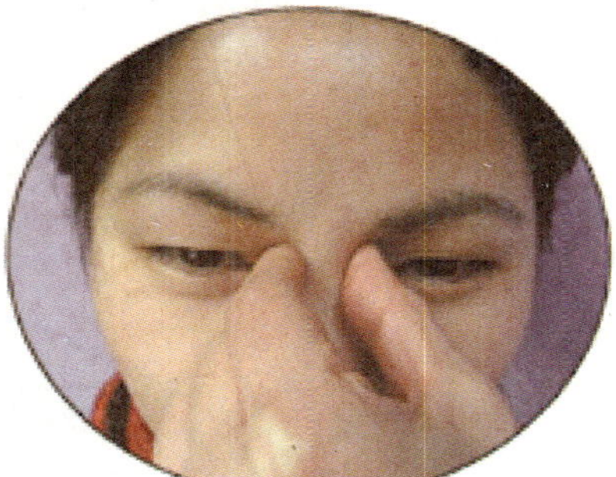

按睛明

图 4-48　睛明

的伤风感冒发热、咳嗽、哮喘等。

简易取穴法：

●第三胸椎棘突下，身柱穴旁开 1.5 寸处，即为本穴（图 4-49）。

心俞——心动胸翳心俞知

心俞，意为心脉经气传输之处。本穴是心在背之俞穴，有行气活血，镇惊安神之功，故本穴首要作用是治疗心血管方面的疾病，如心惊气促，心动过速，心绞痛等。同时是治疗神志方面疾病，如神经衰弱，失眠多梦等。

简易取穴法：

●第五胸椎棘突下，神道穴旁开 1.5 寸，即为本穴（图 4-49）。

肝俞——清肝明目泻肝俞

肝俞，肝的背俞穴，既可以泻肝火也可以养肝阴，故有治疗目赤眼痛，夜盲，视网膜出血等目疾的功效。又因肝藏血，还合治肝胁肋痛和月经不调等需调血安神之疾。

简易取穴法：

●第九胸椎棘突下，筋缩穴旁开 1.5 寸，即为本穴（图 4-49）。

脾俞——不思饮食找脾俞

脾俞，有健脾利湿，益气统血之功效。能促进消化吸收，治疗不思饮食、便溏、水肿、腹胀喜按等脾胃虚弱之症。此穴还能补脾摄血，治疗各种出血及妇科崩漏。

简易取穴法：

●第十一胸椎棘突下，脊中穴旁开 1.5 寸，即为本穴（图 4-49）。

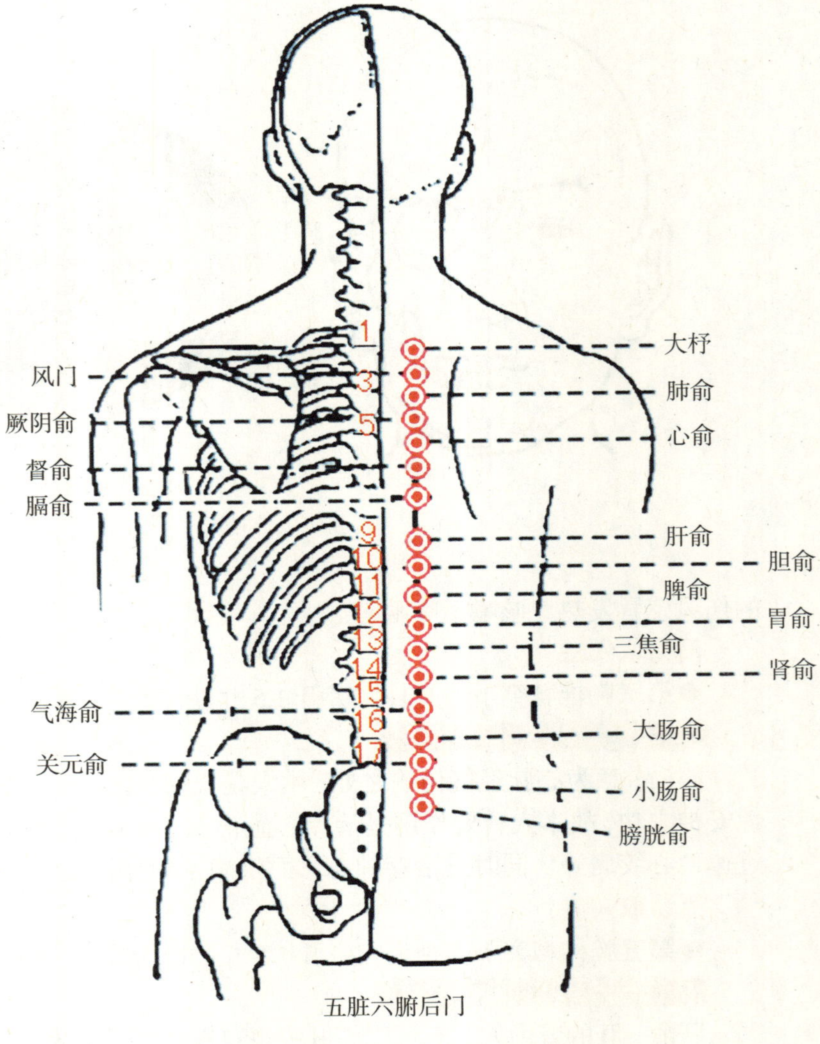

图 4-49　背俞穴

胃俞——胃痛胃胀用胃俞

胃俞，胃经经气传输之处。一般来说，不思饮食是脾的问题，吃下去不舒服是胃的问题，所以若脾胃虚弱、动力不足，常有慢性胃肠道疾病，如胃脘痛、消化不良，胃下垂等。本穴与脾俞协同，有和胃降逆，健脾助运功效。

简易取穴法：

- 第十二胸椎棘突下，旁开 1.5 寸，即为本穴（图 4-49）。

肾俞——腰肌劳损找肾俞

肾俞，肾气传输之处，主治肾脏之疾患。肾为人体“先天之本”，故本穴主要用于男女生殖方面的功能治疗。肾的第二个重要功能是主水液代谢，故治泌尿系统疾病。因肾主藏精气，故肾俞的培补肾气就成为强身健体重要之穴。腰肌劳损实际提示我们肾的功能下降，所以解决腰肌劳损，实际是恢复肾的功能。

简易取穴法：

●第二腰椎棘突下，命门穴旁开 1.5 寸，即为本穴（图 4–49）。

大肠俞——风湿腰痛大肠俞

大肠俞，内应大肠之背俞穴，主要用于治疗大肠疾病，如腹痛，泄泻，便秘等。腰痛有肾虚和风湿之分，肾虚腰痛以肾俞为主，风湿腰痛则宜用大肠俞。由于大肠俞在腰阳关旁边，对腰痛的影响很大，所以大肠问题，很容易影响腰痛。

简易取穴法：

●第四腰椎棘突下，腰阳关穴旁开 1.5 寸，即为本穴（图 4–49）。

八髎——痛经神效擦八髎

八髎，8 个深在腰骶孔中的穴位，实为上髎、次髎、中髎、下髎，左右合共八个。八髎，因其有调经活血，理气止痛之功，故月经不调，痛经，赤白带下，不孕不育，性冷淡等妇科诸症，尤其是痛经，用拇指、食指相距 1.5 寸隔着衣服来回擦至发热，有马上止痛的神效。

简易取穴法：

●俯卧、骨盆后面。小指按在尾骨上方之骶管裂孔，食指、中指、无名指、小指等距离分开，各指尖端所指处，即为上髎、次髎、中髎、下髎（图 4–50）。

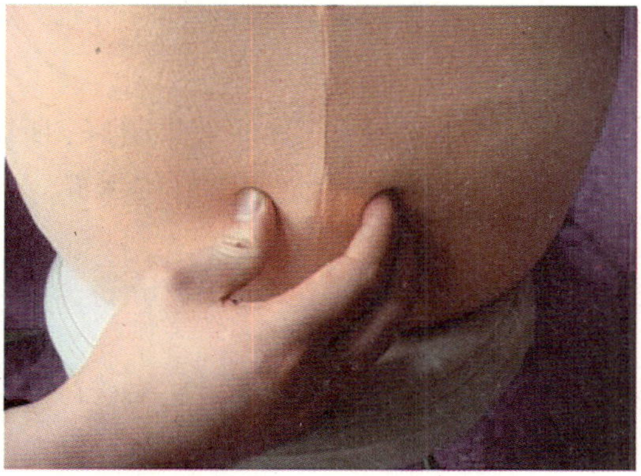

上下擦八髎

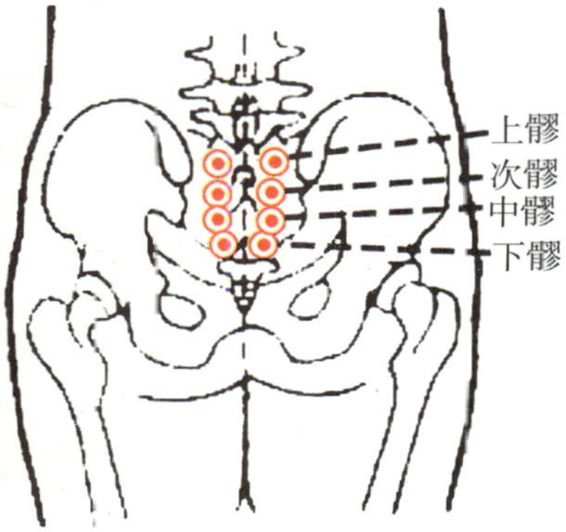

图 4–50　八髎

委中——腰背下肢委中求

委中，意在屈膝后的腘窝正中。本穴是膀胱经腰背部的开关，所以有“腰背委中求”之说，本穴由于与肾经交会，加上膀胱经能治经筋之项、背、腰、腘、踝等痹通，拘急，所以拍打委中对一切腰背的疼痛和下肢痹痛效果颇佳。

简易取穴法：

● 腘窝横纹中两筋之间，即是本穴。歌诀：“委中膝腘纹中处。”（图4–51）

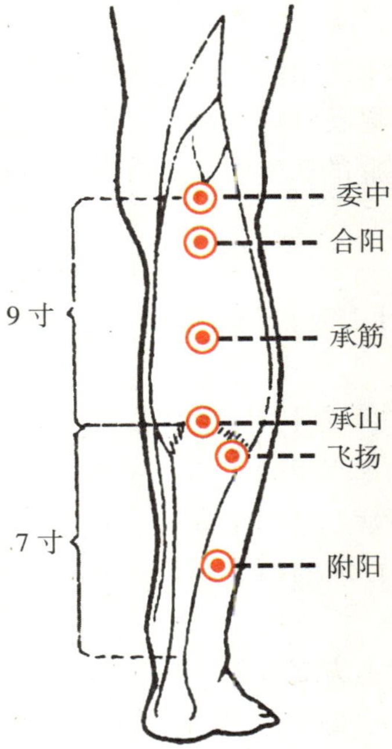

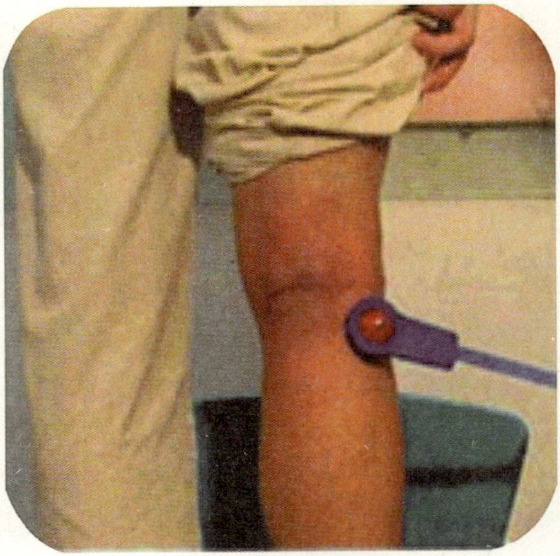

拍打委中

图4–51 委中、承筋、飞扬

承筋——容易抽筋拍承筋

承筋，对长时间运动之后产生的小腿酸胀、抽筋效果很好，所以日常疲劳身倦，小腿静脉曲张凸起，经常拍打按摩也是非常好的保养。

简易取穴法：

● 委中下，小腿肌肉凸起最高处，即是本穴。歌诀：“承筋合下腓肠中。”（图4–51）

飞扬——行走无力靠飞扬

飞扬，意能使人健步如飞。本穴功能为祛风健腰膝助行走，其所治之症，多为腰腿酸软，无力，行步摇晃不定等。由于本穴别走肾经，合两经之“气力”，故有较好的通经活络治疗腿疾之效。顽固性的腰腿痛，刮痧、按摩后没有什么明显效果，不妨选取飞扬配委中拍打即时见效，行走飞扬。

简易取穴法：

●昆仑穴直上7寸，当小腿腓骨后缘处，即是本穴。歌诀："飞扬外踝上7寸。"（图4–51）

申脉——伸展筋脉找申脉

申脉，有伸展筋脉的意思。申脉是八脉交会穴之一，有较强调节肢体阴阳活动的能力，所以本穴有伸筋、利节、通脉的作用。除治疗转侧不利，下肢麻木，瘫痪外，对癫痫日间发作，可以拍打刺激申脉。

简易取穴法：

●足外踝尖直下，外踝下缘凹陷处，即是本穴。歌诀："踝下五分申脉是。"（图4–52）

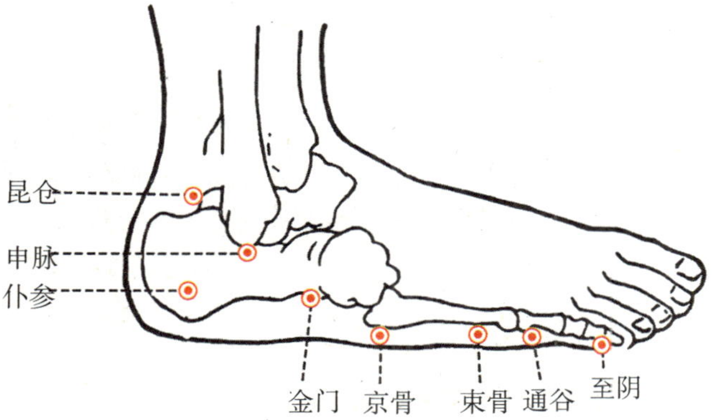

图4–52 申脉、至阴

至阴——急性腰痛找至阴

至阴，膀胱经至此转接足少阴肾经，是肾经脉气始接之处，是远距离取穴（上病取下穴）的常用穴。统治膀胱经所过的部位，特别是急性腰痛和怀孕胎位不正，温灸至阴有非常好的疗效。

简易取穴法：

●小趾外侧趾甲角旁开1分，即是本穴。歌诀："至阴小趾甲角旁。"（图4–52）

（八）肾者作强之官，精力不足找肾经

肾的精力充足才能强壮身体，凡体弱多病，未老先衰，身体不能强壮，

都是肾的精力不足以推动全身气血正常运行的缘故。人们常会说一些身体瘦弱，面色差，未老先衰力气少的人是“肾亏”了，这往往是十分准确的。肾是人的“先天之本”，从胎儿就决定了肾与全身脏腑以及气血运行的密切和重要关系，所以称胃为强壮之官。

1．肾和肾经的作用

肾藏精，司气化，主骨，生髓，肾功能产生之气，称为少阴之气，也称为元气，是人体生命活动的高级能量物质，有主持精神意识活力，维持水液正常运行的功能。

肾有四大主要功能：

第一个功能是“肾藏精”。肾藏精才能保证肾精的正常运化，肾精正常运化产生之元气有四大功用：一对人体五脏六腑有直接濡养作用；二推动经脉气血的正常运行；三产生抵抗能力；四形成人体长寿的物质。现在许多人缺钙，实际上是肾藏精“藏”的功能衰退，形成钙的流失。所以在补钙的同时，补肾才能保证钙的容易吸收。其实，只要肾功能好，食物中含钙成分很多，身体是不会缺钙的。人体气不耗归于肝为血，血不耗归于肾为精，精不耗归于骨为髓。人体健康长寿的关键，就是精髓的生成和储藏，衰老就是精髓的消耗。肾就有点像人体的“财政部”，精力不足就要找肾经。

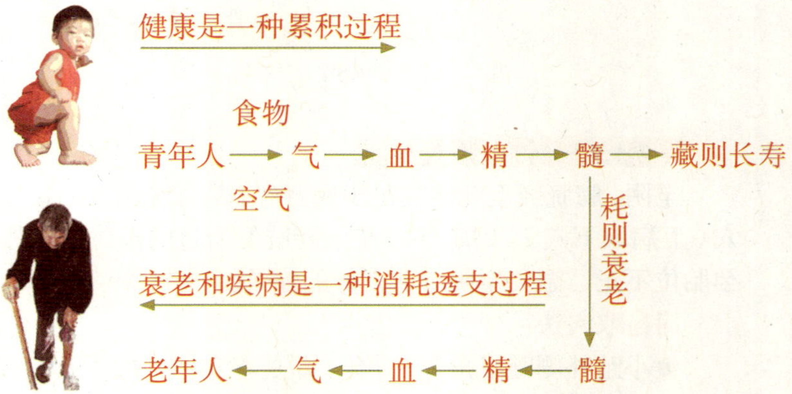

肾的第二个功能是“肾主水”。即人体水液的代谢，包括水液的生成、输布和排泄，调节着水分在各器官的运行和功用。如果肾气不足，往往就会使“动力”不足，水分津液在器官中运行不畅就容易出现水肿，胀痛，风湿，尿闭、尿频等。这如是人体的“水利部”。

肾的第三个功能是“肾主纳气”。中医认为是肺主呼气，肾主吸气，如果肾虚肾“亏”，人就“呼多吸少”，利用不了新鲜空气（特别是氧）的作用，于是就“有气无力”了，看看自己的呼吸，看看年老体弱者，有气出无气入，说明精力正在消耗，即使到了医院吸氧也无济于事。这犹如是人体的“外交部”。

肾的第四个功能是主持精神意识活动。俗话讲：精神精神，有精有神，无精打采。因为元气是推动全身气血的正常运行，各脏腑如果元气推动不足，则五脏所体现的如肝的思维能力、脾的记忆能力、肺的反应能力、肾的决断能力和心的承受能力等精神意识活动能力下降，形成所谓的六神无主，神不守舍，精神疲惫，无精打采。

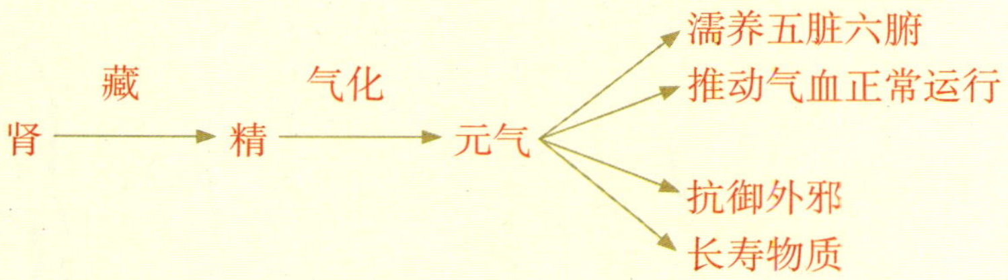

2．肾经的相关器官

耳、腰椎、关节、肾上腺，肾。

3．肾经的警告信号

●经络症：肾阴不足，则以怕热为主，容易口干舌燥，慢性咽喉炎，气短喘促，心烦心痛，失眠多梦，五心（手心，足心，心口）发热等；

肾阳不足，则以怕冷为主，容易手足冰冷，面色晦滞，神疲嗜睡，头晕目眩，腰酸膝软等。

如果两种症状都存在，甚至有些人冬天怕冷，热天怕热，有些人上热（咽喉痛）下寒（手脚冷），则说明肾已经阴阳两虚正走向衰老。为什么有些人未老先衰，有些人风韵犹存，关键还是肾的问题。

●脏腑症：主要表现在主水失司而致水肿，小便不利，遗精，阳痿，心悸，恐惧，耳鸣，眼花，目视不清。肾气绝则骨髓失养，骨质疏松，肌肉萎缩，齿松发枯，面色无华。

●亢进热症时症状：尿黄，尿少，口干，倦怠，足下热，大腿内侧疼痛，劳热，性欲增强，月经异常。

●衰弱寒症时症状：尿频，尿清，肿胀，腿冷，足下冷，下肢麻木萎弱，容易受凉、犹豫不决，性欲减退，肠功能减弱。

4．肾经的循行（图 4-53）

- 起于足底涌泉穴；

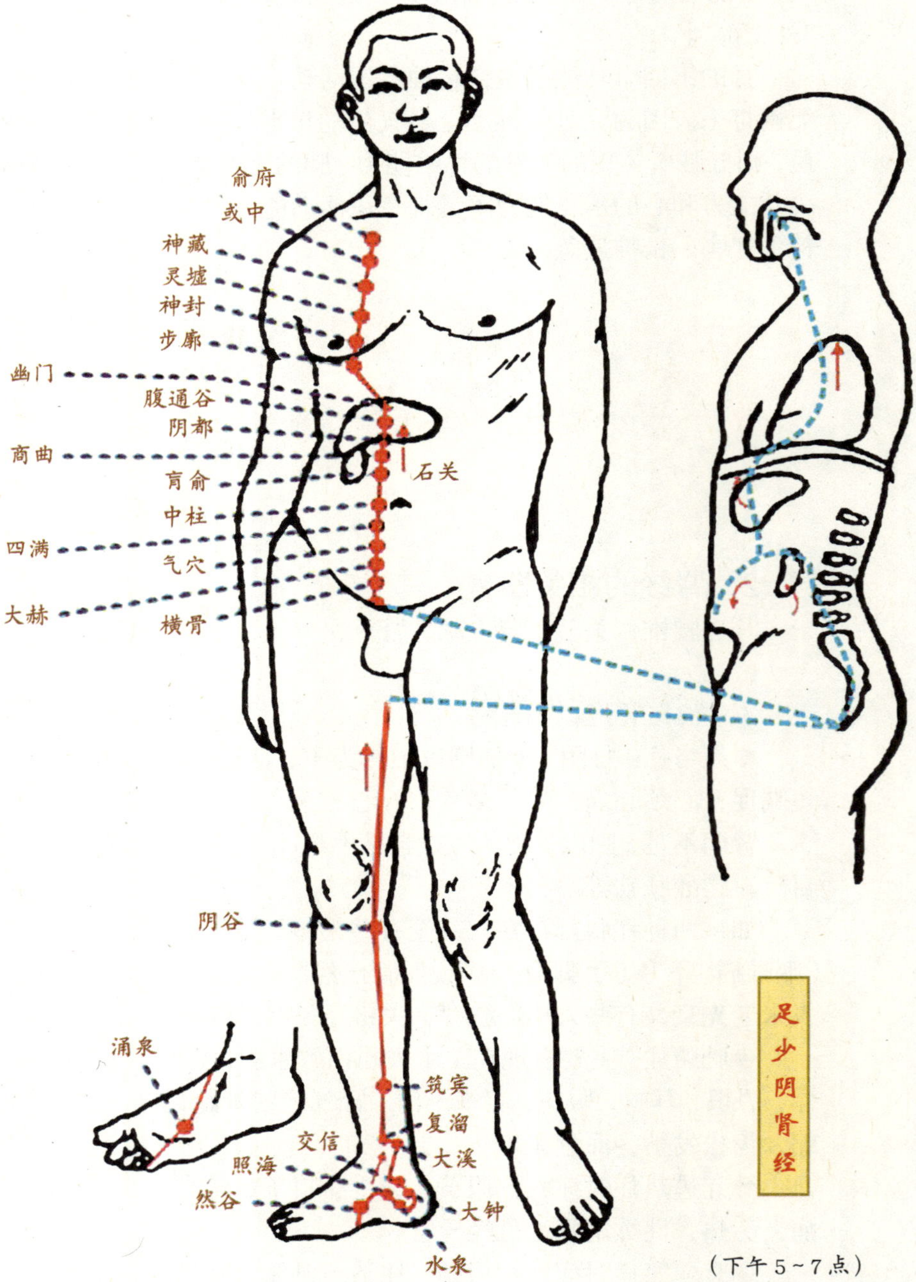

图 4-53　肾经图

●绕过足跟，在下肢行于内侧后缘上行至腹。在腹部行于任脉旁开0.5寸，在胸部行任脉旁2寸；

●止于锁骨下的俞府穴。

下午5～7点（酉时）是肾经当值的时候，晚餐多吃黑色食物，对肾经拍打或刺激就是对肾最好的保养。

5. 肾经主要穴位

涌泉——虚火上浮找涌泉

涌泉，肾经脉气在此如泉涌出。本穴是肾经的井穴，对肾虚虚火上浮引起的顽固性头痛、失眠、咽喉炎、牙痛、高血压等，都有很好的治疗效果。民间还有用蒜头敷涌泉穴（刺激法）有效治疗感冒咳嗽和小儿“百日咳”的经验。本穴还是人生三大急救穴（人中、中冲、涌泉）之一。

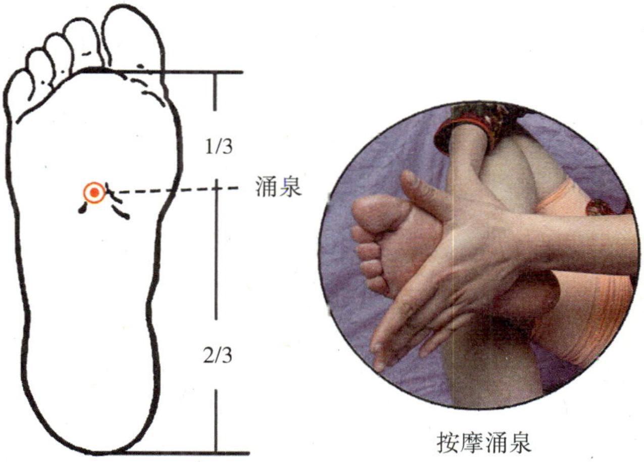

图 4-54 涌泉

简易取穴法：

●足底中线前1/3处凹陷处，即是本穴。歌诀：“足心凹陷是涌泉。”（图4-54）

太溪——阴阳两虚找太溪

太溪，“太”为尊贵，意为人身诸经贵气都要归于肾经此穴。太溪又是肾经的原穴，很有平衡协调之功，既能滋阴降火，又能培元补肾；既可治肾阳虚引起的畏寒肢冷、神疲嗜睡、头昏目眩，又能治肾阴虚引起的慢性咽喉炎、心烦心痛、失眠多梦。用拇、食指对掐太溪穴和昆仑穴，可即止鼻血、牙痛。

俗话讲：点你死穴。说明死穴就是人体的关键穴。生穴不生即是死，实际上死穴又是生穴，因此寻找人生生穴确实很有意义。我在实践中发现，全身按摩时，只要按中太溪，马上就会全身放松舒服，疲劳顿失，精神恢复。如果没按到太溪就总是感觉缺了点什么一样。慢慢我把这些经验告诉朋友，许多人都有这种体会，但是寻找自己的生穴就因人因时而异。我太太生穴就是中脘，只要把中脘做好了，她马上就全身舒服。寻找生穴在日常生活中非常重要，在工作非常繁忙的时候，只要抓住一个生穴，马上就能迅速消除疲劳，恢复精神。生穴的寻找有牵一发而动全身的感觉，好像人体的“总开关”一样。

简易取穴法：

●由足内踝尖往后推至凹陷处（大约为内踝尖与跟腱间之中点），即是本穴。歌诀：“太溪内踝后掐中。”（图 4–55）

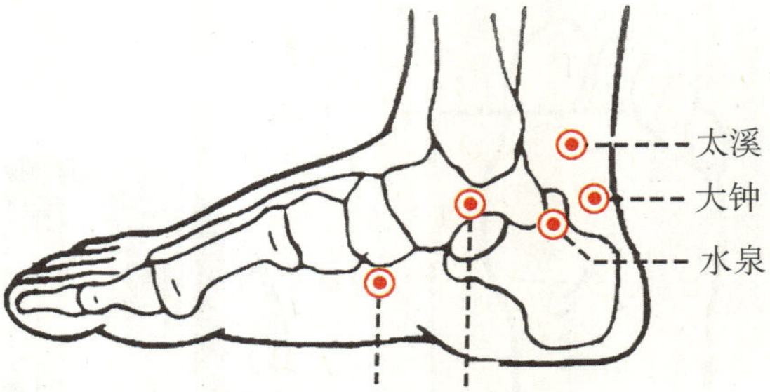

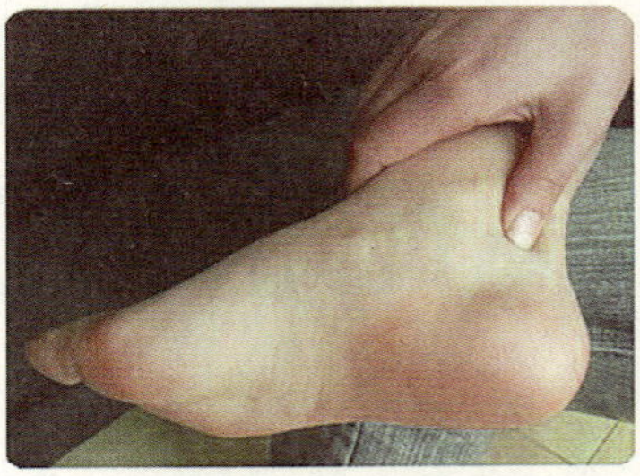

按太溪

图 4–55　太溪、照海

照海——月经不调找照海

照海，为关照之处广大深远，无处不到。照海是八脉交会穴，最能体现元气的所能到达的作用，所以“关照”的范围相当广泛，与太溪配合构成一对强壮、治疗范围无处不到的保健穴位。从失眠到妇科，从身体虚弱到全身疾病，都可以取照海穴配太溪穴。

简易取穴法：

●由内踝尖往下推，至其下缘凹陷处，即是本穴。歌诀：“照海踝下 4 分遂。”（图 4–55）

俞府——咽病顽疾找俞府

俞府，意为肾气由此输入内府。本穴是肾经虚火上浮之处。最容易影响咽喉，形成顽固性的慢性咽喉炎，故拍打俞府穴调气散结，对慢性咽喉炎、咽喉结节、颈项痰火核都有明显的效果。

简易取穴法：

●任脉旁开 2 寸，锁骨粗隆下方凹陷中处，即是本穴。歌诀：“俞府胸前锁骨下。”（图 4–56）

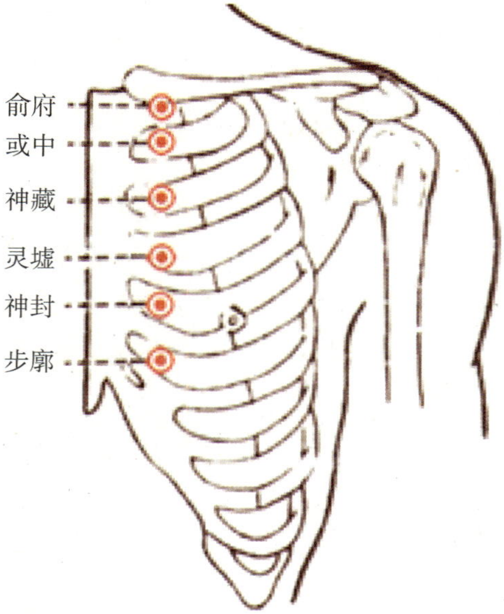

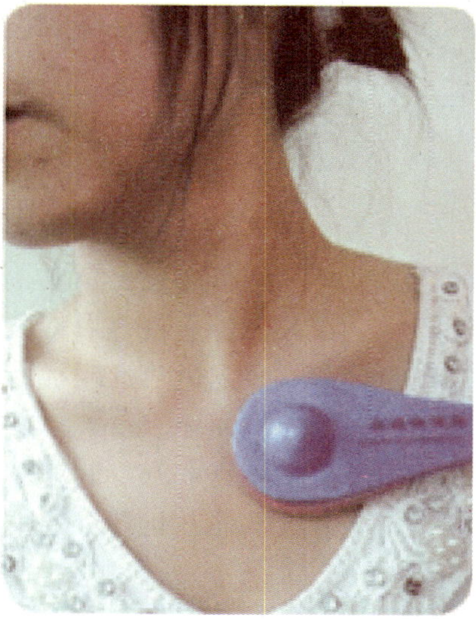

拍打俞府

图 4-56　俞府

（九）心包使臣之官，失眠多梦找心包

心包，是心脏外面的包膜。中医认为，心包有保护心脏的作用，亦视之为心脏的一部分。

心包像内臣，负责传达君主的一切情志变化，所以心包是最能反映出心脏的一切早期变化的。

1. 心包和心包经的作用

心主“血脉”和“神明”，是人体的“君主”。中医认为，如将心脏比作是“君主”的话，心包就好比是“宫城”。心包是心的外卫，正常情况下有保护心脏，“代心行令”的功能，病理上却有“代心受邪”的作用。

心包与心的病症是相类似的，但临床上运用时，心包偏重于功能性的症状，如失眠、多梦、易醒、难入睡，健忘等。心则偏重于器质性的症状，如心律不齐，心肌劳损，冠心病等。

心包 → 代心行令 → 主持精神意识活动

心包 → 护卫心脏 → 代心受过

2．心包的相关器官

血管、心脏，手。

3．心包经的警告信号

●经络症：失眠、多梦、易醒、难入睡，健忘，口疮口臭，全身痛痒等。

●脏腑症：心烦、心悸、心翳、心痛、心闷、神志失常等。心包气绝则眼大无神直视，形体萎黄如烟熏。

●亢进热症时症状：心烦，易怒，失眠多梦，胸痛，头热痛，上肢痛，目赤，便秘。

●衰弱寒症时症状：容易心悸，心动过缓，晕眩，呼吸困难，上肢无力，胸痛，目黄，易醒，难入睡。

4．心包经的循行（图 4-57）

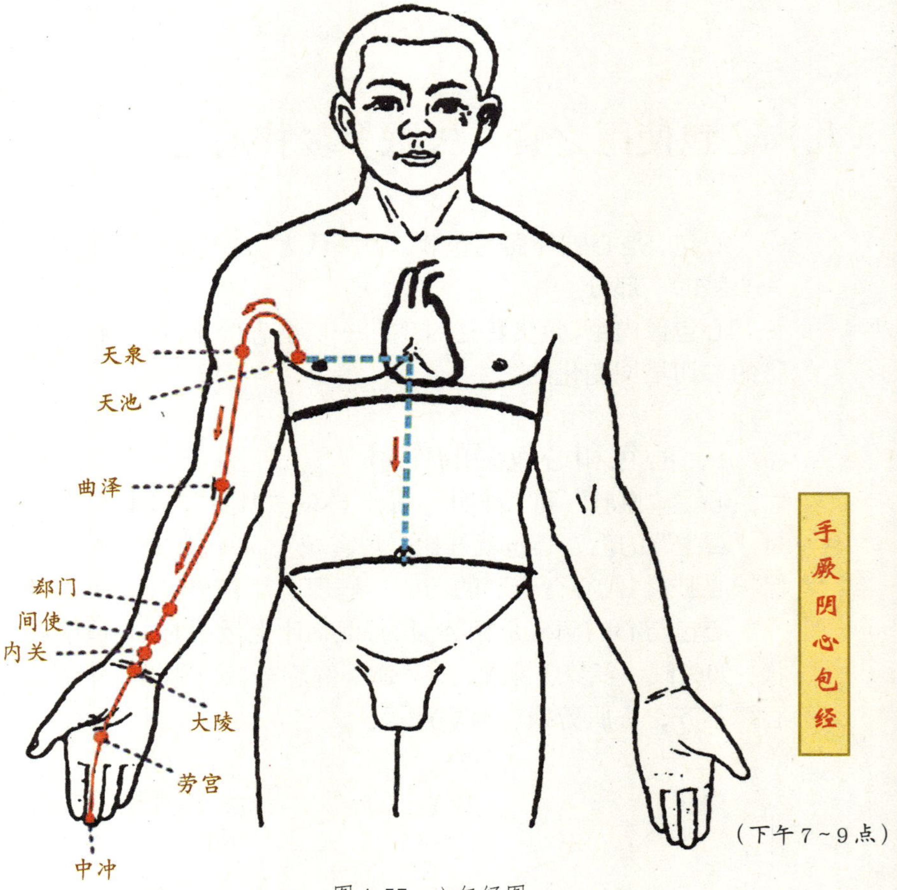

图 4-57　心包经图

- 起于乳头外开 1 寸天池穴；
- 行于上肢内侧正中线；
- 止于中指尖端的中冲穴。

工作繁忙，劳心劳力或上了年纪，在晚上7～9点(戌时)心包经当值时，也是晚饭后最适宜散散步，轻轻拍打心包经穴至潮红就是对心包最好的保养。

5．心包经主要穴位

曲泽——心烦失眠曲泽清

曲泽，是心包经的合穴，有清心、泻火、除烦的功效。凡工作紧张，心烦心热、失眠多梦、口腔溃疡、周身瘙痒，拍打曲泽有清心泻火的功效。

简易取穴法：

- 微屈肘，在肘关节可摸及一大筋，大筋的内侧与肘横纹之交点，即是本穴。歌诀："曲泽肘内横纹上。"（图 4–58）拍打时要把肘关节伸直。

内关——心烦心痛内关寻

内关，是经气出入之关，是八脉交会穴之一，特别是对气血出入不和引致的心烦，心痛，胃痛和血压不稳都有很好的疗效。内关穴如有青筋（静脉曲张）凸起、扭曲、紫暗，提示心包经脉有堵塞不畅，要注意心脏疾病发生。

简易取穴法：

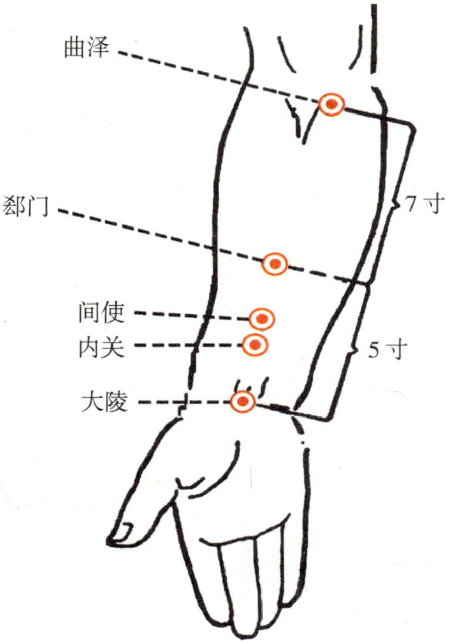

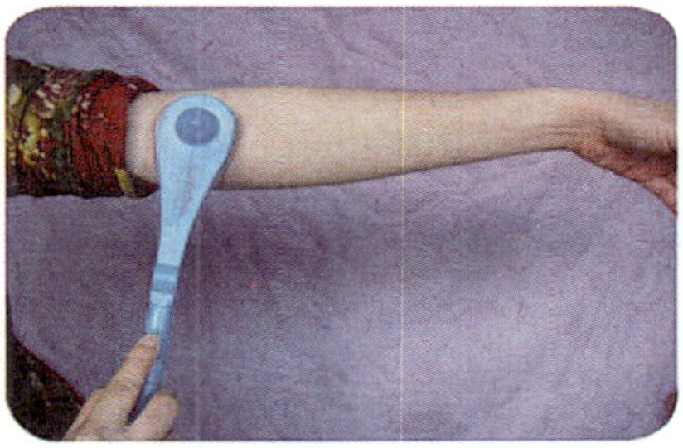

拍打曲泽

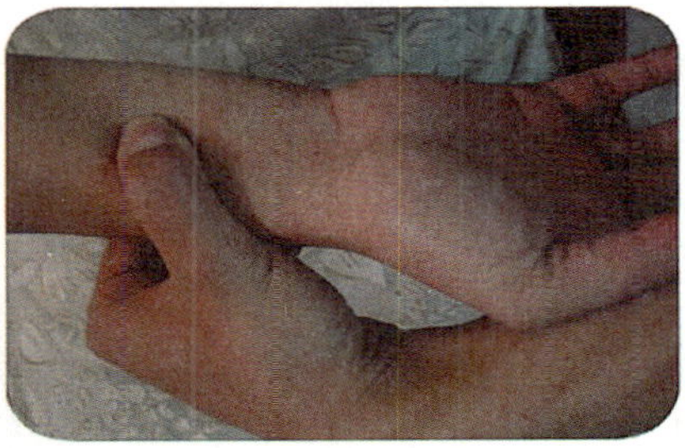

按压内关

4–58　曲泽、内关

●仰掌握权，从掌后第一横纹上三横指，当两条大筋之间，即是本穴。歌诀：“内关掌后2寸停。”（图4–58）

大陵——神经衰弱按大陵

大陵，陵为帝皇长眠之处，意指按此穴犹如睡死一样好睡，功在镇静安神。本穴功效同内关穴，但偏于养血安神定志的作用。多用于治疗神经衰弱、难入睡、易醒、心悸等。

简易取穴法：

●仰掌，微屈腕关节，在掌后第一横纹中点两筋之间，即是本穴。歌诀：“掌后横纹大陵在。”（图4–58）

劳宫——口腔溃疡取劳宫

劳宫，意为手部劳作尊贵之处，凡妨碍一切手部正常活动的指关节痛，屈伸不利诸症均可用劳宫。本穴是心包的火穴，故有清心泻火，开窍醒神的功效，能治心火过盛的口腔溃疡，口臭，鼻血，手心多汗或指掌角化症。

简易取穴法：

●半握拳，食、中、无名指及小指四指轻压掌心，当中指与无名指两指间，即是本穴。歌诀：“劳宫屈指掌心取。”（图4–59）

中冲——心脏急救第一穴

中冲，意为心包经气冲要之穴。是心包经的井穴，临床上十二井穴皆有开窍醒神作用，用于急救作用更为突出。心包是心的外卫，主管精神意识活动，所以心脏病的救急多用心包经中冲穴催醒为主，故中冲不但用于心脏病的急救，日常保健还多用于调节心律不齐，是心慌心跳的“调控开关”。

简易取穴法：

●中指指尖端中央，距离指甲约1分处（1粒米大小），即是本穴。歌诀：“中指末端中冲针。”（图4–59）

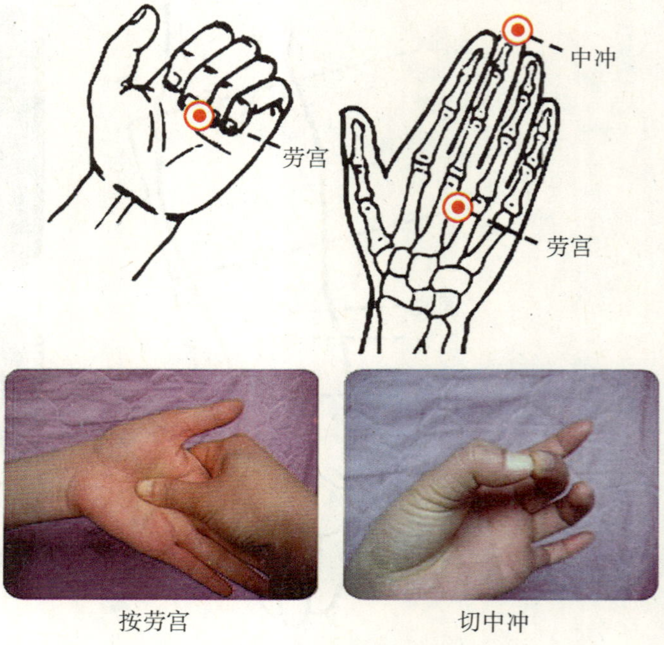

图4–59　劳宫、中冲

（十）三焦决渎之官，奇难杂症找三焦

决，通也。渎，水道也。决渎即三焦有疏通水液，主持全身水道正常运转的功能。三焦相当于人体的膜系统，细胞膜是人体的渗透系统，掌握水分和可溶性物质的正常进出，起着调节内分泌的功用。胸腹内的脏腑根据膜的隔离大概可以分为上、中、下三大部分。上、中、下各脏腑之间的联系，是密切依赖着它们之间层层相连的“膜系统”，这些联络着各脏腑的膜系统也确实在现代医学上显得“牵一发而动全身”的作用（图 4–60）。

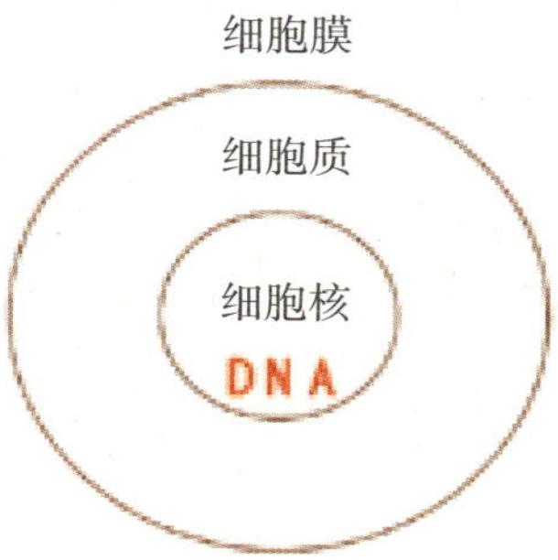

细胞基本构成

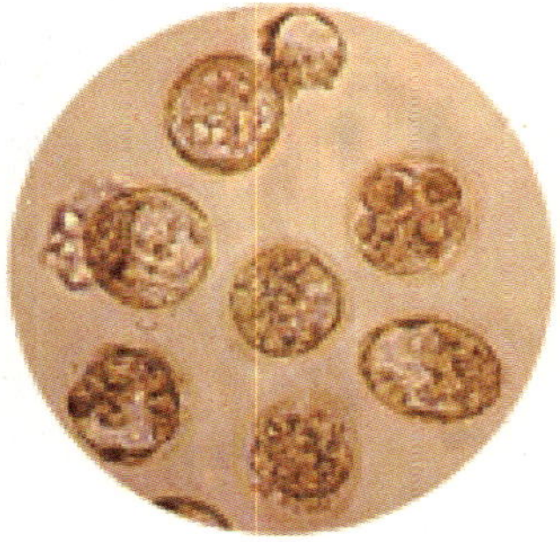
多个细胞

图 4–60　细胞的基本构成

1．三焦与三焦经的作用

按经络学说，体腔胸脯以上的心、肺为“上焦”，胸脯与肚脐之间的脾、胃、肝、胆为“中焦”，脐以下的大小肠、肾和膀胱为“下焦”。上焦的心肺通过气血将食物精华运输分布全身，故称“上焦主纳”；中焦的脾胃肝胆就是整个消化吸收的主体，故又称“中焦主化”；下焦肾肠膀胱的主要分工就是排泄废毒物质，通过大小便排出，才能让人不断“吐故纳新”，故又称“下焦如渎”。三焦作为“膜系统”的作用，实际上起着内分泌的作用，内分泌失调就会影响全身各部位正常运转，出现各种全身说不出不舒服的失调症状，故有奇难杂症找三焦之说。在运用经络全息检测系统测定人体经络时，凡三焦经能量下降就很容易引起妇科内分泌失调和肿瘤（图 4–61）。

三焦 → 通调水道 → 上焦 —主→ 心、肺
　　　　　　　　→ 中焦 —主→ 脾、胃、肝、胆
　　　　　　　　→ 下焦 —主→ 肠、肾、膀胱

2．三焦的相关器官

耳、眼、头、腮腺、扁桃腺，膜系统。

3．三焦经的警告信号

●经络症：偏头痛，耳鸣耳聋，咽喉肿痛，眼痛等头面五官症疾，以及沿经络所过的颈项痛，肩背痛，肘臂痛等运动障碍。

●脏腑症：上焦容易心烦胸闷，心悸咳喘；中焦容易脾胃胀痛，不思饮食；下焦容易水肿，遗尿，大小便异常等。上焦气绝则喜噫，中焦气绝则不能食，下焦气绝则二便失禁。

●亢进热症时症状：耳鸣，耳痛，头剧痛，上肢痛，肩、颈无力，缺乏食欲，失眠，发怒。

●衰弱寒症时症状：上肢无力麻木，面色白，呼吸表浅，发冷，尿少，精神与身体倦怠，忧郁，肌肉松弛无力，听力障碍。

4．三焦经的循行（图 4-61）

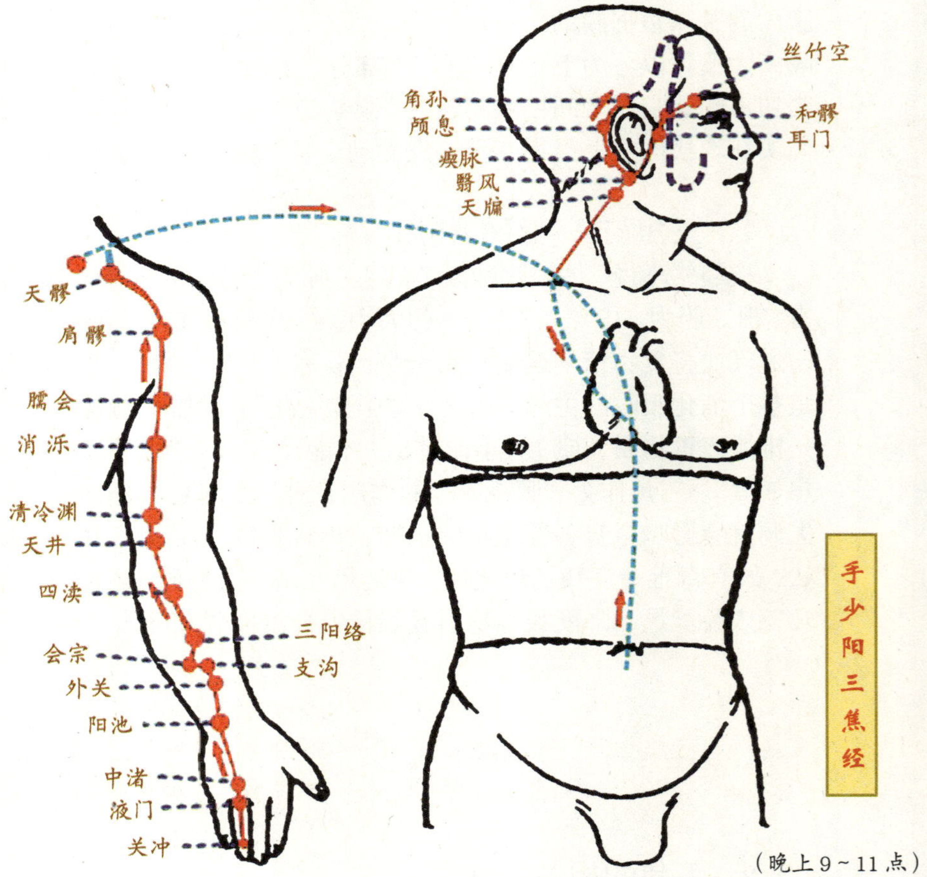

图 4-61　三焦经图

●起于无名指尺侧指甲角旁的关冲穴；

●经上肢外侧正中线，经颈项绕耳后；

●止于眉梢的丝竹空穴。

晚上9～11点(亥时)是三焦经当值的时候，所以晚上11点前还不能躺下的人，最容易出现内分泌失调的症状。俗语说：睡美人，不熬夜就是最好的美容保健方法。

5．三焦经的主要穴位

关冲——偏头痛关冲最灵

关冲，“关”即弯，大部分人的无名指都能弯却不能单独伸直。本穴是三焦经的井穴，有清热醒神的功效，关冲穴对“风火上头”的头面热症，以及偏头痛，耳鸣耳聋非常有效。

简易取穴法：

●无名指尺侧指甲旁开1分，即为本穴。歌诀：“关冲无名指甲外。”（图4–62）

中渚——中渚坐骨神经痛

中渚，犹如经气之河中一小洲（渚）。本穴有清热开窍，疏筋利节的功效，故能效治肢体关节的肿痛，屈伸不利之症，如肩周炎，坐骨神经痛。

简易取穴法：

●握拳俯掌，在手背第四、五掌骨头之间，掌指关节后方凹陷处，即是本穴。歌诀：“中渚液门上1寸。”（图4–62）

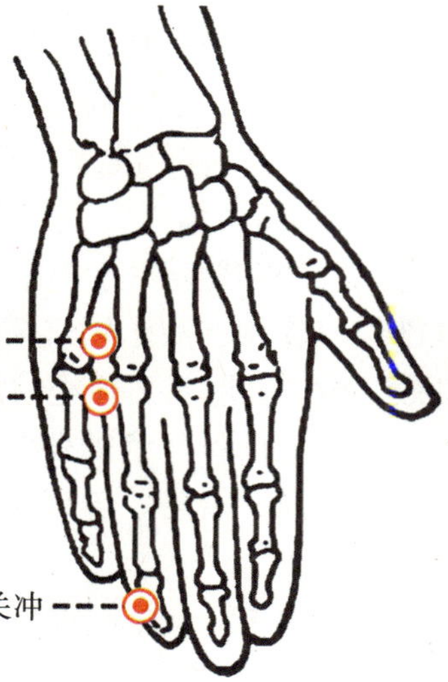

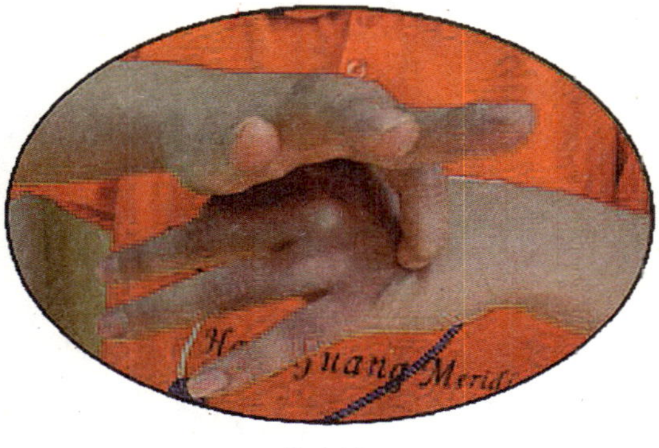
按中渚

图4–62 关冲、中渚

外关——怕冷怕热内外关

外关，本穴与内关相对，为三焦经和心包经互相联络关要之处。又为八脉交会穴之一，通阳维脉，阳维为病苦寒热。故外关配内关穴对调节人体的上热下寒，冬天怕冷，热天怕热非常有效。外关为落枕三穴之一：列缺治低头，外关治转头，后溪治抬头。

简易取穴法：

●掌背腕骨横纹中点直上 3 横指，即为本穴。歌诀："腕后 2 寸取外关。"（图 4–63）

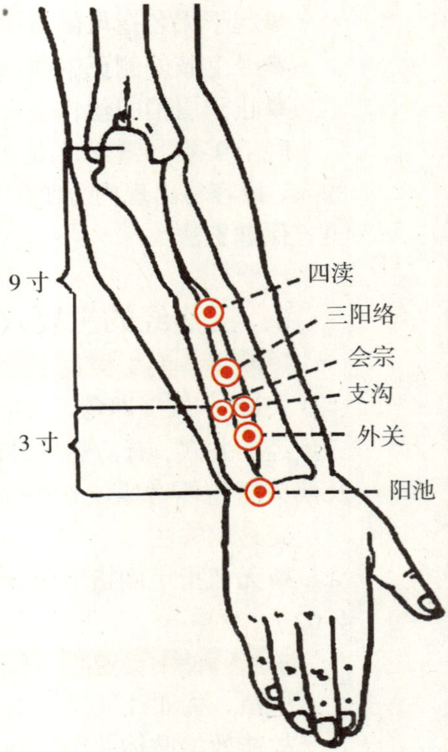

图 4–63　外关

肩髎——肩痛不举拍肩髎

肩髎，是三焦经在肩部关节负责转动的穴位。肩周炎肩痛不举，拍打肩髎穴对手臂不能上举有非常好的疗效。

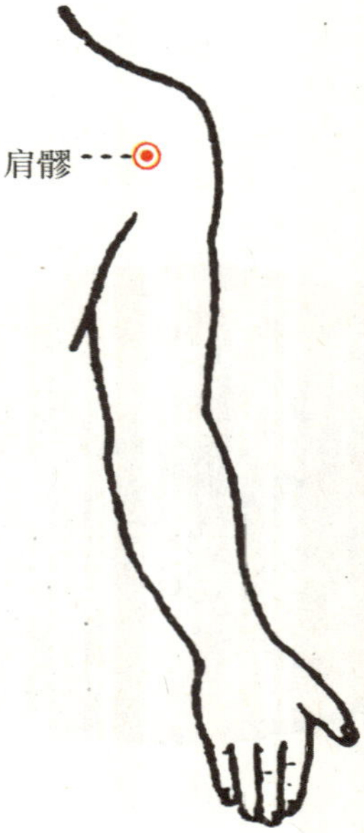

图 4–64　肩髎

简易取穴法：

●握拳，屈肘，肘尖向上，用力时三角肌鼓起，肩部后缘有一凹陷小窝，即是本穴。歌诀："肩臑横后定肩髎。"（图 4–64）

翳风——三叉神经找翳风

翳风，穴在耳朵后陷窝，为"遮蔽气动"之意。本穴是三焦经和胆经之会穴，又接近于耳，有疏通耳部经气作用，故治因气闭而致的耳鸣、耳聋有良效。本穴又是三叉神经的总会之处，故为治三叉神经痛等面神经症的要穴。翳风为三大养颜项穴位（翳风、合谷、养老）之一。

简易取穴法：

●将耳垂向后捺，耳垂后陷中处，即是本穴。歌诀："耳垂后陷翳风寻。"（图 4–65）

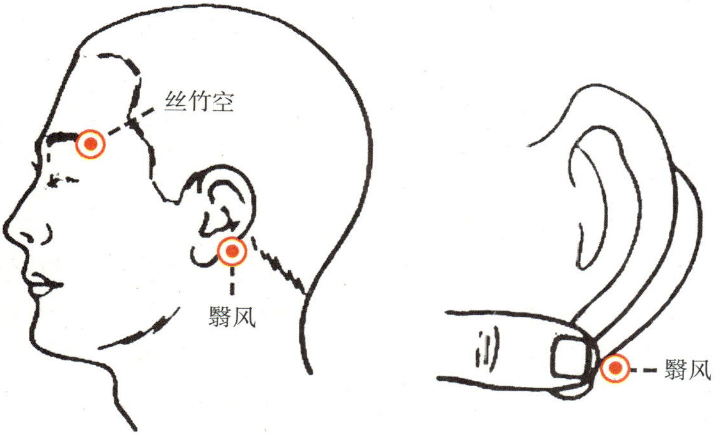

图 4-65　翳风

（十一）胆者中正之官，废物积滞找胆经

胆者中正之官，容不得身上有各种废物积滞，堵塞经脉，具有清理人体一切痰湿瘀毒、生理废物的功能。

《黄帝内经》讲："凡十一脏，取决于胆也。"意思是讲五脏的神志活动取决于胆，五脏中有心藏神，肝藏魂，肺藏魄，脾藏意，肾藏志。人的这些精神意识活动要有一定的主见和决断能力，故凡胆疏泄正常则决断无失，若胆虚则优柔寡断，实则妄断易怒。胆作为消化系统器官之一，却常常在人们的口头语中提到，如"斗胆"、"胆小鬼"、"胆战心惊"、"眉粗人胆大"等。从经络学说，这已说明胆已经超越了作为胆的范畴。

有一位在外资企业工作的23岁姑娘，由于外资企业管理严格，工作紧张，一年来觉得心慌、心跳很厉害，但到了医院反复检查又查不出心脏有什么毛病，直接影响到睡眠不好，导致神经衰弱。找到我看时，已经很痛苦了。这时审症求因发现主要都是胆的症状：虽然心悸胸闷，但口苦口干，默默不欲饮食，容易受惊恐。当时想到"胆战心惊"这个成语，于是嘱其检查胆的问题，果然检查结果是胆囊炎，于是对症用药，一星期后就解决了心跳心慌、神经衰弱问题，病人感激不已。

1．胆和胆经的作用

胆禀受肝经之余气，贮藏和排泄胆汁。胆汁有帮助疏泄肠道积滞及修复肠道疾病的作用。相当于现代人所讲的"不伤手的洗洁精"。

胆 —胆汁→ 帮助食物消化
疏泄肠道积滞
修复肠道疾患

胆汁中的重要成分是胆汁酸和卵磷脂，这种绿色的液体，像肥皂分解油渍一样，令脂肪溶解在水中，有效地消除食物中过多的脂肪和清除肠道中的积滞。当今高脂肪、高胆固醇的不良饮食和夜生活严重影响了胆的正常功能，所以拍打胆经加强胆的功能对消除痰湿脂肪、结节肿物有很好的效果。

健康的两大柱子，一个是运动，一个是情绪。如不能运动，建议静下心来练习吐纳。睡眠则是身体的根基。如果睡眠不足，根本补不回来，因此它是不可取代的。很多人不会睡觉，故越睡越累。睡觉最重要的有两个时辰，是夜晚11点至凌晨3点。如果经常熬夜，日久一定容易得肝胆方面的疾病。反之有肝胆疾病的人，如果不能保证这个黄金时间上床休息，肝胆病吃什么药都很难好转的。特别是有了乙肝和脂肪肝的病人，晚上10点前休息，早上6点起来运动出微汗，这是肝胆保养的黄金机会。

人体经络运行是有时间顺序的，因此古代养生家制定了“十二时辰养生法”。从中医的观点来看，晚上9点后人应该呈现休息状态，只要睡眠品质一改变，病情好转的速度也跟着加快。观察婴儿长得特别快，关键是睡眠质量好。

晚上11点至凌晨3点乃胆经和肝经的流注时间。此时肝胆经气最旺，用来进行重要的人体代谢清理工作，如果熬夜挪为他用，如过多地供应给大脑、四肢（跳舞）或肠胃（夜宵），人体推陈出新的工作就无法正常完成，体内积滞的废物不能及时排出，新鲜的气血也无法顺利完成，故对人体造成的危害很大。因此人在晚上11点至凌晨3点这4个小时的黄金时间里充分睡眠，才不会伤肝劳胆，造成肝胆疾病。

我们还可以明显看到许多人太阳穴一旦青筋凸起，体内积滞废物已通过经脉积滞到头部，堵塞血脉，血液回流障碍，所以青筋都凸起来了，就会头晕头痛血压不稳，告知我们大脑血管缺氧，气血不够，长期不处理的话，终有一天会中风，脑血管意外。中风了很多人都知道马上送医院，但是在头晕、头痛、太阳穴青筋凸起白头发的时候为什么不去处理经侧头部所过的胆经来预防呢？这就是从来没人认识到胆经的清理疏泄作用，也没有人去保养过胆经之过。按照经脉所过主治所在原则，侧头部的问题一定是肝胆问题的警告信号（图4–66）。

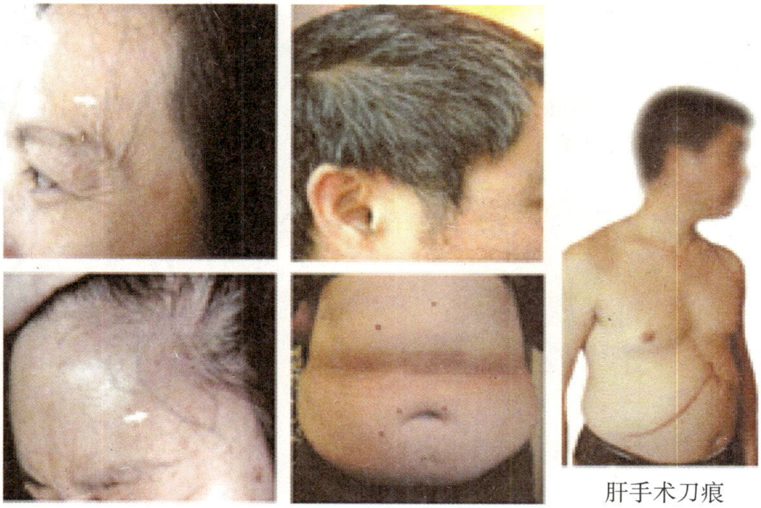

图 4-66 少阳经头部青筋、白发、身上血痣

2. 胆经的相关器官

眼、头、关节、脖子、微血管，胆。

3. 胆经的警告信号

● 经络症：口苦口干，偏头痛，白发，脱发，怕冷怕热，沿经脉所过的缺盆和腋下肿痛，膝、踝关节痛，坐骨神经痛。

● 脏腑症：胸胁苦满，胆怯易惊，不欲饮食，善太息，失眠、易怒，皮肤萎黄、便秘等。胆气绝则眉倾毛落。

● 亢进热症时症状：口苦，胸胁胀，颈、下颌，喉咙不适，失眠，头痛，便秘，髀或腿膝胫踝外侧痉挛疼痛，足下热。

● 衰弱寒症时症状：虚弱，关节肿胀，下肢无力，目黄，吐苦水，嗜睡，夜汗，惊悸太息，呼吸沉闷，便溏。

4. 胆经的循行（图 4-67）

● 起于眼外眦角的瞳子髎穴；

● 上行至额角，环绕侧头部，向下循行于耳后，至肩入缺盆，下至腋窝，过胸部到季肋，下行至髂关节环跳穴，再沿下肢外侧中间，经膝外侧腓骨前缘，外踝前方到足背；

● 止于第四趾外侧端的足窍阴穴。

晚上 11 点 ~ 凌晨 1 点（子时）是胆经当值的时候，此时卧床休息平时

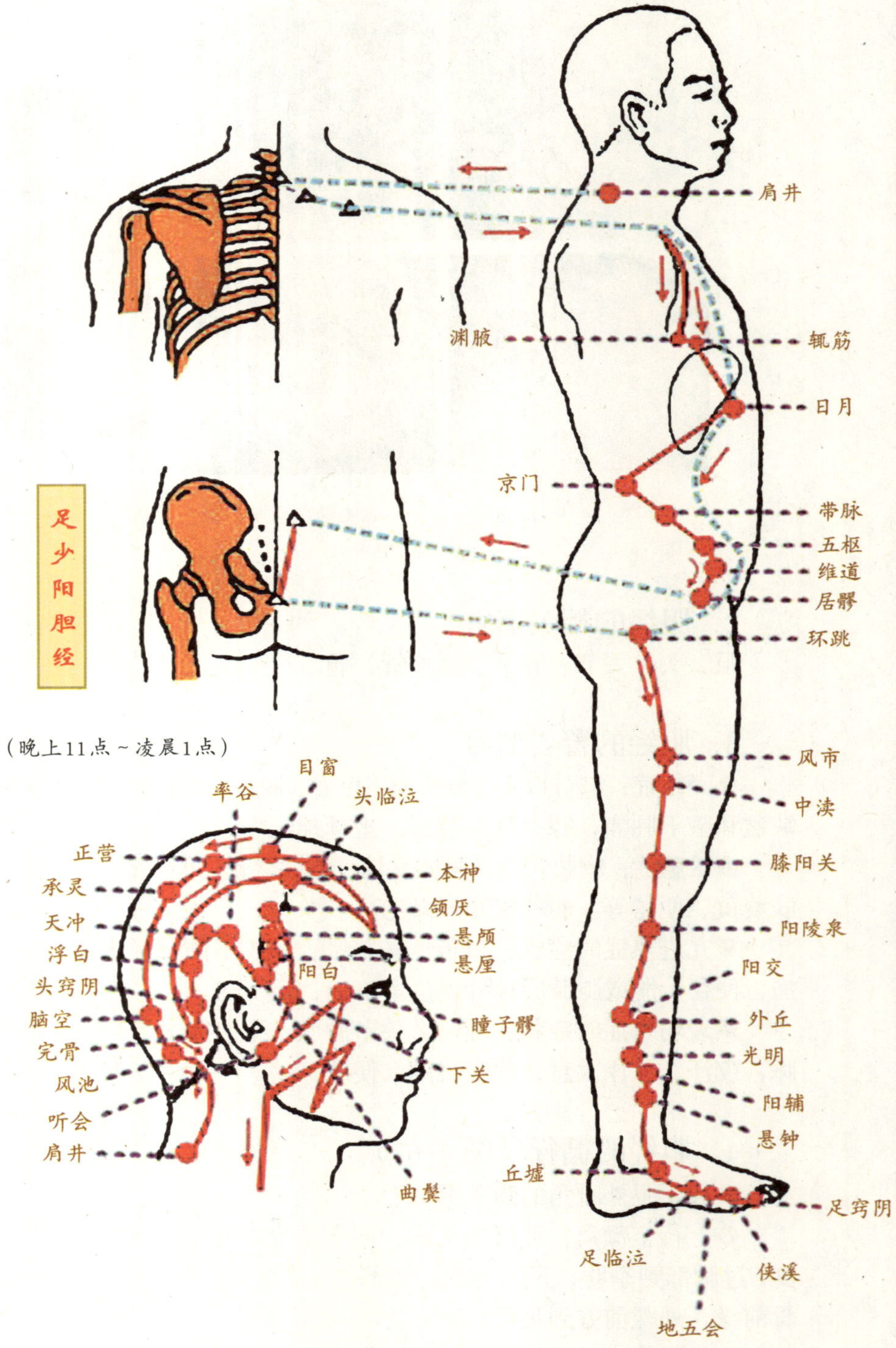
足少阳胆经
（晚上11点～凌晨1点）
肩井
渊腋
辄筋
日月
京门
带脉
五枢
维道
居髎
环跳
风市
中渎
膝阳关
阳陵泉
阳交
外丘
光明
阳辅
悬钟
丘墟
足窍阴
足临泣
侠溪
地五会
目窗
率谷
头临泣
正营
本神
承灵
颔厌
天冲
悬颅
浮白
悬厘
阳白
头窍阴
瞳子髎
脑空
完骨
下关
风池
听会
肩井
曲鬓

图 4-67　胆经图

拍打胆经就是对胆最好的保养。胆经从头到脚，不但长，而且部位多、功能广。正因为胆的“庙小神灵大”，如今拍打胆经已成为一条清除积滞，养生健体的健康通道。通过拍打，大腿胆经，刮头部胆经，我也体会到两鬓斑白的头发也渐渐变黑，头皮屑也少了，掉头发也少了。

5．胆经的主要穴位

风池——一切头痛风池通

风池为治风病之要穴。凡头痛者，无论是气血不畅的风寒头痛，风热充盛的风热头痛，湿邪蒙闭的风湿头痛或肝阳上亢的肝胆头痛，皆有较好疗效。

简易取穴法：

●低头，以拇指、食指从项后发际枕骨粗隆两侧向下推按，当至枕骨下缘凹陷处，用力按有酸胀麻感处，即是本穴。歌诀：“风池耳后发际标。”（图 4–68）

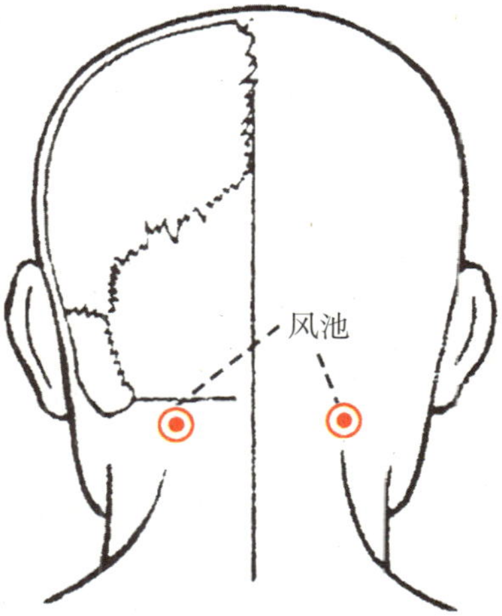

图 4–68　风池

肩井——乳房胀痛肩井松

肩井，“井”喻四通八达，肩部连通多条经络的地方。正因如此，本穴所治症极为复杂。本穴能疏通气血，行瘀散结，对气血不畅而致的肩周炎，上肢痹痛，情志抑郁，乳房疾患有明显效果。按压肩井如有特别的酸痛，甚则痛不可忍，往往提示容易发生乳房疾病。

简易取穴法：

●大椎穴与肩峰最高点连线之中点，即是本穴；

●从缺盆穴往上推寸半，即是本穴。歌诀：“肩井缺盆上寸半。”（图 4–69）

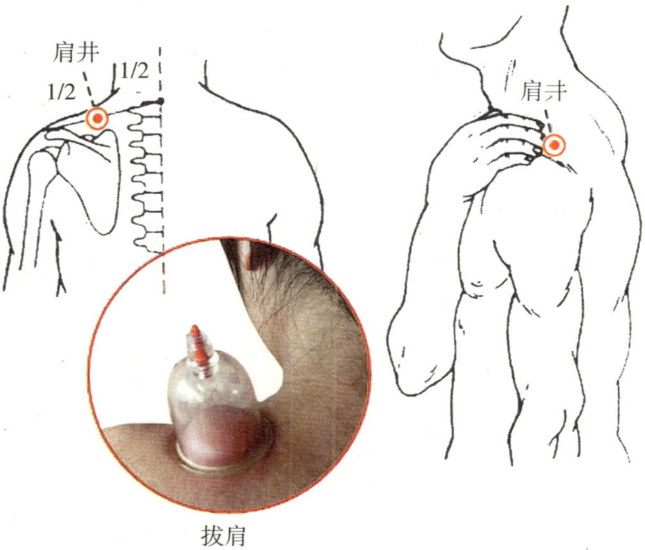

图 4–69　肩井

日月——日月主治胆疾病

日月，是胆的募穴，是胆腑精气在胸腹部汇集之穴，以治疗胆囊炎，胆结石、胆绞痛等胆本身疾患为主。胆疾最好用拔罐。

简易取穴法：

●乳头直下第三肋间隙中与肋弓上缘之交点，即为本穴。歌诀："日月乳下三肋逢。"（图4–70）

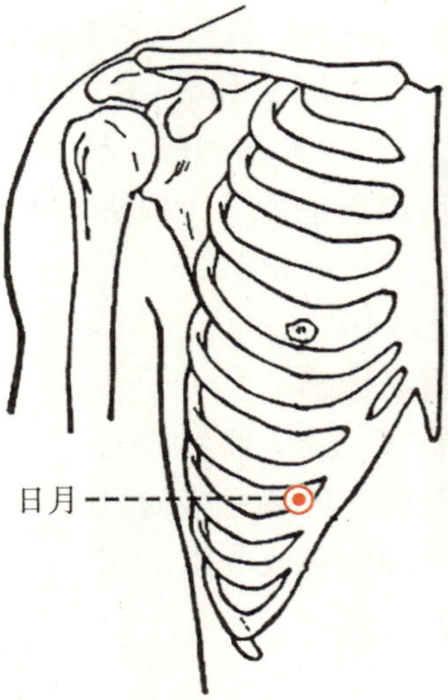

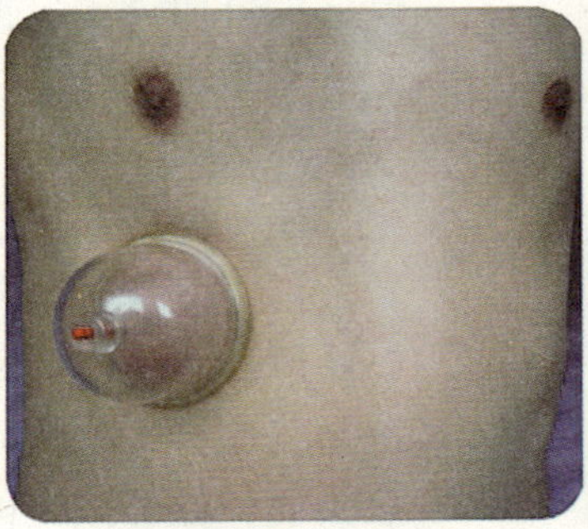

拔日月

图4–70　日月

环跳——坐骨神经环跳通

环跳，弯则能跳。本穴是胆经和膀胱经的会穴，为下肢的枢纽。它不但是治疗下肢病症如坐骨神经痛、下肢麻痹等的重要穴位，而且对有痛经、卵巢囊肿、子宫肌瘤的人更有效。环跳这一区域不通，积滞会特别多。

简易取穴法：

●侧卧位，以右手拇指屈成90°，食指伸直，其余手指屈曲，以右手拇指关节抵病人尾骨下，食指指向大转子最高点，食指尖所到达处，即是本穴。歌诀："环跳髀枢陷中间。"（图4–71）

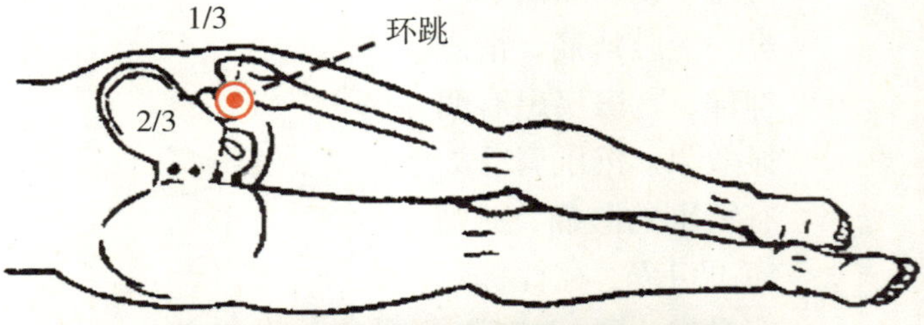

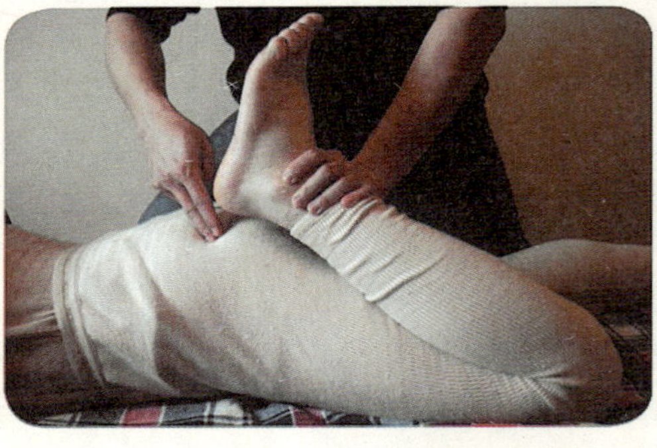

点环跳

图4–71　环跳

风市——防治中风拍风市

风市是风邪的集市。本穴为治疗内风的常用穴，凡举中风偏瘫或风寒、风热、风湿引起的下肢痹痛，风疹，神经性皮炎，及肝风内动血压不稳，头晕头痛、两鬓白发均有良效。

简易取穴法：

●直立，两手下垂，大腿外侧正中线上，当中指尖端所到之处，即是本穴。歌诀："风市垂手中指寻。"（图4–72）

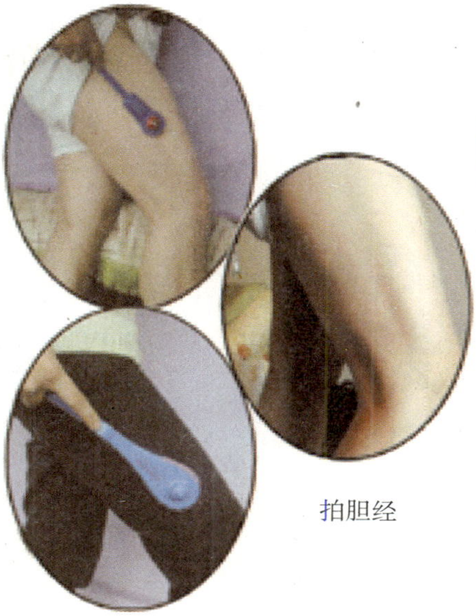

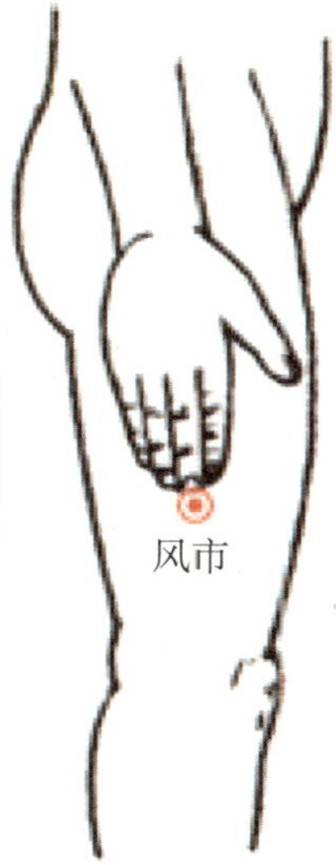

图4–72　风市

阳陵泉——口苦口干阳陵泉

阳陵泉，意为经气如泉流。胆囊有疾，胆汁"不务正业"沿经上泛引起口苦口干，故本穴主治口苦口干以及下肢痿弱无力，脚气，神经性皮炎等。

简易取穴法：

●屈膝成90°，膝关节外下方，腓骨小头前缘与下缘交叉处有一凹陷，即是本穴。歌诀："腓骨头前阳陵泉。"（图4–73）

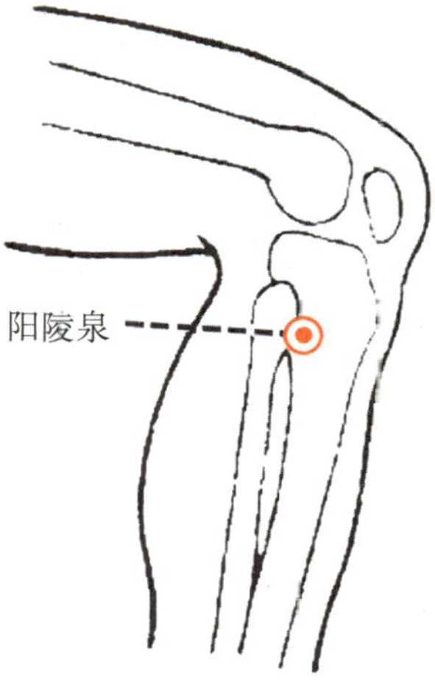

图4–73　阳陵泉

悬钟——耳聋眼朦找悬钟

悬钟，是髓之会穴。其有两种作用：一是能治老化所致耳聋眼朦；二是能治与骨髓有关的肢体瘫、痿、痹症。经常吹空调受风寒侵袭引起的颈项强痛、不能转侧的落枕症状，拍打悬钟、配合落枕三穴，活动颈项，能迅速康复。

简易取穴法：

●由外踝尖直上量四横指，当腓骨前缘处，即是本穴。歌诀："踝上3寸悬钟寻。"（图4–74）

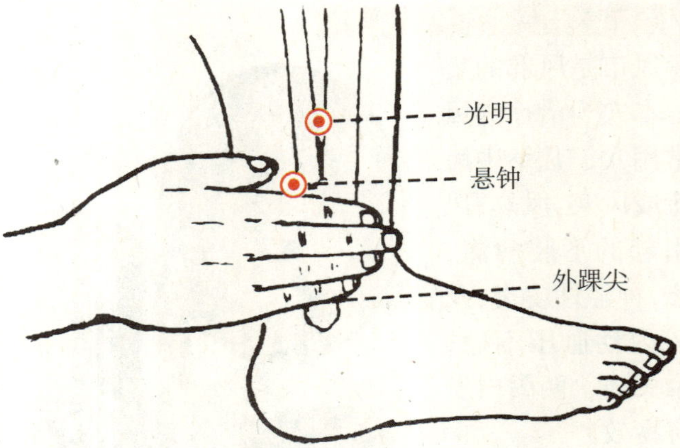

图 4-74　悬钟

足临泣——腰倦带下足临泣

足临泣，是八脉交会穴之一，与带脉相通，是胆经主治经气凝滞的穴位，能主治由“湿气重”而致的多种疾患，如肥胖症（尤其腹部肥大松软），妇科带下，腰膝酸软，容易疲劳等。有一次我朋友年逾九旬的老母亲突然患上“肋间神经痛”，而且是每当起床或躺下时痛得要命，喊生喊死，医生也表示无奈。结果我朋友还是靠着自学经络，用按压“足临泣”的止痛法，加上几味养血通络中药，用20多天终于治愈了他母亲的“怪病”。

简易取穴法：

●脚背第四、五趾纹头后方量1.5寸，即为本穴。歌诀：“临泣4趾本节扪。”（图4–75）

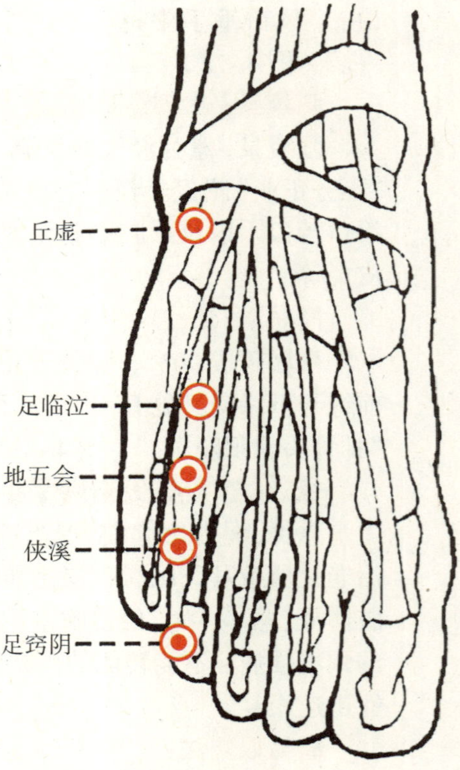

图 4-75　足临泣

（十二）肝者将军之官，情志抑郁找肝经

病人接受的肝功能检查，是肝脏检查项目中最让人耳熟能详的一种检查，所以临床上许多人都迷信肝功能指数，以为指数正常就一切OK。

其实脂肪肝，甚至肝癌早期时，肝功能指数都不会高，因为肝癌在生长的时候，只有在肝脏周围被肝癌压迫侵犯的肝细胞才会坏死。因此，许多检查指数仍可能是正常的，即使升高，指数也不会太高。因为缺乏这些知识，一旦丧失了许多治疗先机，悲剧才一而再、再而三地发生。生活中自我感觉最重要，根据肝胆经的病候，肝胆的早期任何一点小问题，哪怕是熬一个晚上，首先一定会表现出口苦口干症状。许多人早上睡醒总是口苦、口干，实际上是肝胆负担的重要信号。

睡眠不足定伤肝。大部分患肝病的人之所以肝不好，与他们习惯经常熬夜、晚睡很有关系。一天中人的睡眠最重要的两个时辰：晚上11点到凌晨3点。这个时辰是人生的黄金时间。只要你把握这几个时辰好好休息，人一生就很难发生奇难杂症，整个人就会像充了电一样；特别是女孩12岁之前，男孩14岁之前正当生长发育，如果不能掌握好这段黄金的休息时间，就很难长高。一旦女孩子来月经，男孩子来精子就意味着性成熟了。身体开始为遗传做准备，身体就不再长高了。我儿子在14岁之前，这个长高关键时刻我就给他说：爸爸只有165厘米高，如果你想长高到175厘米，高过爸爸，必须做到两个条件：一是晚上10点前必须上床睡觉；二是早晚都必须补充足够营养物质。特别是优质蛋白质（牛奶、鸡蛋、鱼肉、蛋白粉和复合维生素）。早上不能随便吃点早餐就上学，早餐一定要吃好吃够。1年后，儿子长高了10厘米，最终长到175厘米高（图4–76）。可想而知，当时的黄金时间是多么重要，要知道遗传也要一定的环境条件才能表达出来。多少年来，一直不断告诫身边的许多小孩子，可惜看到很多人错失了这一黄金时间，特别是女孩子，晚上还在玩电脑，一旦月经来临身体没能及时长高，就成为终身的遗

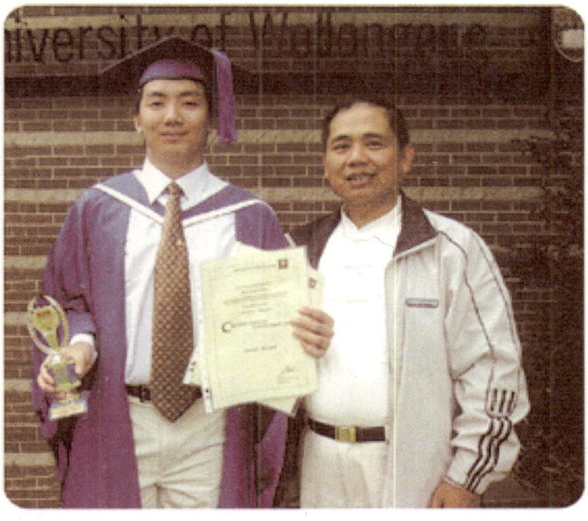

图4–76　儿子高过爸爸

憾。实际身体健康也是一样，如果你没有在这个黄金时段睡眠而去熬夜的话，以后很可能百病齐发。

日出而作，日落而息，紧张忙碌的世界，身体和谐最需要的是安静、休息与放松。这是万物生长中最重要的定律之一。每天晚上9点之后，就进入到休息的状态，尽可能就不要再劳累，到晚上11点就寝，早上6点左右就自然起来。如果无法在晚上11点前进入睡眠，那么在次日中午11点至下午3点之间，就要有充足的休息。所以，肝经的第一件事就是：学会睡眠，每天睡好觉。当我们工作了一段时间之后，便会觉得疲倦乏力；如果能小睡片刻，哪怕是打个盹也好，身体各种机能就可以借着睡眠来获取充分的休息和清除疲劳。

曾经治疗过一个病人，身体非常虚寒，开始总是认为是吃多了寒凉生冷食物造成，不料病人告知，从不吃寒凉生冷食物。那身体虚寒何来？是不是经常熬夜呢？追向之下，原来病人是要经常上夜班的。从此我才知道，熬夜比吃寒凉生冷更伤身体。《黄帝内经》讲："经脉夜半而大会，万民皆卧。"三更半夜就是现在的晚上11至凌晨1点时分。原来经脉白天出发运行全身，夜半要回归脏腑各司其职，温养脏腑饱充能力以应付明天的工作。故此如果工作需要熬夜时尽量不要吃肉，尽量吃碳水化合物，米面食物，这样脏腑能量消耗不大，隔天才不至于很累，可把危害减至最低。

日常中大家是否留意，只要我们还坐着、站着，人就不怎样怕冷；一旦身体躺下，人就自觉有点凉意，身体就必须盖点东西。原来人躺下时，经气就会转归内脏自动保养脏腑，中医说的"卧则血归于肝"就是这个道理。经气也要遵循日出而作，入夜而归的大自然规律。

人体白天从食物中摄取的营养成分，靠睡眠的时候转化并储存成身体所需的能量。故睡得好，能量自然储存得好。善用生物钟，养成固定的睡觉习惯。好好安排自己的生活，身体健康，才有保障。

十二条经脉中只有肝经讲述过肿瘤的发生，称为癥瘕积聚。是指有形的物质积聚引发的病，癥瘕是指无形的郁气积聚引发的病，有形的物质积聚在一起称为肿瘤结节和无形积聚一起恶化了，则称之为癌，其实身上任何部位发生的肿瘤癌症都与肝经有很大关系。许多人在治疗肿瘤时，只看到肿瘤发生部位，没考虑到肿瘤的管理机构——肝经，所以哪怕肿瘤割了还是会转移的。

癥 ——→ 有形废物的积聚 ——→ 肿瘤 ——→ 久积成毒 ⟩ 恶化为癌

瘕 ——→ 无形郁气的积聚 ——→ 郁气 ——→ 久郁化火 ⟩ 恶化为癌

在发现肿瘤发生的病因当中，情绪是重要的。饮食积滞是形成肿瘤的原因，而情绪是触发点。日常生活中一些琐碎的问题，如夫妻吵架、交通挤塞、工作压力、同事冲突等，都足以形成精神压力。经常将郁闷藏在心中不说，情志抑郁，再加上胆经疏泄不畅，大便不通，就容易得肿瘤。

中医说，易怒伤肝，大喜伤心，忧思伤脾，悲伤肺，惊恐伤肾。故调理之道，就是尽量不要让情绪大起大落。

肝脏受到脂溶性毒素的伤害，转由皮肤排毒的方式取代了肝过滤的功能。当油脂从皮肤排出堵塞毛囊时，年纪轻轻，也将面临落发秃顶的命运。当我们看到容易掉头发、头皮屑多时，有没有想到心脑血管也开始在堵塞了？为什么现代人有这么多的心脏病和脑中风？就是从来没保养过肝、胆经。

1．肝和肝经的作用

肝主筋，开窍于眼，主疏泄和藏血功能。

疏泄主要是两方面功能：

- 疏泄一切情志抑郁；
- 疏泄人体一切废物积滞。

藏血也是两方面的功能：

- 调节人体血量的正常运行；
- 温暖血液，保证人体正常代谢温度。

如今，人们的作息规律和饮食规律与天然的生物规律已相去甚远，随之而来首先就是精神工作的紧张、情志抑郁，造成人体气血津液的运行不畅、痰湿瘀毒结节积聚。如果将肝的“疏泄和藏血功能”比喻为体内“海陆空”（水、血、气）的“交通总调度”，那就知道其是多么的重要和艰辛，早该精心护理了。

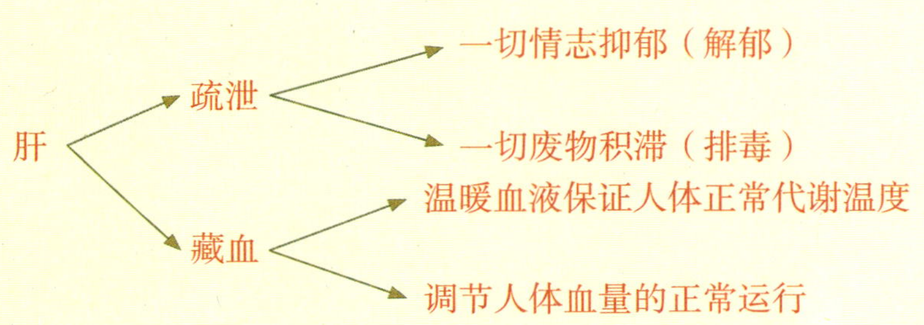

中医讲：久积成毒，久郁化火。任何食物久积都会腐败成毒，癌是因毒素太过而产生的，胆就如现代的“环卫部门”，肩负着清理身体的所有积滞

任务，胆一旦负担过重或保养不善，人体身上就很容易积聚产生各种痰湿、淤积、脂肪结节，甚至容易产生结节肿瘤。为什么肿瘤容易恶化转为癌呢？那就是因为积毒加上了肝郁化火。

现代经济社会，工作压力大，情志紧张，人生不如意之事十之八九，很容易情志抑郁，久郁化火。俗话讲：佛都有火。现代人多有不知道如何修炼自己。一旦毒素长期蕴积不能及时清理，久积成毒，再情志抑郁，久郁化火成为火毒。所有无形的与有形的毒形成肝经特有癥瘕积聚，恶化则俗称为癌症。所以，饮食不良形成的积聚，是形成癌的原因，而情志的抑郁是触发点。留心观察许多癌症患者，确实也是具备了两个生癌的条件：一是长期肠道积滞宿便污垢没有清理过，久积成毒；二是长期心底里总有一种无形的压力或不解的抑郁。纵观和尚道士很少听说有癌症发生在他们身上：因为他们的饮食都是简单的食物，不易形成积聚；二是修炼自己四大皆空，看化人生，没有什么欲望，没有什么抑郁；三是早早打坐练功，疏通经络。由此可见，癌症缺乏形成的条件，在他们身上很难发生。

现代人多有不知道如何修炼自己，一生不知拼命干什么。有一个女老板已经62岁了，已经很有钱了，但身体很虚弱，一边在听我上课，一边赶着下课，生意非常忙。我问她你赚钱干什么呢？她说因为她村子里的人都很有钱，我不想别人看不起，也必须赚很多的钱。我再问：那你赚这么多钱的最终目的是什么呢？你现在是缺钱呢，还是缺健康呢？真是欲望太深天机浅。健康好像总与她无缘。

俗话说：针不刺到肉当然不知道痛，情志抑郁是最难化解的。但是上天有眼，上天造人早已把化解人生抑郁的肝经造出来了，许多人生不如意的事情，通过肝经就可以得到疏泄。几十年的生活中我也碰到过许多不如意的事，有一句话说得很好：成功的人背后都有一番不可奉告的辛酸历程。认识我的人希望把我的人生写成一出电视剧，一定很能让走健康道路的人感悟良多，我为什么要把养生要诀作为经络的重要篇放在前面呢？其实是有用意的。如果你还不了解经络穴位，在这里有一段小故事一直在帮助我看化人生：大诗人苏东坡很有才气，经常要与大和尚交流。有一天，苏东坡看到大和尚身穿黄色袈裟坐在黄色的蒲团打坐念经，苏东坡自觉无聊就取笑大和尚说：和尚和尚，你知道我看你像什么吗？见大和尚不吱声，苏东坡讥笑地说：我看你就像一堆屎。大和尚说：你知道我看你像什么呢？苏东坡一惊，以为大和尚要报复，他慌忙问道：那我像什么？大和尚回答说：我看你像一尊佛，苏东坡忙问为什么呢？大和尚说：因为我天天念佛，我心中想的都是佛，所以看你就像一尊佛，而你心中有屎，所以想到的都是屎。

日常生活中，人们都很在乎别人对自己的看法，不知道这个故事对你是否有用，反正我就很实用。特别是用来疏解肝经的郁闷很管用。

2．肝经的相关器官

生殖器官，眼、肝、胆、消化系统。

3．肝经的警告信号

● 经络症：口苦口干，头目晕眩（高血压），头顶重坠，眼睛干涩，胸胁胀痛，肋间神经痛，小腹胀痛及沿经脉所过的疾病。

● 脏腑症：胸胁苦满，情志抑郁，癥瘕积聚，脂肪肝，月经不调，乳腺增生，子宫肌瘤，前列腺肥大，疝气等。

● 亢进热症时症状：头痛，肤黄，腰痛，小便困难疼痛，经痛，易怒，兴奋易冲动。

● 衰弱寒症时症状：眩晕，面色白，性冷感，大腿与骨盆疼痛，下肢无力，易倦，视力模糊，压迫，惊恐。

4．肝经的循行（图 4-77）

● 起于足大趾，外侧甲角旁 1 分大敦穴；

● 经足背，在下肢内踝上 8 寸之前行于下肢内侧前缘，内踝 8 寸以上行于下肢内侧中线，绕阴器，抵小腹，行于侧腹胸部；

● 止于乳下 2 肋的期门穴。

凌晨 1~3 点(丑时)是肝经当值的时候，静卧休息是对肝最好的保养，心情不畅时拔罐肝经期门日月是对肝胆最好的保养。

5．肝经主要穴位

大敦——阴器疾病大敦医

大敦，是肝经井穴。肝主藏血，若情志抑郁，久积化火，血液妄行导致各种出血疾病。配合隐白温灸大敦穴治出血症。大敦还因肝经关联外阴，善治男女生殖器官的疾病。男女生殖器官瘙痒，刺大敦穴效果甚佳。

简易取穴法：

足拇趾外侧，趾甲角旁开 1 分，即是本穴。歌诀：“大敦拇趾三毛处。”（图 4-78）

太冲——降压稳压找太冲

太冲，意为举步投足首当其冲。太冲是肝经的原穴，有疏肝解郁、平熄肝风、调和经血的功效。凡太冲穴有特别酸痛或结节时，一定有血压不稳或

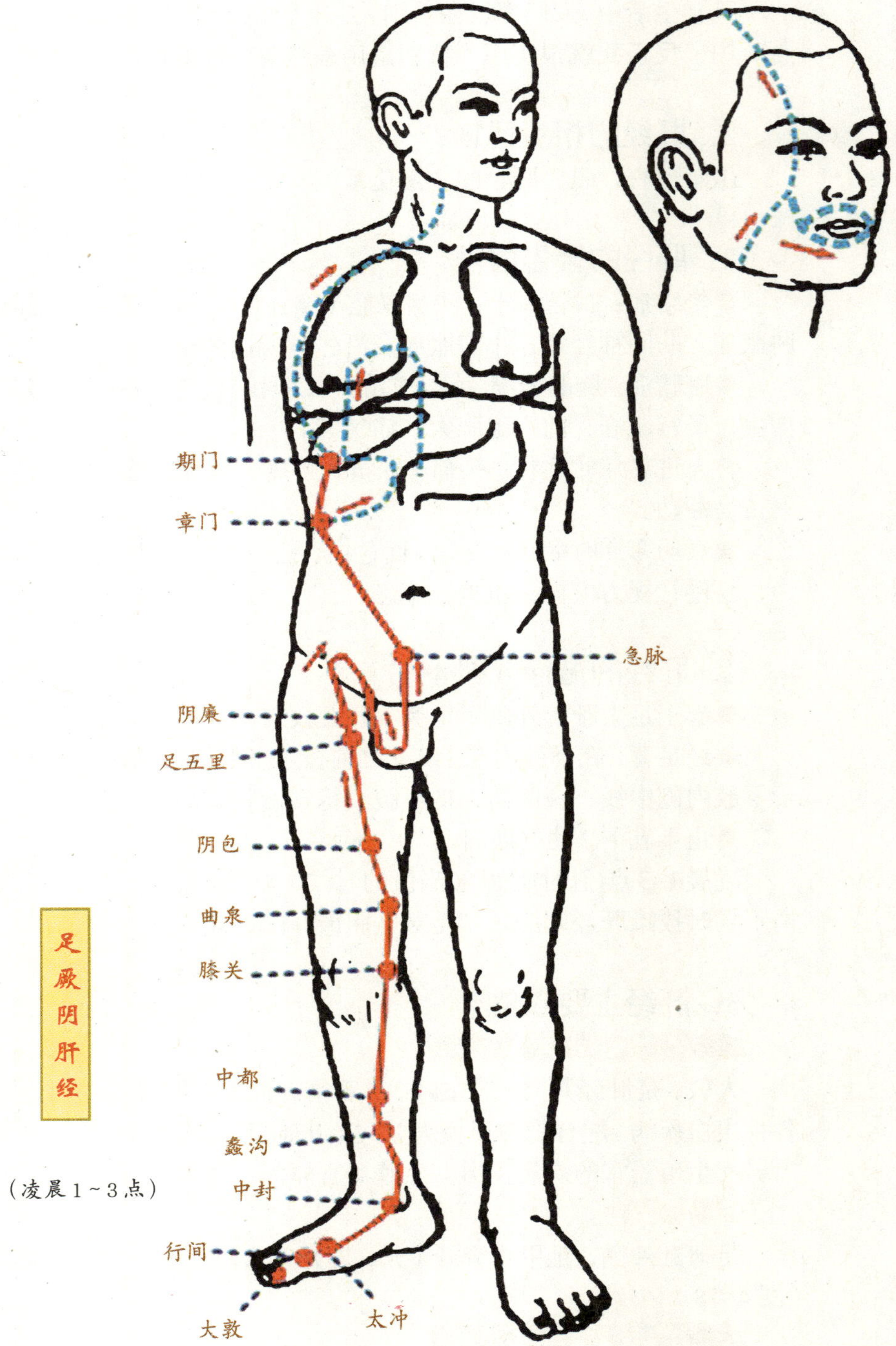

图4-77　肝经图

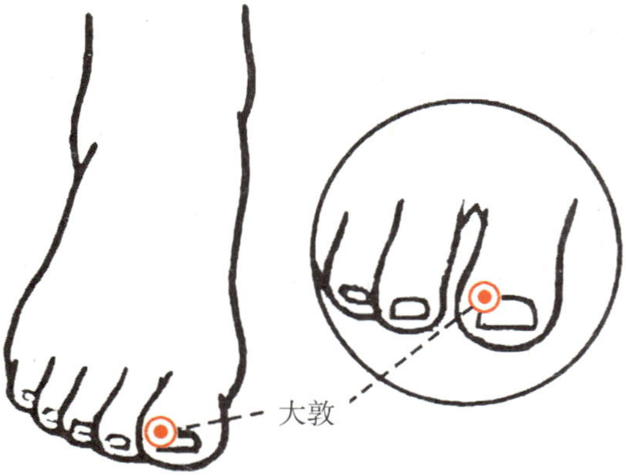

图 4-78 大敦

周身痹痛症状，疏通太冲，对于降血压有非常好的疗效。本穴与合谷穴配合使用，名“四关”穴，有治疗各种痹痛和神经方面病症的作用。

简易取穴法：

●足背，由第一、二趾间缝纹头向足背上推，至其两骨联合前缘凹陷中（约缝纹头上二横指）处，即是本穴。歌诀：“太冲本节后寸半。”（图 4-79）

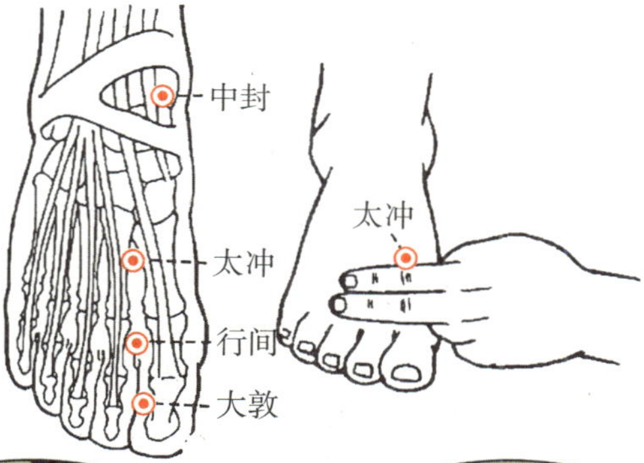

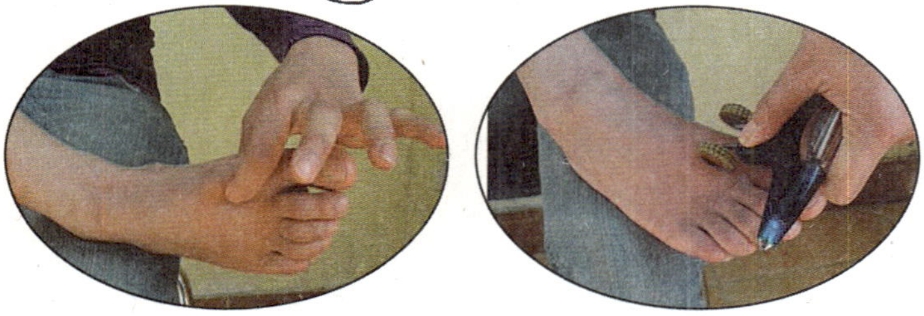

按太冲　　推太冲

图 4-79 太冲

章门——拔章门治糖尿病

章门，取之犹开经络诸症的障碍之门。本穴是肝经、胆经的会穴，又有脾的募穴（前门）。主要用于治脾的虚证和肝的情志抑郁，气血滞瘀，不思饮食，食难消化，肝脾肿大和糖尿病等，是治疗糖尿病的三穴（章门、地机、三阴交）之一。

简易取穴法：

●由腋前线往下循摸肋弓下之第一游离肋之前下缘处即是本穴；

●直立，上臂紧贴胸廓侧面，屈肘，中指按压同侧缺盆处，肘尖所指处，即是本穴。歌诀："十一肋端章门是。"（图 4–80）

期门——拔期门疏肝解郁

十二经气血运行，早上肺经云门主开，晚上肝经期门主关，意为十二经脉运行一周期的终止穴。因此，每天早上刺激云门，晚上刺激期门，可调节全身气血运行不畅之症。期门是肝的募穴，直接疏肝理气，是治疗一切肝胆疾病的主要穴位。乳腺发生的任何疾病，如乳腺增生、乳腺炎、乳腺癌等，都与乳腺的经络瘀塞有直接关系。乳房与好几条经络直接关联，乳房内侧与肾经有关，乳头和乳晕与胃和胆经有关，乳房外侧与肝经、胆经、心包经有关。这样才能维持乳房正常的生理功能。而当各条经络气血不足时，乳房得不到足够的气血滋养，就会变得扁平、萎软、下垂。甚至当经络不通发生堵塞，乳房就会肿痛。恶化就会形成古人所讲的"上疽下癌，两边痛"。所以及时疏通与乳房相通的经络，是预防和治一切乳腺疾病的关键，而各条经络的气血充足，则是乳房保养的根本。

肝的主要反应：一是肝胆本身的疾病；二是一切情志抑郁的疾病；三是肝胆抑郁导致的各种妇科疾病，如月经不调，乳腺增生，子宫肌瘤和男科的前列腺肥大等。特别是生活中如有不如意之事，又不能化解，关键是连夜拔罐期门、日月，抑郁心情最好不过夜，否则累积起来对身体的伤害是容易诱发肿瘤、癌症的发生。许多人的乳腺增生、子宫肌瘤、前列腺肥大等，就是没注意期门的妙用。

简易取穴法：

●乳头下二肋，第六、七肋间隙中，即是本穴。歌诀："乳下二肋寻期门。"（图 4–80）

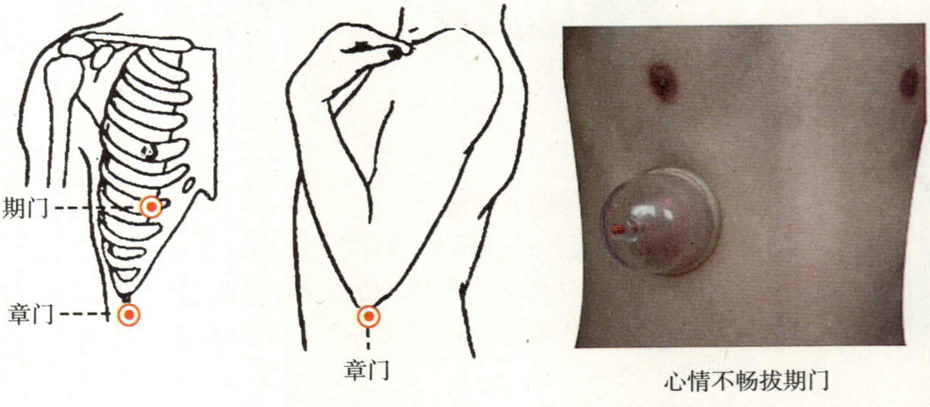

图 4–80　章门、期门

（十三）一源三歧冲任督，人生关键生命点

奇经八脉是指十二经脉之外的8条经脉，即任脉、督脉、冲脉、带脉、阴维脉、阳维脉、阴跷脉、阳跷脉。

奇经八脉的生理功能，主要是对十二经脉气血运行起着主动的溢蓄调节作用。

任脉——有统任全身各阴经和调节五脏的作用。

督脉——有总督全身各阳经和调节六腑的作用。

冲脉——有总领全身气血，根据任、督的调节，营养五脏六腑全身经脉。

带脉——有约束各阴阳经的正常运行。

阴维阳维——共同调节人体的正常温度。

阳跷阴跷——共同调节人体的正常运动。

奇经八脉关键是冲、任、督三脉都起于小腹之内胞宫之下的人体生命点，人的生命点女的在子宫下方，男的在前列腺的后方。古人称为丹田（图4–81）。人的发育、成熟、衰老、疾病都受体内生命点的支配，对生命点的伤害，会直接造成人体生理和心理的伤害。从前在农村时，曾经用针刺伤了水稻的生命点（图4–81），7天后水稻就自然干枯而死了，问农民都不知道，

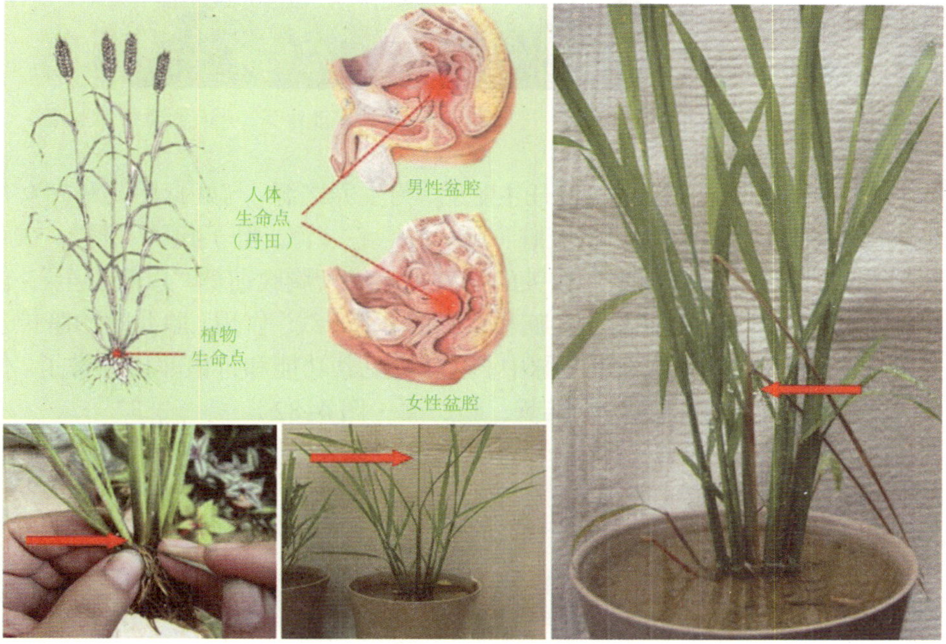

图4–81　生命点被刺伤的水稻，迅速枯萎

还以为得了怪病。问农艺师，马上就知道是生命点被破坏了。不过农艺师还是以为是虫子咬了，不知道是我给刺伤的。生命点的退化就是生命的老化，所以保养好生命点，提高生命点的敏感性，才能保证冲、任、督气血的正常运行，衰老才会被推迟。有一位老西医妇科教授，退休以后才对她的学生说了一句话：切除子宫对女性生理和心理都伤害很大，能不切的最好不要切。以前把扁桃腺割掉了，后来才知道扁桃腺还有更大的作用。以前把阑尾割掉了，现在才知道阑尾还有其他作用。许多人子宫切掉了，才知道哪怕没有来月经，子宫也不能轻易割掉，因为子宫是人体的生命点，是冲、任、督经脉的源头。现在西医也意识到了，也多采用创伤性很小的介入治疗法了。

下面让我们认识一下纵贯人体，统管全身脏腑阴阳的任、督二脉。

1．怕热汗多找任脉

（1）任脉的作用：

任脉有统任全身各阴经的作用。任脉循行于腹，其脉气与手足各阴经交会，有调节阴阳失调及有统任阴经的作用。

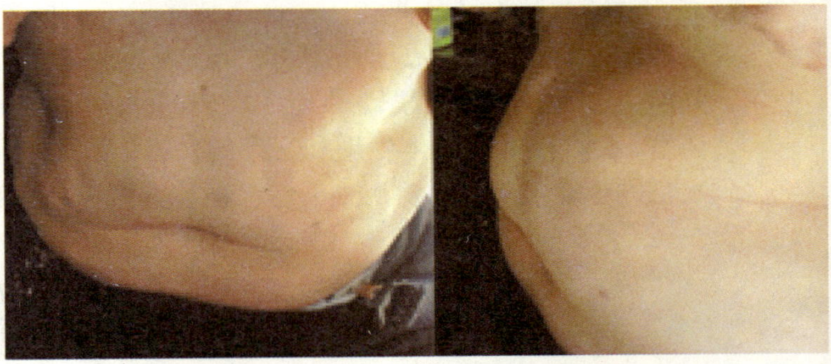

图 4-82　腹部寒湿结节，形成大量的脂肪瘤

任又有妊养之意，任主胞胎，为生养之源，与妊育胎儿和妇女月经有密切关系。中医经络将五脏（肺、脾、心、肾、肝）归属“阴”，在解剖位置上，确实这些与生死攸关的器官也是靠于胸腹前侧“以策安全”，任脉在这当中起着联系阴经、五脏和血脉的“主干线”作用，胎儿时的脐带连接处——肚脐（神厥穴）也在脉中。这就可见其功能和价值非比寻常了。任脉虚寒则腹部容易积聚痰湿结节，脂肪瘤（图 4–82）。

任脉 → 统任全身各阴经和五脏气血的调配

任脉 → 妊育妊养，调节生殖系统的作用

（2）任脉的警告信号

●任脉失调，容易汗多怕热，并可发生前阴诸病，如月经不调，不育不孕，白带，小便不利，疝气等。及沿经脉所过的下腹部生殖泌尿系统，上腹部消化系统及胸部呼吸系统等疾病。

（3）任脉的循行（图4–83）

●任脉起于小腹之内，胞宫之下，出会阴穴，沿腹胸正中线上行，上喉咙，绕唇，终于唇下承浆穴，与督脉交。

（4）任脉的主要穴位

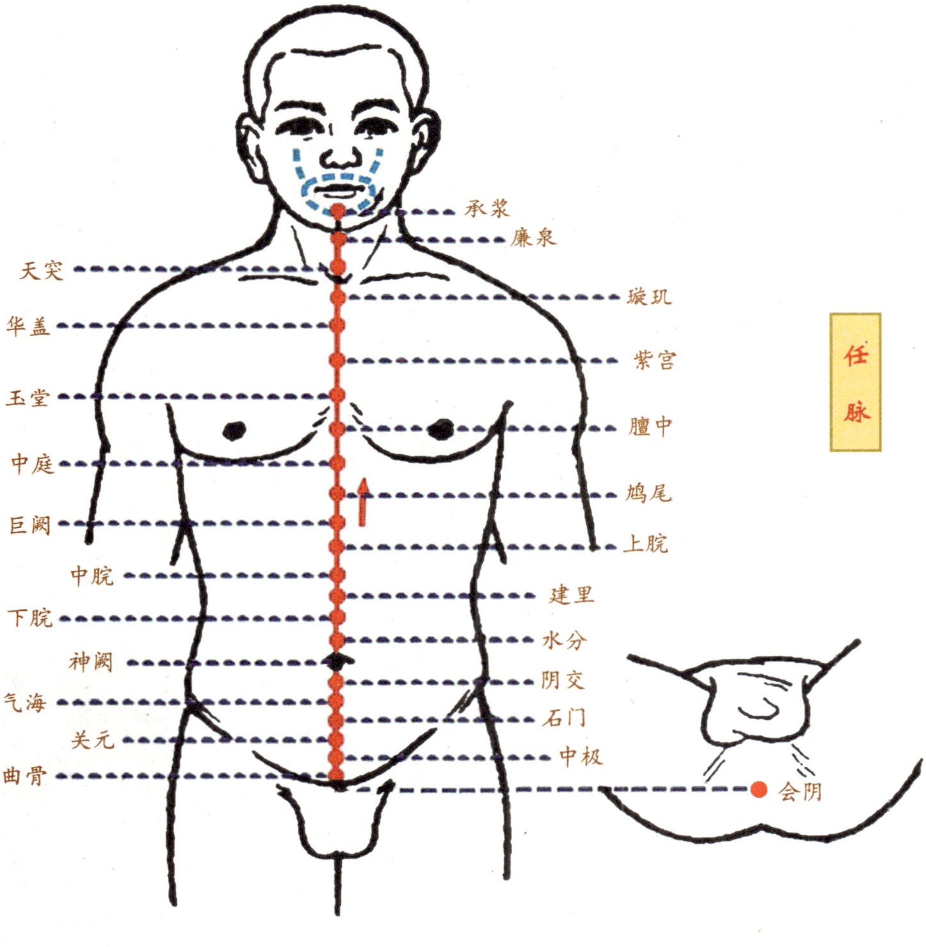

图4–83 任脉图

关元——增强体质灸关元

关元，意为人身阴阳元气出入之机关。本穴是人身四大强壮穴之一，也是小肠募穴。还是修炼气功下丹田的重要部位。临床上艾灸本穴，有温肾壮阳，培补元气的作用，是治疗一切身体虚弱的重要穴位。特别是妇科的月经不调、痛经、不育不孕和各种妇科炎症；男科的阳痿、早泄、前列腺疾病等。每天温灸 15~30 分钟，很快就感觉到性功能有明显的提高。

简易取穴法：

●脐下 3 寸，腹正中线上，即为本穴。歌诀："关元脐下 3 寸明。"（图 4–84）

神阙——汗多怕热灸神阙（脐中）

汗多怕热是任脉失调的早期信号。神阙穴，即肚脐，本穴是多条经络交汇的部位，是人体的黄金穴。神阙穴是先天的"命蒂"，先天就决定了此穴与各脏腑尤其是腹部的密切关系，如果身体各部位发生异常变化，通过神阙穴就能迅速达到调整全身的作用。神阙除了具有关元培补元气的作用外，还有回阳救逆的神奇功效。凡突然昏迷不醒，大汗淋漓，唇舌苍白，手脚冰冷之虚脱症，马上温灸神阙穴可起到急救作用。

现时冬天手足怕冷，夏天汗多怕热，身体虚弱的人很多，作为日常保健灸，下午 1~3 点小肠经当值时间温灸神阙穴，对治疗上述症状效果非常明显。越是到了夏天越是怕热，越是大汗，温灸神阙穴止汗回阳，无不神验。我以前体弱，夏天汗多汗大，到了冬天又特别怕冷。从此我十分留意神阙穴的妙用。多年来临床发现：凡冬天手脚冰冷的人，夏天一定没有温灸过神阙穴；凡夏天怕热汗多的人，冬天也一定没有温灸过神阙穴。夏天小暑、大暑、处暑，冬天冬至、小寒、大寒，是温灸神阙穴的黄金机会。

温灸神阙穴很讲究方法。温灸神阙穴初次不要太热，一般先灸10分钟，然后每天温灸再加多 5 分钟，最多每次温灸 30 分钟便可。以灸火距离神阙穴约 10 厘米远还感到热为 1 个疗程。有些身体差的人，温灸 10~20 天艾火距神阙穴还很近。有些身体好的人，温灸 3~5 天肚子就暖暖的，艾火就要远离神阙穴。为什么要这样灸呢？许多理论的东西在本书就不

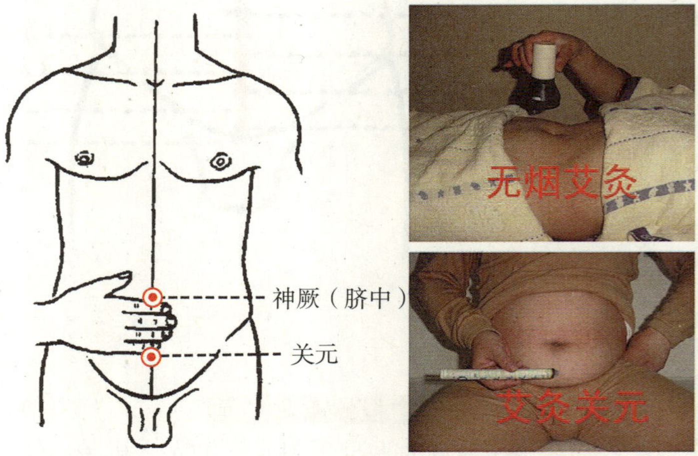

图 4–84　关元、神阙

再阐述了，有效就是硬道理。所以，温灸多长时间不是多少天1个疗程，而是根据各人体质而定，只要随时保证腹部的温度34℃以上，温灸时艾火距离神阙穴10厘米还感觉到很热时，身体体质一定会发生质的变化。

神阙穴还有一个非常有效的作用，日常一般的腹胀、腹痛、泄泻、拉肚子，是大肠排泄毒素的一种反应，不要急于进医院，马上拔罐神阙穴，也很有神效。

简易取穴法：

●肚脐中央，即是本穴（图4–84）。

中脘——胃肠问题中脘搓

中脘，胃的募穴和腑会，主治一切六腑的疾病。对胃和十二指肠的疾病，如胃痛、胃胀，胃下垂，呕吐，泛酸，脾胃虚弱等均效果颇佳，不管应急或慢性病治疗和保养，均可采用此穴。一般应急用拔罐，日常保养多温灸。

简易取穴法：

●脐上4寸，腹正中线上，即为本穴。歌诀："脐上4寸取中脘。"（图4–85）

膻中——膻中摩一摩活到100多

心为君主之官，膻中是心包经的募穴又是全身的气会，心包是通过气的作用代心发号施令，统领全身气血正常运行，故此中医说："气聚膻中"。膻中也是现代医学认为胸腺的所在部位。胸腺是身体产生免疫细胞——T细胞最重要的地方。胸腺在免疫系统中发挥着关键作用。每一个人生下来就有胸腺，出生时约有10~15克，2~3岁胸腺就开始成长，可是40岁过后我们的胸腺就开始萎缩，所以，很多人年老的时候就体弱多病。但是只要你经常不断地刺激它，经常保护它，它就会保持在最活跃的状态。越健康的人，胸腺轻轻压下去，就有较强烈的感受（有酸痛感）。所以，要看病情能不能改善，胸腺是一个很重要的参考指标。

日常保养用手大鱼际部位连续上下快速在膻中穴上下擦至发热，你会发现一股

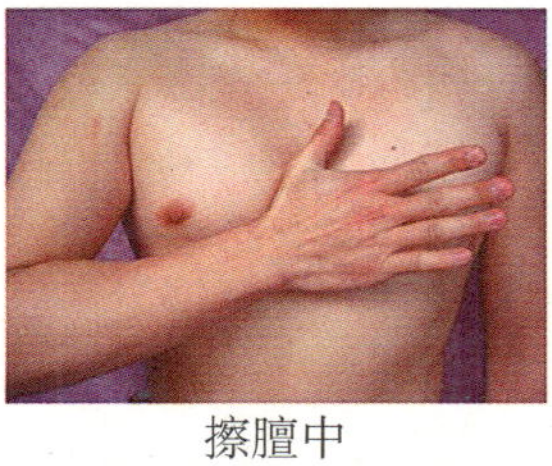
擦膻中

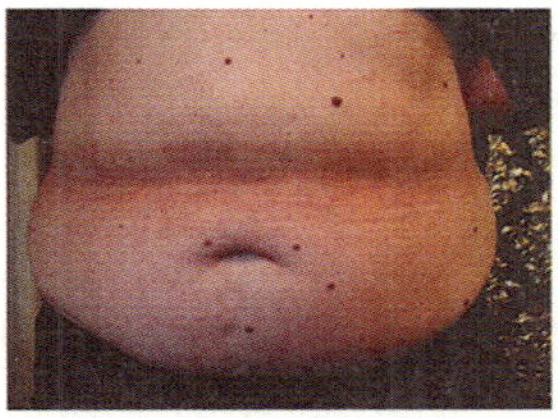
中脘寒结节积聚赘肉横生

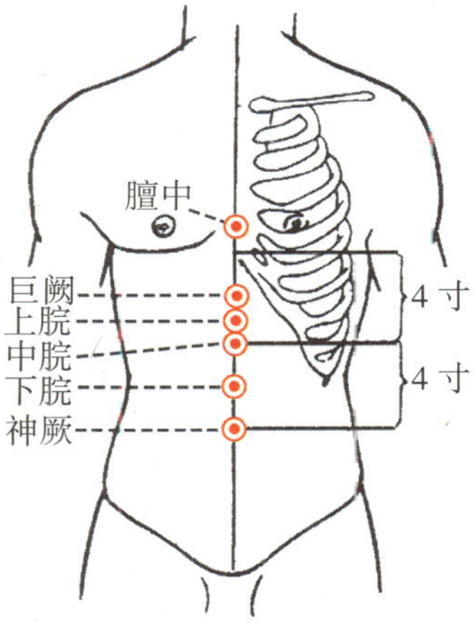

图4–85　中脘、膻中

股的热由里到外通达全身。

膻中在治疗乳汁不足的作用非常重要，在分娩前1个月配少泽、膻中、乳根穴按摩，多能保证对于小儿的母乳喂养。不但能增强小儿体质，还能节省许多费用。

简易取穴法：

●在两乳之间中点，即为本穴。女性两乳下垂，则在天突穴下量一横掌。歌诀："膻中正在两乳间。"（图4–85）

2．虚寒肢冷找督脉

（1）督脉的作用：

督脉在身躯背部正中，督脉有统督全身阳经（大肠、胃、小肠、膀胱、三焦、胆经）的作用，故有"阳脉之海"之称，与脊髓、大脑有密切关系。

督脉从下阴出背，上至头顶，恰好是沿经腰、胸、颈三部分脊椎以及头脑，其联系着十二正经（特别手、足阳脉）和任脉，真正是起到全身气血"阳关大道"的通络作用，以及"蓄余济缺"的库存调剂作用。

督脉的两大调节治理功能，分别是与脑有关的精神意志活动和与肾有关的生殖器官方面。督脉的穴位，都是有利于提升阳气，增强抵抗能力，强壮身体。其具有双向调节，甚至救急固脱的强效作用。从外感风邪，头项强痛，腰酸背痛，健忘失眠，癫痫癔病甚至中风昏迷，到肾气衰弱方面的阳痿遗精，性冷淡，虚寒性疾病，往往都能在督脉和相配其他壮阳穴位的温补调治中，收到明显的作用。

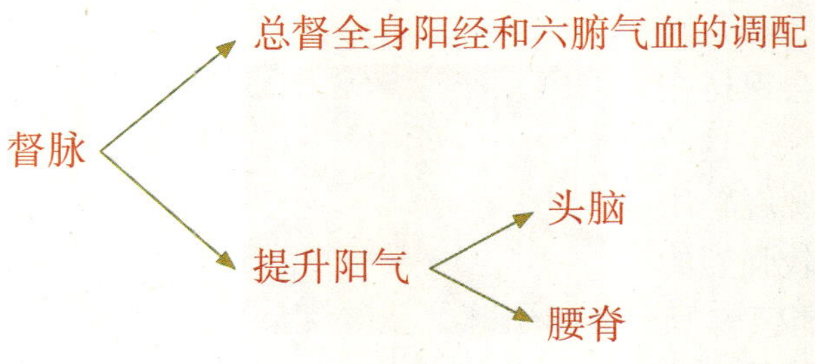

（2）督脉的警告信号

●督脉阳气过盛：则角弓反张（后挺）（图4–86），项背腰痛，烦躁易怒，失眠多梦。

●督脉虚寒：则畏寒肢冷，走路摇摆不定（身躯前弯），头晕目眩，神经衰弱，健忘，痴呆，精神分裂等以及经脉所过部位的痔疮，脱肛，子宫脱垂等。

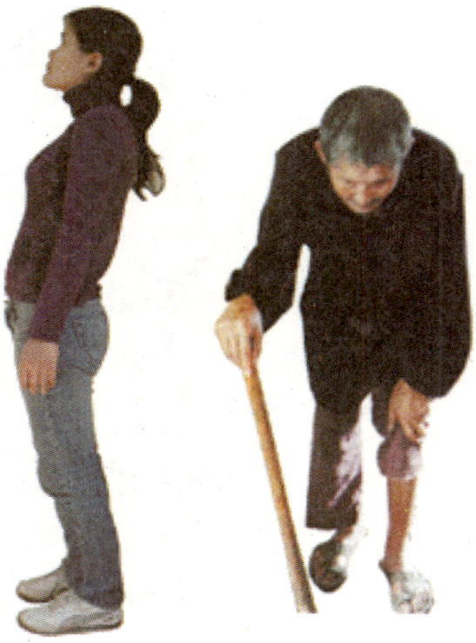

图 4-86 热则后挺、寒则前弯 形体动作影响健康

（3）督脉的循行（图 4–87）

督脉起于小腹之内，胞宫之下，出长强穴，沿脊椎上行，经风府穴，进入脑部，上达巅顶，并沿前额正中至鼻柱，止于上唇内的龈交穴，与任脉交。

（4）督脉的主要穴位

长强——便秘痔疮按长强

长强，督脉由此向前至会阴与任脉相络。本穴又是与肾经的络穴，能强壮脊椎和强健肾气，故有较强的逼利腰脊，平衡阴阳之功效。长强位于肛门口旁，对治疗痔疮、脱肛、便秘、腰脊痛非常敏感，特别是顽固性便秘，不妨长强穴配天枢穴，功到自然成。

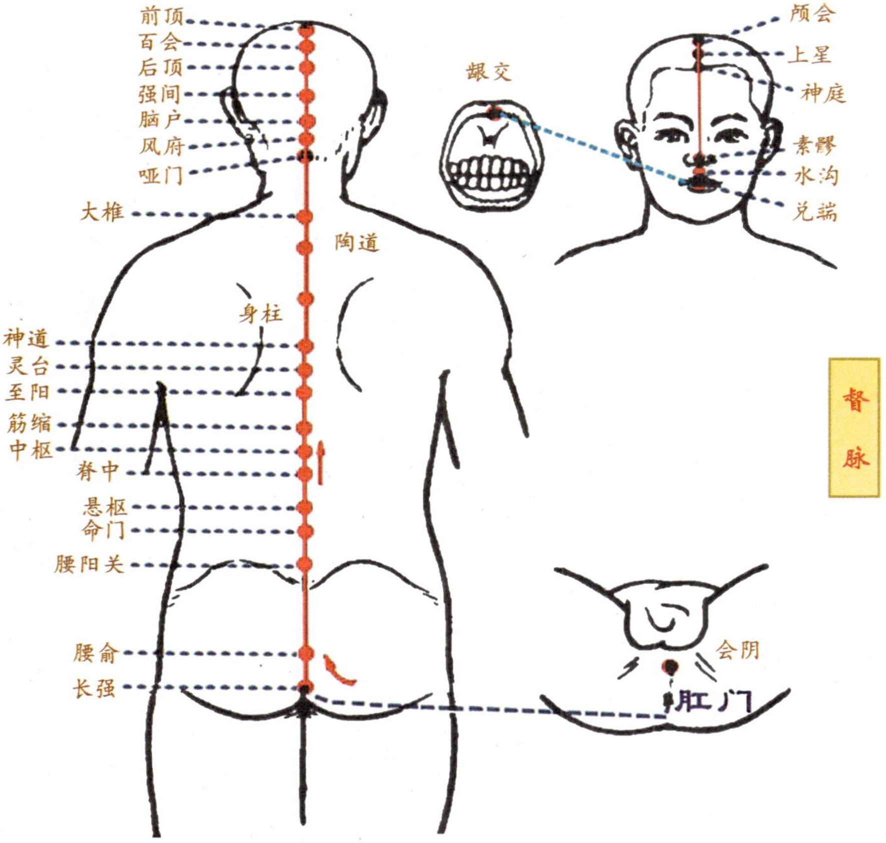

图 4-87 督脉图

简易取穴法：

●俯卧，臂部撅起，尾骨尖与肛门的中央凹陷处，即是本穴。歌诀："尾闾骨端是长强。"（图 4–88）

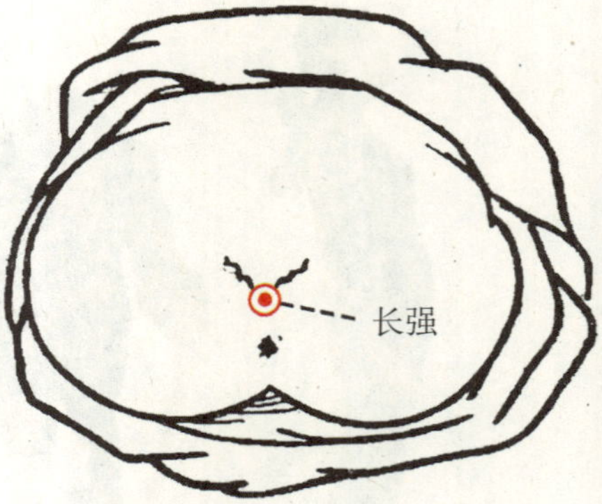

图 4–88　长强

腰阳关——腰痛有劳腰阳关

腰阳关，督脉阳气上行通达必经之关。本穴所在的腰椎位置是人体上下、左右活动的最大承受着力处，阳气至此，最容易受到阻滞，故凡疲劳过度或阳气不足，多首先表现在此酸痛，特别是腰椎间盘容易滑脱的地方。故本穴是治疗肾气不足，男科腰膝酸痛、坐骨神经痛、腰椎间盘脱出的重要穴位。

简易取穴法：

●俯卧，先摸及两胯骨最高点，平均两个最高点的脊椎即第四腰椎其棘下凹陷处，即是本穴。歌诀："第四腰椎腰阳关。"（图 4–89）

命门——强腰补肾壮命门

命门，生命元气通达出入之门，是人体四大强壮穴之一。命门与神厥（肚脐）和两肾位于腰间同一水平位置的后、前、左、右，故命门与生命攸关的肾阳气密切有关，温灸命门穴培补肾阳，可强腰补肾，治腰膝酸软，腰肌劳损及男性的遗精阳痿，以及女性的月经不调，性冷淡。

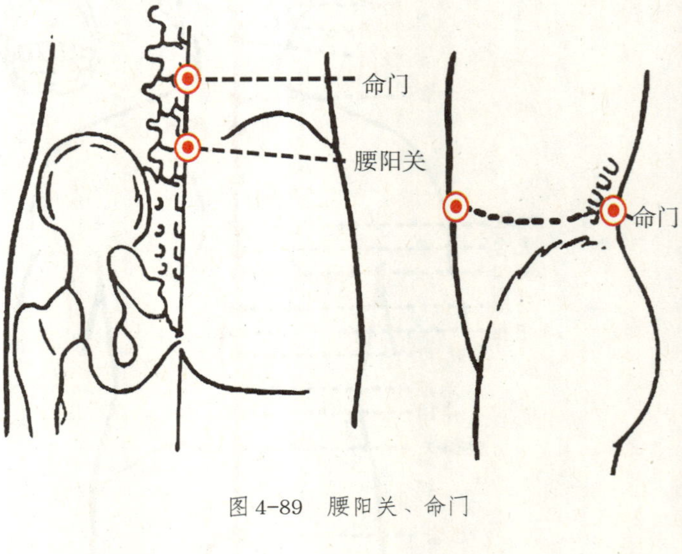

图 4–89　腰阳关、命门

简易取穴法：

●直立，由肚脐中作线环饶身体1周。该线与后正中线之交点，即是本穴。歌诀："第二腰椎命门穴。"（图 4–89）

至阳——心痛胃痛找至阳

至阳，为阳气至盛与全身仰赖之处。其为督脉阳气“阳中之阳”之处，有较好宽胸利膈止痛之功。连金庸小说也有用推督运血至关重要的穴位，对心绞痛和胃痛、腹痛有即时缓解的作用。至阳穴是人身止痛要穴之一。

简易取穴法：

●俯卧垂臂，平两肩胛骨的下端水平线的脊椎为第七胸椎，其棘突下凹陷处，即是本穴。歌诀：“第七胸椎至阳取。”（图 4–90）

大椎——身寒怕冷找大椎

大椎，是督脉与手足6条阳经的会穴，大椎配神厥穴是调节人体阴阳平衡关键穴，是人身第一对强壮大穴。督脉总督诸阳，身寒怕冷用灸法有温暖全身作用，拔罐泻大椎又有较好的退热作用。冬天如果畏寒手脚冰冷抱热袋都不暖，只要温灸大椎穴马上全身发热至指端。如果发高烧不退，不妨拔罐大椎穴，拍打曲池穴，掐合谷穴出汗后，最能退烧。

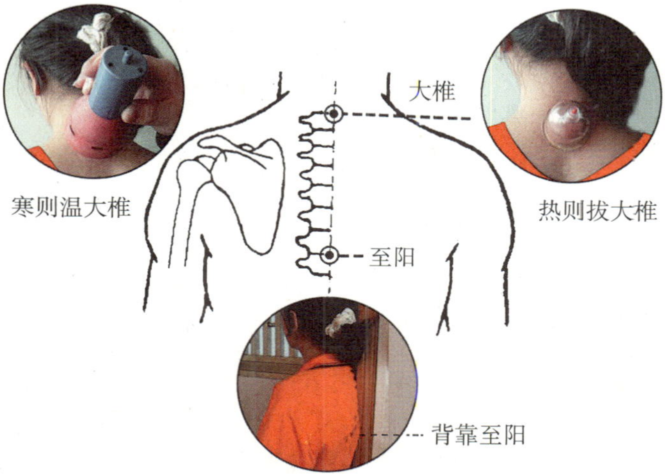

图 4–90　至阳、大椎

有一患者大暑天时，全身非常怕冷，还要穿毛衣，不能吹空调，不敢吹风扇。到医院检查又查不出什么问题，医院只有退烧的针，却没有发热的针。用了各种补药还是没有效果，万般无奈。我在他大椎上连续温灸7天，竟然痊愈如常人，病人感激不已。

简易取穴法：

●项后上背脊椎最上方突起之椎骨（第七颈椎）下缘凹陷处，即为本穴。歌诀：“第七颈椎取大椎。”（图 4–90）

风府——感冒即时擦风府

风府，风之府舍。善治一切风症。外感风邪而致伤风感冒，发烧，鼻塞，流涕，咽喉肿痛及内风上头而致中风不语，头晕目眩，头痛，项强，背痛皆宜取治。

简易取穴法：

●坐位，头伏案，低头后发际中央直上一横指处，即是本穴。歌诀："风府发际上1寸。"（图4-91）

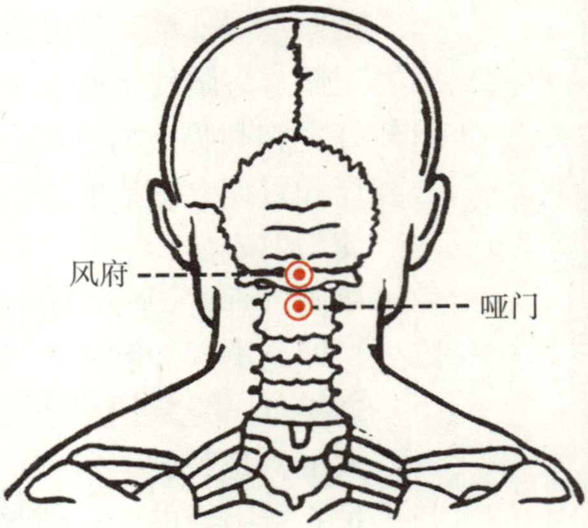

图4-91　风府

百会——下垂疾病灸百会

百会，是督脉和手足三阳经之会穴，有升阳固脱之功。凡久病体弱，阳气下陷的一切下垂疾病，如子宫脱垂，胃下垂，脱肛等，灸百会穴有提升阳气的治疗作用。不论肝阳、气血、风邪引起的虚、实头痛、头晕，皆可选用。

简易取穴法：

●将两耳廓向前对折，由两个耳尖连线跨越头顶与头部前后正中线之交点，即是本穴。歌诀："7寸百会顶中取。"（图4-92）

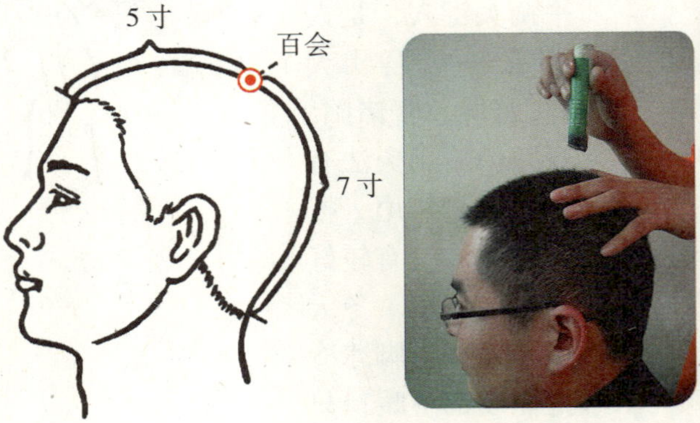

图4-92　百会

人中——人中用在急救中

人中，鼻吸为天，口食为地，本穴位于口鼻之间喻人在天地之中。善治神志疾病，有醒神开窍，升阳固脱之功，对昏迷病人掐人中穴有急救作用。成人中风、中暑、小儿惊风、产妇血晕，均可用以配穴急救。

简易取穴法：

●把人中沟平分三等份，于上1/3与下2/3交点处，即为本穴。多用切法。歌诀："人中鼻下上唇陷。"（图4-93）

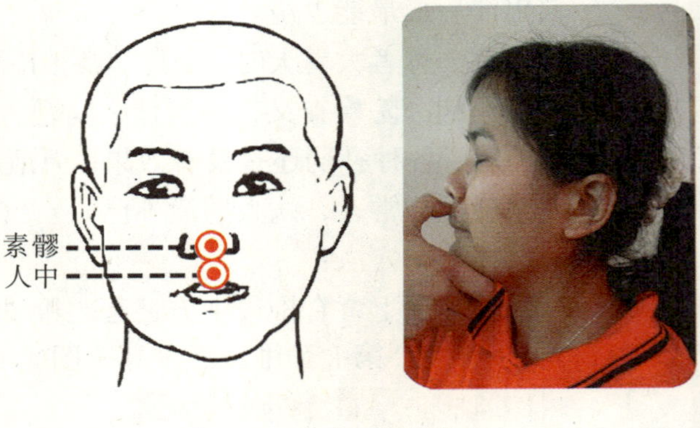

图4-93　人中、急救掐人中

附一：常用配套用穴参考表

名称	主要用穴
高血压	内关、行间（注1）
低血压	内关、百会、涌泉
晕车、呕吐	内关、公孙、膻中
心烦、心悸、心翳	内关、中冲、至阳
肾虚失眠	失眠（注2）、神门、内关、大陵、太溪、照海
肝火失眠	失眠、风池、翳风、太阳（注3）、太冲、行间
预防中风	风府、人中、中冲、合谷、足三里、风市
头顶痛	涌泉、百会、风府、中指
偏头痛	关冲、率谷（注4）、太阳、食指
前头痛	印堂（注5）、合谷、阳白（注6）、食指
后头痛	后溪、少泽、风池、小指
三叉神经痛	翳风、合谷、外关
眩晕	风池、风府、风市
头痛头胀	太冲、太阳、印堂、风池
落枕	列缺、后溪、外关、肩井
颈椎病	列缺、后溪、外关、风池、肩井、大椎、百劳（注13）、新设（注14）、落枕（注15）、阳陵泉、悬钟
肩周炎	手三里、肩髃、肩井、天宗
腰腿痛	委中、至阴、肾俞
坐骨神经痛	委中、环跳、阳陵泉、天宗
膝关节痛	梁丘、血海、膝眼（注16）、鹤顶（注17）、委中

名称	主要用穴
心脏病急救	极泉、中冲、至阳
心脏病保健	内关、神门、太溪
人身急救	人中、中冲、涌泉
三阴强壮穴	极泉、涌泉、会阴
止痛三穴	至阳、合谷、太冲
止血三穴	大敦、隐白、三阴交
镇静安神	太渊、神门、内关
养颜三穴	养老、合谷、翳风
感冒三穴	风府、人中、大椎
过敏性鼻炎	迎香
六大强壮穴	大椎、神厥、命门、三阴交、关元、足三里
牙痛三穴	合谷、下关、颊车
外感发热	大椎、曲池、风池、合谷、十宣（十指尖端）
咽喉肿痛	少商、合谷、缺盆
慢性咽炎	缺盆、少商、太溪
咳嗽气管炎	孔最、尺泽、缺盆、肺俞、膻中、涌泉
胸胁痛	膻中、期门、缺盆、足临泣
小儿惊风	素髎（鼻尖）、内关、中冲
视力模糊	睛明、承泣（注7）、瞳子髎（注8）、丝竹空（注9）、鱼腰（注10）
面瘫	合谷、迎香、阳白、太阳、人中、四白（注11）、下关、地仓（注12）、颊车、翳风

名称	主要用穴
口腔炎、溃疡	劳宫、合谷、天枢
胃脘痛	中脘、足三里、内关、至阳
脾胃虚弱	神厥、足三里、太白、三阴交
便溏	神厥、天枢、关元
便秘	天枢、长强、大肠俞
急性胃肠炎	中脘、神厥、足三里、关元、肝俞
顽固性胃肠痰	中脘、足三里、胃俞
糖尿三穴	地机、三阴交、章门
痔疮	孔最、长强、承山（注18）
脱肛	神厥、合谷、百会
胆囊炎、胆石症	日月、肩井、太冲、阳陵泉
肝炎	期门、日月、太冲、肝俞
荨麻疹	血海、风池、风市、足三里
贫血、白细胞减少	血海、足三里、三阴交、膈俞（注19）、脾俞
手足怕冷	大椎、神厥、足三里
更年期综合征	肩井、三阴交、膻中

名称	主要用穴
腿抽筋	阳陵泉、承筋、承山
半身不遂	曲池、手三里、足三里、风市、阳陵泉、委中、申脉
全身胀痛	大包、太冲、合谷
耳鸣、耳聋	中诸、关冲、合谷
前列腺炎	八髎、关元、三阴交
夜尿症	关元、中极（注20）、膀胱俞
月经不调、关节炎闭经	合谷、天枢、血海、三阴交、关元、八髎、肾俞、太溪、太冲
崩漏	隐白、大敦、血海
月经过多	隐白、大敦、三阴交
痛经	八髎、三阴交、关元
白带过多	八髎、三阴交、足临泣
乳房胀痛	肩井、期门、阳陵泉
乳汁不足	膻中、乳根（注21）、少泽
情志抑郁	肩井、期门、日月
汗多	劳宫、后溪、内关
口苦口干	阳陵泉、日月、廉泉（注22）

附注取穴方法：

（注1）行间：足背内侧，第一、二两趾之间连接处之缝纹头即是本穴。（肝经）

（注2）失眠：正坐，以左足置右膝上，先画内外踝尖之连线环绕环供足底，再作足底正中线，两者之交点即是本穴。（经外奇穴）

（注3）太阳：⑴正坐位，取眉梢延长线与目外眦延长线之相交点即是本穴。（奇穴）

⑵取眉梢与外眼角之间的骨凹陷处向后外旁开一横指处

即是本穴。

（注 4）率谷：正坐或侧伏位，在耳部廓尖上方，入发际 1.5 寸处取穴。（胆经）

（注 5）印堂：坐位或仰卧位，两眉头连线之中点即是本穴。（奇穴）

（注 6）阳白：平视前方，由眉毛中点直上一横指处即是本穴。（胆经）

（注 7）承泣：正坐平视，在瞳孔直下 7 分凹陷中取穴。（胃经）

（注 8）瞳子髎：由眼外角向外循摸，在眼眶骨外侧缘有一凹陷处，距眼外角 5 分处取穴。（胆经）

（注 9）丝竹空：眼眶外缘上眉梢之凹陷处取穴。（三焦经）

（注 10）鱼腰：眉毛之中点即是本穴。（奇穴）

（注 11）四白：正坐或仰卧取穴，在瞳孔下 1 寸，眶下孔凹陷中取穴。（胃经）

（注 12）地仓：正坐或仰卧，眼向前平视，于瞳孔垂直与口角水平线之交点处取穴。（胃经）

（注 13）百劳：大椎穴旁外一横指，直上二横指处即是本穴。（奇穴）

（注 14）新设：坐位，头略下垂，后发际下一横指，项部隆起大筋（斜方肌）外缘处即是本穴。（奇穴）

（注 15）落枕：握掌俯掌，掌背第二、三掌骨之间，自高突骨（掌指关节）后五分处。（奇穴）

（注 16）膝眼：坐位屈膝成 90° 或仰卧屈膝成 120°，髌骨下缘髌韧带之两侧即是本穴。内侧为内膝眼，外侧为外膝眼。（奇穴）

（注 17）鹤顶：屈膝成 90°，髌骨上缘正中即是本穴。（奇穴）

（注 18）承山：俯卧位，下肢伸直，足趾挺而向上，其腓肠肌部出现人字陷纹，于其尖下取穴。（膀胱经）

（注 19）膈俞：正坐,双手自然下垂，从肩胛骨下角水平摸到第七胸椎，由其胸椎棘突下（即至阳穴）旁开二横指处即是本穴。（膀 胱经）

（注 20）中极：仰卧，前正中线延长至下腹部之耻骨联合处，由耻骨联合处上一横指处取穴。（任脉）

（注 21）乳根：乳头直下，第五肋间隙。（胃经）

（注 22）廉泉：医者把拇指关节横纹放在病人颌骨中点，拇指尖正指向喉结部，当拇指尖到达之处即是本穴。（任脉）

附二：临床部位取穴参考表

十四经络应用穴位														
疾患部位	肺经	大肠经	胃经	脾经	心经	小肠经	膀胱经	肾经	心包经	三焦经	胆经	肝经	任脉	督脉
失眠头痛			缺盆	三阴交	少海 神门		心俞	涌泉 太溪 照海	曲泽 大陵 劳宫	关冲	风池 肩井			风府 百会
眼、耳、鼻、口腔		迎香	四白			听宫	睛明 肝俞	太溪	曲泽 劳宫	关冲	悬钟			风府 人中
面部神经		合谷	颊车 下关							翳风				
牙痛		合谷	颊车 下关					涌泉 太溪						
咽喉炎	少商		缺盆					太溪 俞府						
肺部气管	中府 尺泽 孔最 太渊						肺俞 肾俞	涌泉					膻中	大椎 风府
心脑血管			缺盆		极泉 神门 少冲		心俞	涌泉	内关 大陵 中冲			太冲	膻中	至阳
脾胃疾患	列缺		天枢 梁丘 足三里	公孙 三阴交			脾俞 胃俞	太溪		外关	日月	章门 期门	神厥 中脘	至阳

（续上表）

十四经络应用穴位														
疾患部位	肺经	大肠经	胃经	脾经	心经	小肠经	膀胱经	肾经	心包经	三焦经	胆经	肝经	任脉	督脉
糖尿病				地机 三阴交								章门	神厥	
肾膀胱				三阴交			八髎 肾俞							至阳
大、小肠 痔疮	孔最	曲池	天枢 足三里 上巨虚 下巨虚	太白 公孙		养老	胃俞 大肠俞							至阳 长强
妇科			归来 气冲	隐白 三阴交 血海			脾俞 肾俞 八髎 至阴	照海				大敦 太冲		命门
乳部、 乳汁					极泉	少泽 天宗					肩井		膻中	
男科			归来 气冲	三阴交			肾俞					大敦		命门
尿血、 便血				隐白 地机										
颈椎、 肩背、 落枕	列缺					后溪 天宗					外关 肩髎	肩井 悬钟		大椎 风府

（续上表）

十四经络应用穴位														
疾患部位	肺经	大肠经	胃经	脾经	心经	小肠经	膀胱经	肾经	心包经	三焦经	胆经	肝经	任脉	督脉
手部痛痹	尺泽 孔最	阳溪 手三里 曲池 肩髃			极泉						肩井 悬钟			
腰部痛痹						后溪	肾俞 委中 至阴			中渚	悬钟 足临泣			腰阳关
足部痛痹		合谷	归来 气冲 梁丘	三阴交 地机			承筋 飞扬 申脉			中渚	环跳 风市 阳陵泉 悬钟 足临泣	太冲		腰阳关 人中
皮肤				血海					曲泽		风市 阳陵泉			
器官下垂							胃俞						中脘	百会
急救止痛		合谷		隐白 大包			脾俞		中冲			太冲	神厥	人中

附三：常用配套用穴参考图

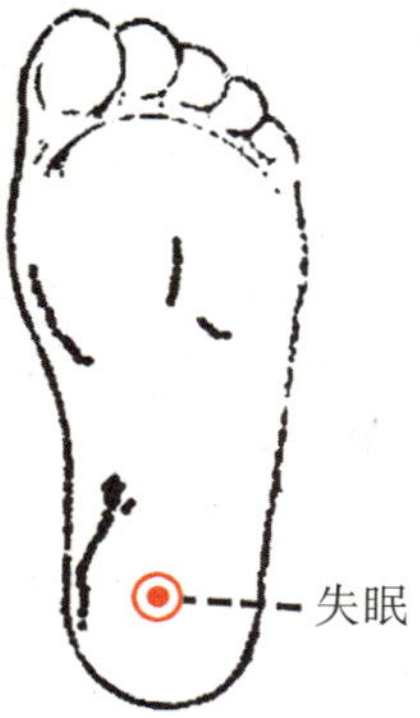

失眠

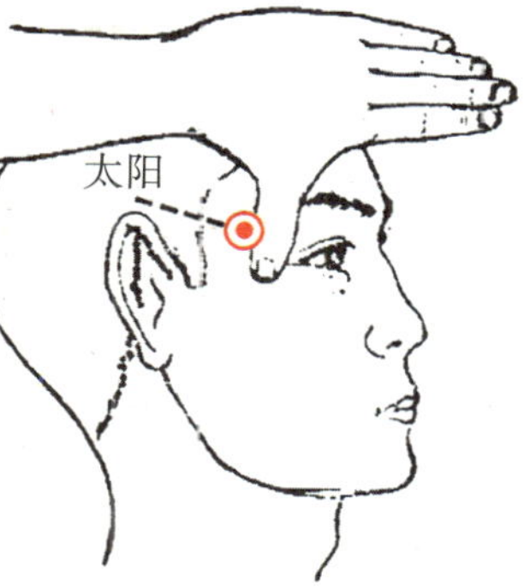

太阳

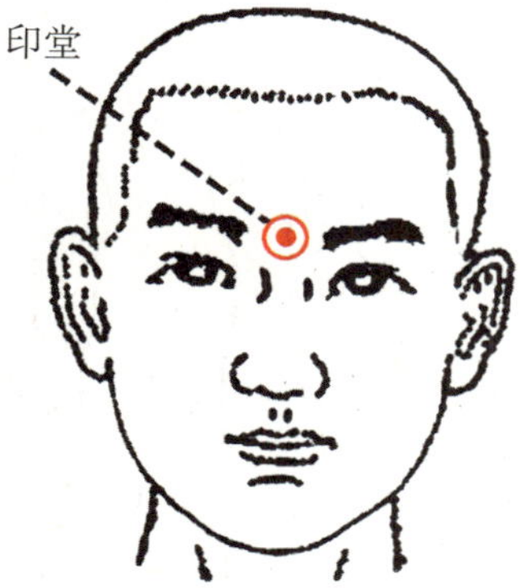

印堂

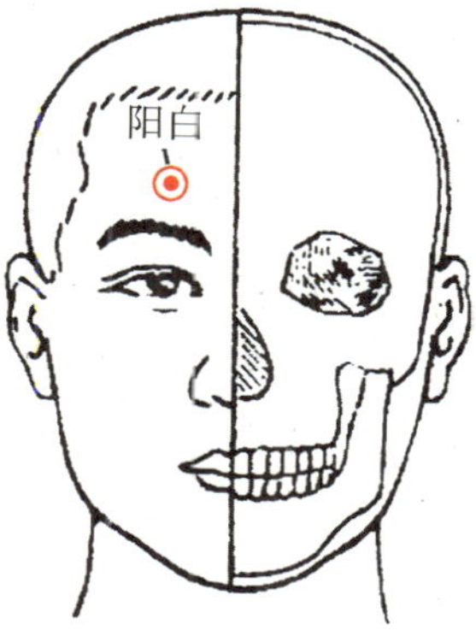

阳白

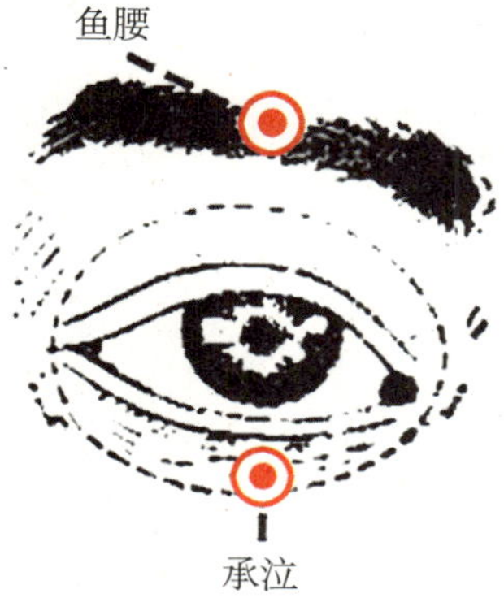

鱼腰、承泣

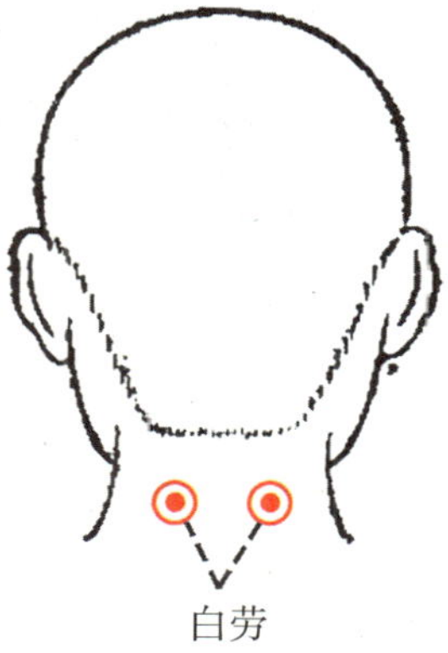

白劳

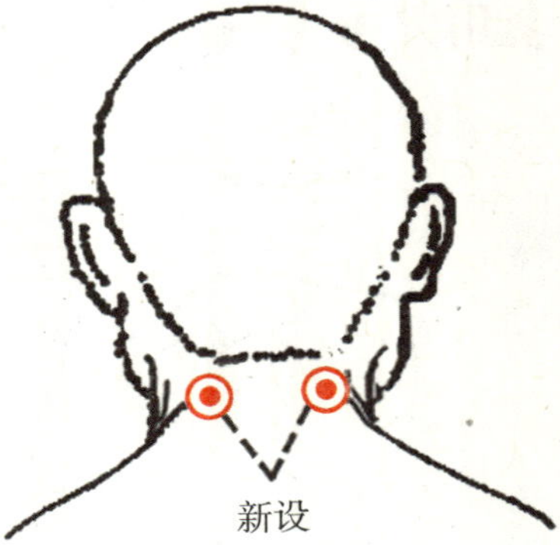

新设

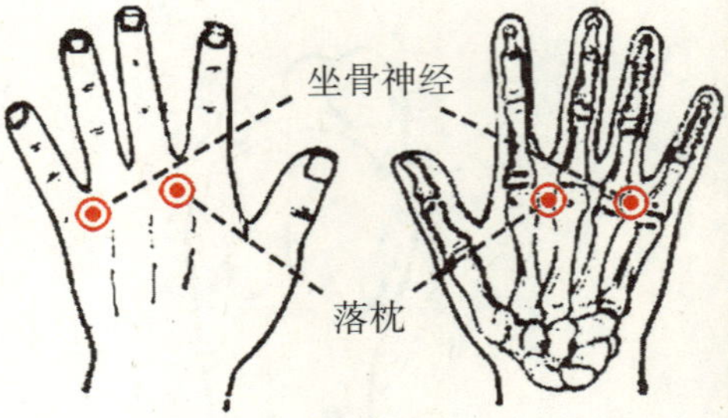

落枕

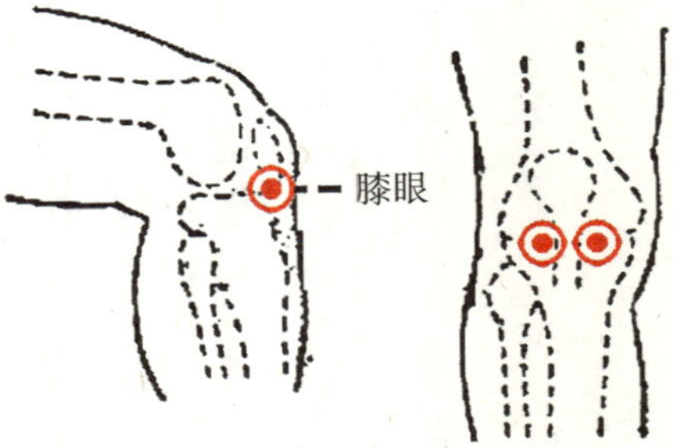

膝眼

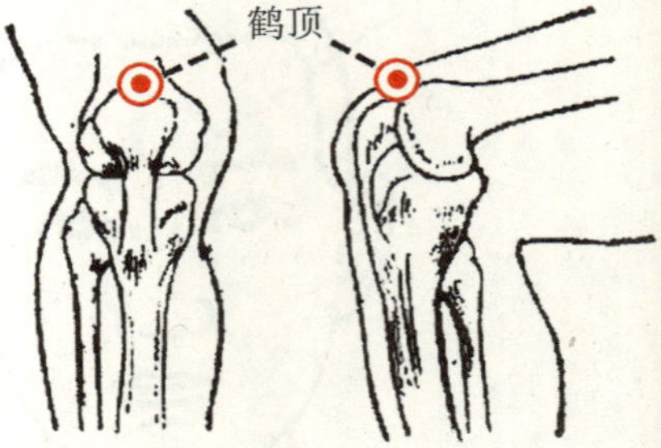

鹤顶

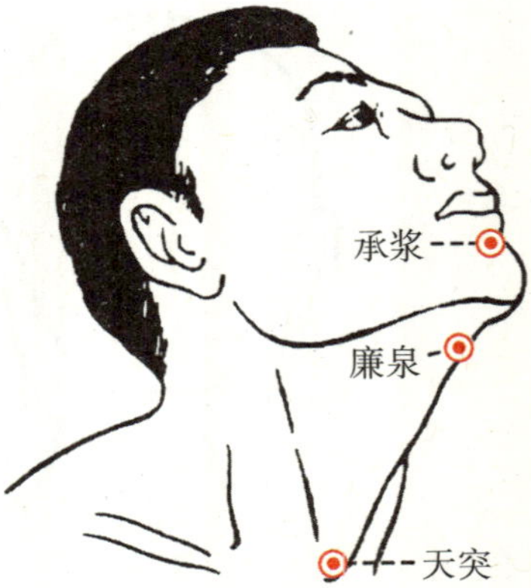

廉泉

五　最简单有效的五大经络手法

五　最简单有效的五大经络手法

（一）拍打疗法——顽疾深聚用拍打

1. 拍打的奇效

全世界有战争的地区到处都埋上了地雷，一不小心踩上了，就会爆炸，让人非死则伤。

体内的许多痰、湿、瘀、毒生理废物无处不在，堆积和堵塞经络。人体内的这些生理废物，就像人体内的“地雷”一样，对人的健康影响极大。人上了一定年纪后，在一些皱纹、青筋斑点、阿是穴的地方，只要用手摸一下，总有一些生理废物堆积在一起形成的结节、脂肪瘤等。这些生理废物就好像早就埋藏在体内，我们称之为人体的“地雷”。只要你轻轻一拍，它就出来了，好像等着你要把它清理出来一样。小的一拍就出来，大的就要西医开刀切除清理出来。就像公路交通事故一样，小事可以双方快速处理，大的事就要拯救车来吊走一样。少林寺的武僧身体已经练到棍子打断了都没事，如果日常能把身体上这些生理废物清除掉，真是想病都难了。

拍打疗法是一门几乎失传的、极具疗效的手法。其主要是运用手或专用经络拍，在人体经络特定部位上，进行轻重不同而有节奏的拍打。由于拍打的强烈刺激，使局部充血，血管扩张，生理废物消散血液循环加快，促进经脉的新陈代谢。轻拍为补，有振奋阳气、温经止痛的作用；重拍为泻，有活血散瘀、消肿散结作用。经络拍打疗法，比较适用于一些跌打旧患、远年风湿关节酸痛、痰湿结节顽固、部位深聚的地方(图 5–1)。

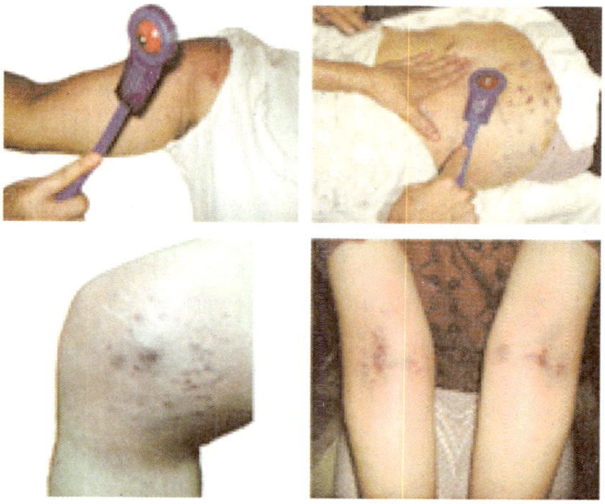

图 5–1 拍打奇效

2. 拍打机理

拍打疗法从表面上看，只是作用在表皮，但事实上并非如此。从现代医学理论来看，拍打所产生的振动频率，能够同时作用于人体经络、神经、血管、皮肤、肌肉、结缔组织等，起到消散、清除组织间沉积的生理、病理废物（痰湿瘀毒），促使新陈代谢旺盛和细胞活化，改善气血运行的状况。

中医讲：瘀血不祛，新血不生。故此拍打疗法的刺激对全身的影响极大，它的作用突出表现在于改善微循环障碍，增强和活跃人体组织再生的能力，从而达到活血、化瘀、消肿、止痛、消脂，增进各种功能的恢复。对于神经系统、运动系统、循环系统、消化系统等的疾患和各种慢性顽固性疾病，都有较好的疗效。特别是对于顽固性肥胖人士的消脂减腹和减肥的稳定性，都有极其重大的实用价值。

3. 拍打工具

除了一般运用手掌、手背外，最好运用一些专用经络拍（图 5–2）。这种保健拍兼有拍、点、刮等多种用途，是综合多门经络点穴的手法特点，集多种古老医疗器械的特长，并经多年来成千上万人的反复实践证明，对于日常保健和一些顽固部位的疾病和穴位是非常有效的。

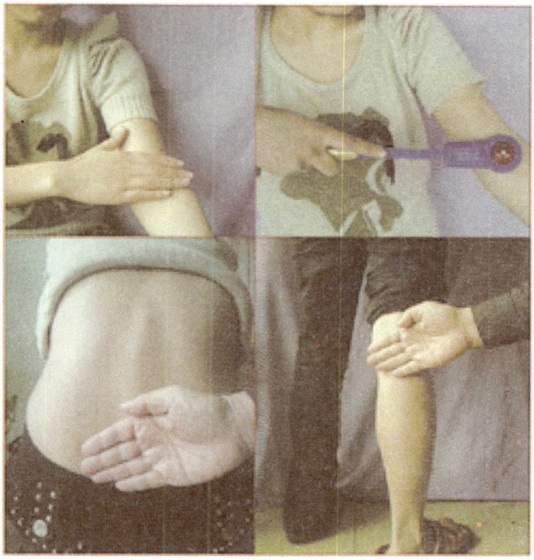

图 5–2 拍打手法

4. 拍打方法

● 持拍式：①手拍——对

某一穴位部位实行拍打，也是点穴手法的一种。用手拍打法是将食指、中指、无名指、小指并拢，拍打时运用腕关节的弹力，可用指腹或指背接触被打部位。②工具拍——握住拍子，食指要按在拍柄上，但不要握太紧，过紧则易于疲劳，也不可过松，过松则不便于进行有力的弹打。拍打时主要是用腕力和指力，而不是用臂力，前臂只起支持手腕上下移动的作用。

●连续拍打法：拍打要有节奏，日常保健拍要运用连续中、轻力量拍打，以患者感到舒服又能令皮肤潮红为度。

●二轻一重三摩法：顽固性疾患用“二轻一重三摩法”，一治疗手法，即在2次轻打之后，再重打1下，然后马上轻轻抚摩被拍打处，以此视为一节。一节后停1~2秒钟后再打，一节连一节地连续拍打，便形成了有旋律的节奏感。有节奏地进行拍打，使患者有一种舒适感。

5．拍打的轻重

拍打用力的轻重，按患者身体的强弱、年龄的大小、初诊、复诊及具体部位等情况可分为三种。

●轻拍法：以患者无痛的感觉自觉舒服为主为轻拍法。拍打时用力比较轻，皮肤慢慢出现潮红，多用于日常保健锻炼身体的拍打法，大多适用于年老体弱者和初诊者。

●中拍法：拍打时用中等力，以患者感觉有点痛但又能忍受的力量为中拍法。比较适合亚健康或病情不重的患者。这是比较常用的手法。

●重拍法：拍打时用力比较重，有痛不可忍的感觉，为重拍法。此法多用于身体比较强壮，病情比较顽固或肌肤麻木不怕痛的患者。最好自己先拍打一下，感受自己究竟能承受多大的力量。犹如古人有句话：“己所不欲，勿施于人。”因为人体的细胞也有一定的承受能力，即使有时对方自觉不痛，但细胞也有可能已经受损。因此即使要用重拍，切记力度也要适可而止。

●承受力的确认：怎样知道一个人的承受力度呢？上肢先拍打肘窝尺泽穴，下肢先拍打窝委中穴（图5-3），拍打时感到很痛或拒拍时，则是这个人的细胞承受力度。整个拍打过程中任何部位的拍打力度，都不能超越这个承受能力。

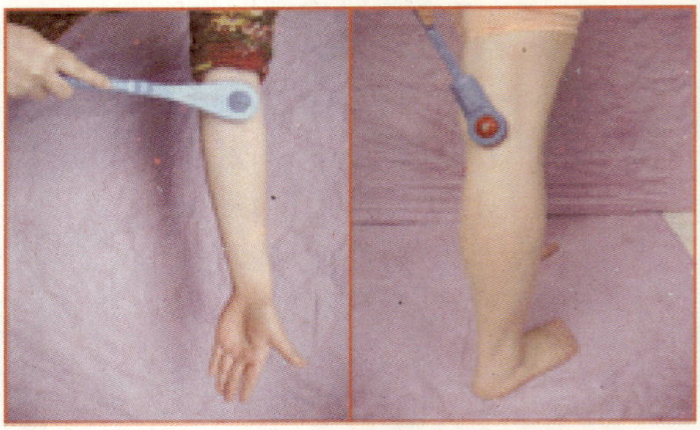

图5-3　拍尺泽、委中，确认人体承受力

6．拍打后症状分析

拍打后肌表一般都会出现以下阳性反应状况（图 5-1）：

- 形状：点状——热、累块——寒、潮红——正常。
- 颜色：红——热、紫——瘀、青——痰湿（脂肪）、黑——毒素。

凡见积滞黑色者，多是长期的慢性病患者或长期服食中、西药，以致毒素的积滞表现和循环障碍的严重表现。

7．拍打后的处理

拍打后积滞物的出现会激活体内的抵抗反应，这些阳性的积滞反应物会逐渐消失。积滞反应物自然消失的时间为：运动员 1～2 天，年轻人或身体体质强壮者 3～5 天，中年人或缺少锻炼的人一般 7 天，老年人或身体虚弱者 7～10 天，特别是体质弱的病人往往 10～20 天以上。拍打后积滞反应物严重者，可选用温灸或温经药物外敷，再配合按摩拔罐手法，促使其迅速消散。

8．拍打要注意的问题

任何患者开始拍打时都要轻拍，让肌体慢慢接受、适应。拍打至潮红后逐渐加力至患者适应为止。不可用力过猛，令患者产生疼痛。对肌肉菲薄处手法宜轻，肌肉肥厚处，在患者适应的情况下手法可略重些。以后根据部位和病情运用中拍手法，实际上轻手法治疗也很有效，只不过拍打时间长一点而已，至累积到一定程度，也非常有效。拍打的次数，特别是中、重手法每部位拍打不宜超过 30 次，如果拍打超过 30 次仍没有阳性反应物，就不宜再拍打。如果拍打几次后就出现阳性反应物，也不宜再拍打该部位。对病程较长，运动和知觉功能迟钝或肌肉萎缩的病人，手法可逐渐加重。因各人的耐受能力不同，会有痛与不痛的反应，不管痛与不痛，拍打关键是一定要掌握在自己能接受不感到痛的耐受力。日常保健还是以舒服保健拍或痛可忍为度。儿童禁忌用中重力的手法拍打。

（二）刮痧疗法——部位一片用刮刷

1．刮痧的神奇

考古学家往往在土地里发现了一块瓦片、木头都去考古研究考证，为什么不去研究一下几千年来各民族民间的许多保持健康的方法呢？我们也不妨考证一下几千年来人类是如何避过许多疾病，古人没有现今这么多药物，究竟祖先还有什么好的养生方法呢?

俗话说:“经常把痧刮,活到八十八。”对民间留传这些话的真实性,经过我近20年的现场随机调查,发现了一个惊人的奥秘:经常刮痧的人最年轻的活到八十四岁,最大的活到103岁,而且关键是这些经常刮痧的人平常都很少生病。这些民间传统疗法,是中华民族对人类健康重大的贡献。所以古老的这些传统方法确实很值得我们去深入研究、实践和开发。用心看看为什么有些部位出痧,有些部位不出痧,有些人容易出痧,有些人不容易出痧。有人出痧后很容易消散,有人出痧后很难消散。

有人说,出痧就是人为地造成了血管的损伤,是毛细血管的破裂。其实,刮痧是将人体多余的热积和粘附在微血管的瘀血生理病理废物清除到血管外,然后经过全身的循环,将刮出的废物从皮肤尿液排出,以保持血管的弹性和空间不会变小,从而保障气血的正常运行。为了解决这一问题,西医一直在提倡服用阿司匹林或用扩张血管的药物,但是中国老祖宗早就观察到这些人体细微的变化,用“经常把痧刮,活到八十八”的方法来提示子孙后代。

刮痧是中国民间古老传统疗法,在民间流传甚广,千百年来,为民众的

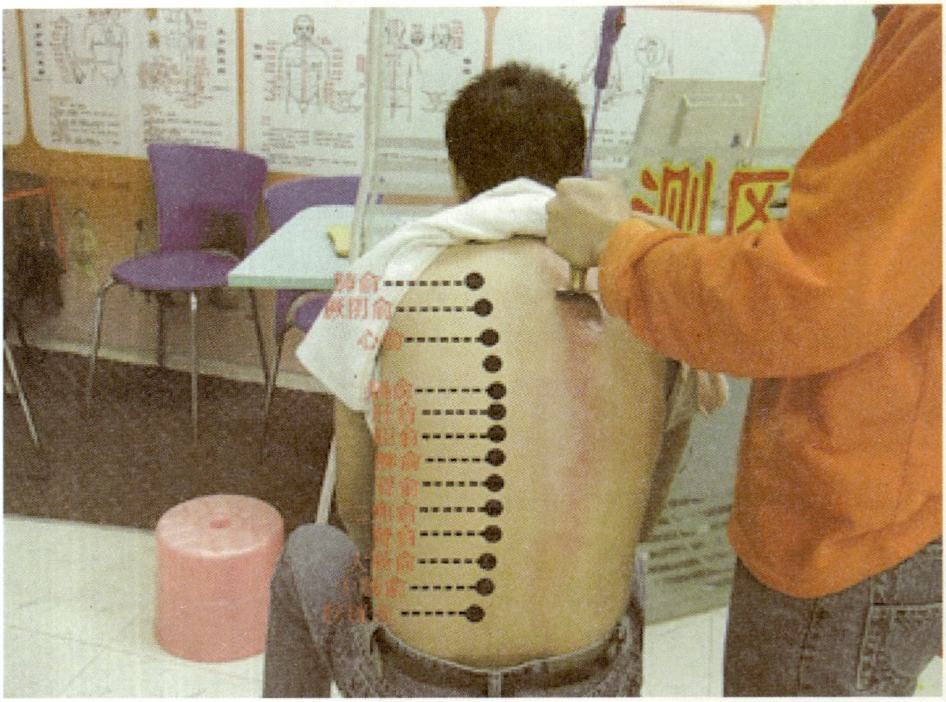

图5-4 背部刮刷

健康作出了卓越的贡献。过去民间刮痧对治疗中暑、感冒、发烧、腹痛、腹泻、寒湿、身痛等，能收到立竿见影的效果，但就是讲不清楚刮痧能治病的道理。经过近年来医学界对刮痧疗法的广泛深入研究和临床上的反复实践，证实了刮痧疗法对多种急、慢性病有立竿见影的效果。经络刮痧比较适合运用在面积大的部位，特别是背部（图 5-4）。

用刮刷器具在人体皮肤上进行反复刮拭后，出现的红花杂点，或呈累块，或产生紫黑色的痧疱，古人也称为“刮痧疗法”。痧的出现，是体内病源的忠实反映，是反映了脏腑生理功能障碍或经气阻滞，而致细胞缺氧，病变。一般情况下，健康身体是不会有痧出现的，即使有痧，也很少，并且痧出现的颜色浅红色而不是紫黑色，很快就会消散。

根据痧出现的部位、颜色、形状和多少，可以较准确地判断疾病的部位和病情的轻重。如颈椎有病变，在颈部刮拭，相应颈椎节段就会有“痧”出现，呈累块，颜色偏紫黑。只要亲眼见过一次，就会认得。有偏头痛的患者，在患侧颈部刮拭会出现痧。而健康的节段和部位则没有痧或出现稀少轻微。这就提示了，有痧的出现，就有病源的存在，从而引导诊治的进行。然而，刮刷的过程，即是病源忠实反映出现的过程，也是进行治疗把病源祛除的过程。有时候刮刷全身很多部位，有多个输穴、多条经脉，多个部位甚至全身广泛的“痧”出现，那就是多个脏腑经脉和器官的病变。“痧”的出现广泛，也可以说病位相对广泛，但不能说是病情就严重。比如：感冒受寒后刮刷肌肤就会出现广泛的痧。但只要感冒治愈，痧立刻就消退。一般外邪感染的症状，刮刷都很快缓解；而一般由于内在生理病理原因引起的疾病，虽然也会出痧，但就不一定能很快治愈了。例如动脉硬化症，在膈俞穴处虽然也出现痧，但动脉病变却一时难以治愈；颈椎病在病变的椎体、节段出现痧，症状可以缓解，但病情一时难以根治。

长时间服药的人，不好运动的人，食物丰腻的人，享受空调很少出汗的人，长时间大便不好的人，小便黄的人，痧的出现会多。由此可知，痧的现象是忠实的、客观的、奥妙的、有着深刻的内在联系，既然是客观存在，就很值得医学人士来研究和探索。

2. 刮痧的机理

经络学说是刮痧治病的理论基础。其作用机制主要体现在：

●调血行气舒筋活络：刮痧疗法，通过物理刺激作用，通过循经走穴在皮肤上反复地刮拭，使气血顺畅，生理功能增强，痉挛粘连的肌筋松解，经络的运行生理功能提高。

●活血化瘀祛瘀排毒：刮痧疗法通过循经走穴在皮肤上反复地刮拭，

使其产生皮肤下组织充血，由于力的作用，可以作用到皮肤下组织和深部的肌肉组织以及骨膜和关节组织。并通过神经感受器的反射作用，可使深部的血流加快，机体的气血顺畅，瘀滞消散，从而排散至机体外。同时，经血脉和细胞灌注新鲜的气血给衰老和病变的细胞补充营养素和氧气，使其活化。

●活化细胞提高抗病能力：通过反复地刮拭，调血行气，活血化瘀，排散了瘀滞在机体内的毒素和废物，改善了脏腑经络和细胞的营养环境和病理状态，使血管和细胞的通透性增强，网状内皮系统的吞噬功能提高，并通过神经系统的刺激反射，促进新陈代谢，令病变组织细胞发生活化，恢复正常功能，提高抗病能力。

●反应病候诊断疾病：机体内部的病变，通过经络的生理、病理传导作用，客观地以痧的现象反映在体表一定的部位。“痧”可以作为集体排泄功能不畅、废物和毒堆积、细胞缺氧的“信号”，为人体的健康和疾病的诊治提供重要的帮助。

刮痧疗法属自然疗法，最大的特点是方法简便易学，无论有无医学基础知识，一学就会，一用就灵，立竿见影。

3．刮刷的手法

●先在治疗部位涂上经络渗透剂，然后用经络刷在该部位或顺经（补）或逆经（泻）或来回（平补平泻）刷至皮肤潮红，毛孔张开。让皮肤有个适应过程，以减少痛苦和加快排毒（图 5–5）。

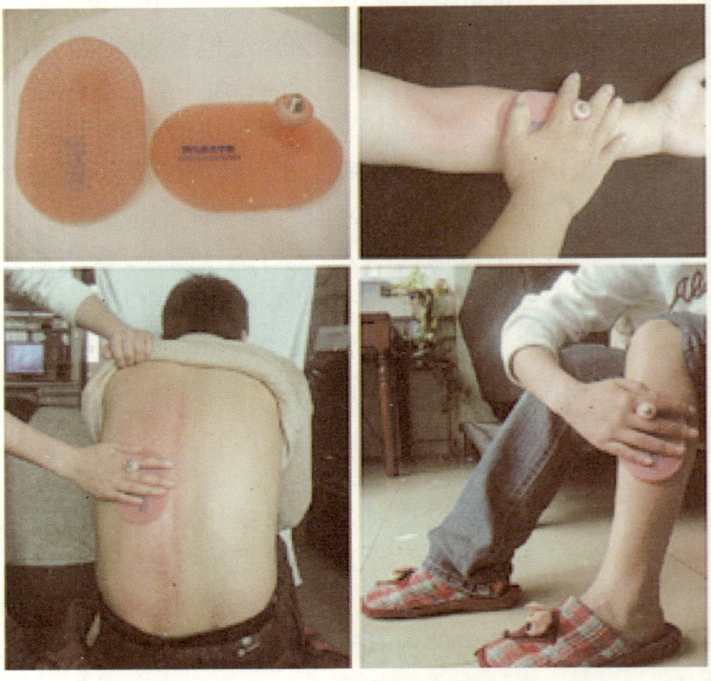

图 5–5　经络手刷

●手持经络刮，取 45° 在皮肤上刮拭，先在患处和需刮的经脉线上的皮肤滴上几滴刮痧油，抹匀后根据病情沿经络走向进行刮拭，一般要求先刮头部、颈项、肩背、四肢部，以后再刮胸部。

●用力由轻逐渐加重，以不产生疼痛为度。随着手法的熟练，尽量做到无痛刮痧。

刮拭每一段经络线路一般20~30次即可，或以皮下出现红色斑点为度。刮完一段，再一段，每段约20厘米，如有骨凸处或皮肤异常，要注意避让，不能硬碰，以免产生疼痛和皮肤破损。

●根据经脉“一息六寸”的内气运行速度，刮刷的循经速度也应取1秒刮20厘米，以求与人体气血速度相符，产生共振以加强疗效。

●刮刷结合的好处，在于先刷后刮能减轻人的痛感。先刮后刷能快速消除身上的痧痕，比较适合爱美的姑娘，特别是外国对中国刮痧的不理解，刮刷结合有利于迅速消除身上的累累痧痕。

●刮刷时力求做到巧、轻、稳、准。刮刷的功用、奥妙很多，只要多实践操作，自然熟能生巧。

4．刮刷的反应与辨病

经络堵塞严重时，轻轻一刮刷痧马上就涌出来，好像早就等在那里要出来似的，严重时甚至全是疙疙瘩瘩的累块。刮刷时皮下会出现痧反应——形状和颜色的反应，称为阳性反应。一般而言，形状有点（如针眼状），有肿块（块小如绿豆，大如蚕豆或成片状）；颜色有青、紫、红、黑。根据中医学的观点，点为热，块为寒，红为风热，紫为瘀热，青为痰湿，黑为寒毒。因此根据刮痧反应，就可以知道人体的寒热虚实状况。由此可见，痧的出现，也是体内疾病的真实反映（图5-6）。

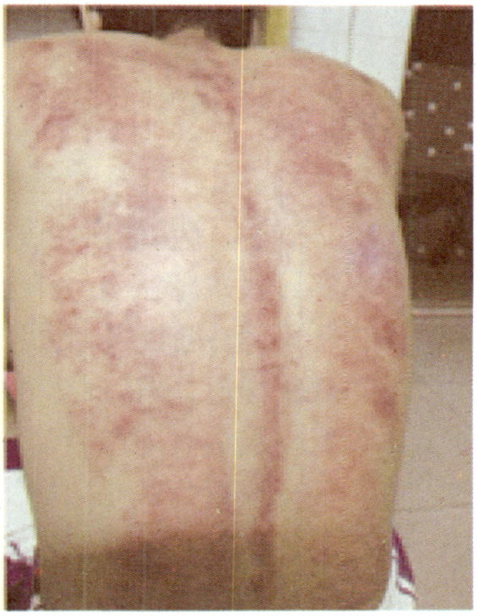

图5-6　痧是体内积热的真实反应

5．刮刷要注意的问题

刮刷时患者要注意避风，热天也不能在风扇、空调下直吹。因为刮刷时，皮下充血，汗腺毛孔扩张，如遇风、寒，不但体内的毒素废物和邪气积热不能向外排散，而且风寒很容易乘虚而入，就容易闭塞。刮痧后2小时内不能吃生冷食物，勿沾冷水。如果刮刷后即吃生冷食物，则会血脉收缩，血流变缓，气滞血瘀。此时如有痛症，则立刻引起疼痛，就算没有痛症也会减弱或破坏刮刷效果。最好是在刮拭前后，喝杯温热开水，促进气血的循环，加速新陈代谢，增强疗效。

刮刷后若无阳性反应，则症状多已缓解；如刮刷后虽无阳性反应，但部位症状仍无缓解者，主要有两个原因：一是病灶点很深，刮刷触及不到；二是体内气血不足。如此则可考虑运用拍打、拔罐、温灸等疗法综合处理，那深层的旧患瘀血就被反映出来了。

几千年成千上万个家庭都在刮痧，仍然有些人心存顾虑：刮痧会不会有什么副作用呀？小心一点是对的，有些人是不适合刮痧。但这副作用跟西药副作用是两个不同概念，西药很多药明明就写上副作用（如对肝肾有损），为什么还要去吃呢？刮痧对脏腑没有什么损伤，但气血很虚弱的重病人不要刮刷。因为这样的人刮出的瘀血不会被带走，出来的痧很久都不下去。孕妇不要刮刷，安全第一。癌症病人也建议不刮刷，以免出现许多不可预知的问题。有出血倾向的人，也不适宜刮刷。总之，世界上有些东西特效和危险并存，没搞清病因情况下也别刮刷。把经络定位保养康复更能发挥经络的长处，反之把西医定位治疗比保养更能发挥其长处。

（三）拔罐疗法——胀痛固定用拔罐

1. 拔罐的奇效

拔罐疗法有数千年的历史，由于方便易行，适用于家庭保健，广泛流传于民间。近年来，随着医疗实践的不断发展，治疗范围也进一步扩大。临床要掌握好，凡经络、穴位部位胀痛固定的适用拔罐法。特别胃胀、胃痛、腹胀、腹痛、腰酸背痛、情志抑郁、痰湿结节、肥胖等更适应（图 5-7）。

拔罐疗法是以罐为工具，利用燃烧的热力或抽真空的原理，排去其中的空气，产生负压，使之吸着于皮肤，造成被拔部位的皮肤郁血现象，以达到治疗疾病目的的方法，又称为郁血疗法。

拔罐疗法具有祛湿逐寒，泄热除毒，疏通经脉，行气活血，消肿止痛等作用。凡有病理变化的经络、穴位部位，都以气滞血瘀、痰湿、脂肪闭阻不畅为其共同病理基础。对有病理变化的经络、穴位或病灶进行拔罐，通过负压的吸引作用，主要具有以下几方面的作用：

- 排除邪气：可以将充斥于体表病灶、经络、穴位乃至深层组织器官内的风、寒、痰湿、脂肪、瘀血、火热、脓毒等各种邪气从皮毛吸引而出，从而使经络得以畅通。
- 调整气血：很多疾病发生时，都表现出组织器官血液流通不畅，血

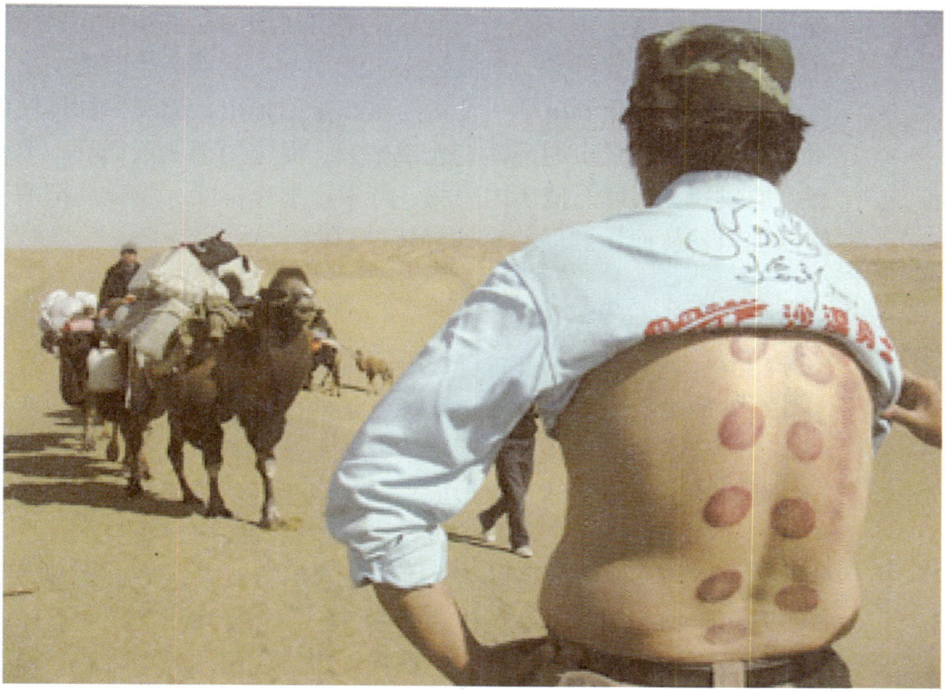

图 5-7　沙漠里拔罐

管紧闭，使血液供应减少，或是血管不同程度麻痹，使血流缓慢，代谢产物不能顺利排除。通过经络穴位拔罐，令到皮肤潮红，血液循环加快，从而使新陈代谢旺盛，细胞营养状况改善，血管的紧张度与黏膜的渗透性改变，淋巴循环加速，细胞吞噬作用增强。

●调节神经系统平衡：吸拔刺激皮肤对该部位的神经末梢和毛细胞血管产生调节功能，促使神经系统恢复平衡，令人即刻感到轻松止痛，病情随之好转或痊愈。

●提高吞噬细胞功能：在实践中观察到，第一次被吸拔的部位有瘀血斑，过 1~2 天后，在该瘀血斑的表面做第二次吸拔，次日瘀血斑消退极快，甚至完全消退。这个现象表明，吸拔刺激能动员吞噬细胞，“吃掉”瘀血。根据这个原理吸拔人体任何部位，都可以激发吞噬作用的加强，有助排出异物，特别是有助于消散脂肪结节。

2. 拔罐的机理

拔罐疗法是一种刺激疗法，将罐内空气抽出而形成负压，从而使局部组织高度充血，产生刺激作用。一方面人体在火罐负压吸拔的时候，皮肤表面有大量气泡溢出，这些气泡只能来自血液和局部组织；另一方面负压使局部的毛细血管破裂，血液溢入组织间隙，从而产生瘀血，出现自家溶血现象。红细胞受到破坏，大量的血红蛋白释出，起到一种良性的刺激作用，使毛细血管发生通透性变化或破裂，促进局部血液循环，改善充血状态，加强新陈代谢，使体内废物、毒素，加速排除，增强局部耐受性及机体抵抗力，从而达到促使疾病好转的目的。

3．罐的种类

罐的种类一般离不开三种类型：

●玻璃罐：用玻璃制成。其优点是质地透明，可清楚地观察罐内皮肤的瘀血程度，便于掌握起罐时间，缺点是容易破碎。

●竹罐：用坚固圆竹筒做成。其优点是轻巧价廉，不易跌碎，取材容易，制作方便；缺点是不利于观察罐内皮肤的反应变化。

●真空罐：现已运用科学手段制成透明塑料罐，上置活塞，用来抽气。优点是可根据病情需要掌握拔罐松紧，使用轻巧，便于携带，且不需用火来燃烧排气。比较安全，是今后家庭拔罐广泛应用的方向。

4．拔罐的方法（图 5-8）

●局部拔罐法：在临床上，人体的组织和器官发生病变时，多会以痛

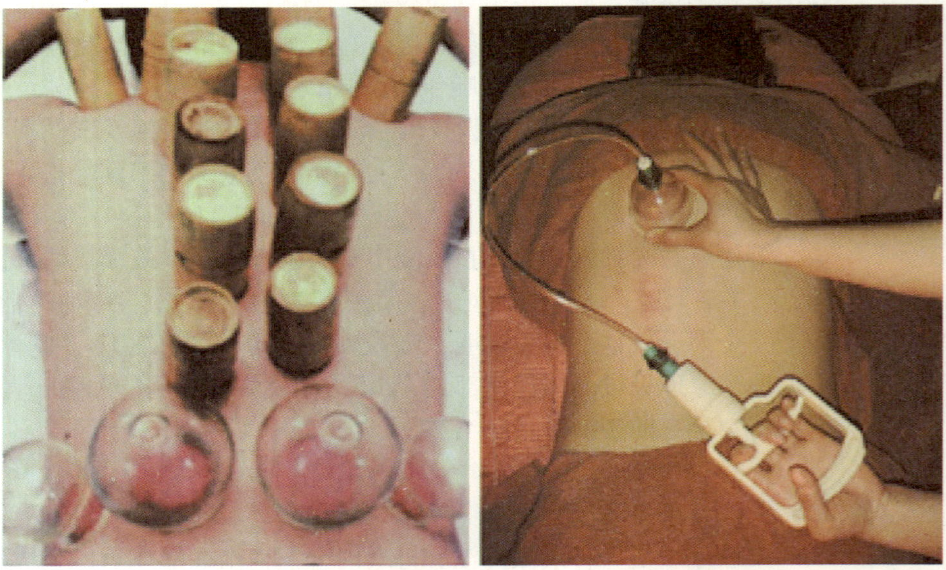

图 5-8　拔罐、走罐

的信号报告危机，我们可以在某一个痛处部位拔火罐。身体大部分部位，都可以这样处理。

●刺络拔罐法：是皮肤针加拔罐的方法，特别适合顽固性的痛点或者旧患处。

●走罐法：走罐法是拔罐疗法的一种循经走穴的方法。在病变部位涂以适量经络油，借助拔罐原理，产生负压使之吸附于皮肤，然后用手推动杯罐在病变部位来回活动，从而使皮肤产生潮红或郁血的现象，以防治疾病的一种方法。走罐法分为：①局部走罐：以病变部位为中心，进行较小范围的上、下、左、右旋转。②循经走罐：以与病变相关联的经脉为主，进行较大范围的循经走罐治疗。

5．拔罐的时限及疗程

拔罐的刺激时限，一般需5~30分钟不等，以局部皮肤出现潮红或痧点为度，其他罐法就应根据病情需要。一般而言，拔罐至皮肤潮红为补，紫、瘀、黑为泻。拔的时间以觉得舒服为准，气血虚弱的就少拔一会儿。但是湿气较重的人很容易起泡（尽管起泡疗效更好），但拔的时间不要太长，也不要拔得太紧。所有治疗结束后一般喝杯热水休息5～10分钟才让患者离开。

拔罐疗法具有明显的缓解胀痛作用，无论内科的头痛、腹痛、胆绞痛、风湿痛乃至于癌性疼痛等，还是软组织急慢性损伤（如落枕、急性腰扭伤等），皆可即时见效。从所选择部位来看，一般均为疼痛明显之处或压痛处（即阿是穴）。压痛处是气滞血瘀所在，许多疾病无不与痰湿瘀热毒壅滞有关。总之，临床主要掌握病变部位胀痛固定的，用拔法。

6．拔罐注意事项

●本疗法应用于面积较大、肌肉丰厚之部位。走罐前，在罐口或皮肤上一定要涂上经络油，一则便于推动，减少疼痛；二则防预皮肤损伤；三则加强药物作用。

●推罐时，动作缓慢，用力均匀，要求罐口有一定的倾斜度，即后半边着力，前半边略提起，这样上、下、左、右地移动，就不会产生较大的阻力。

●皮肤有过敏、溃疡、水肿及大血管分部位，不宜使用本法。

●起罐时手法轻缓，以一手抵住罐边皮肤，按压一下，使气漏入，罐子即能脱下，不可硬拉或旋动。

●拔罐后一般局部皮肤会呈现红晕或紫绀色瘀血斑，此为正常现象，可自行消退，如局部瘀血严重者，不宜在原位再拔。由于身体湿气重或留罐时间过长而引起的皮肤水泡，需用针刺破，后用棉球压吸出液，绝不能用手去摸，数天后可愈。

●被吸拔的皮肤常会出现积血紫斑，或有轻微触痛，都属于拔罐的治疗效应，身体好的人 2~3 天后会自然消退。

（四）温灸疗法——虚寒怕冷用温灸

1．温灸的神奇

原始社会的人们在围火取暖中，发现温热能消除身体某些病痛，或者在利用火的过程中，偶然不慎被火灼伤了某处，却反而减轻了某种疾病的症状。在这个基础上，于是就逐步发展为温灸法。随着温灸法的盛行，施灸用的材料也越来越多样化，操作方法越来越丰富。随着现代科学的发展，远红外线“电热灸”应时而生，很多温灸法得到不同程度的改进。

古人讲：“虚者灸之，使火气以助元气也；实者灸之，使实邪随火气而发散也；寒者灸之，使其气复温也；热者灸之，引郁热之气外发。”温灸法

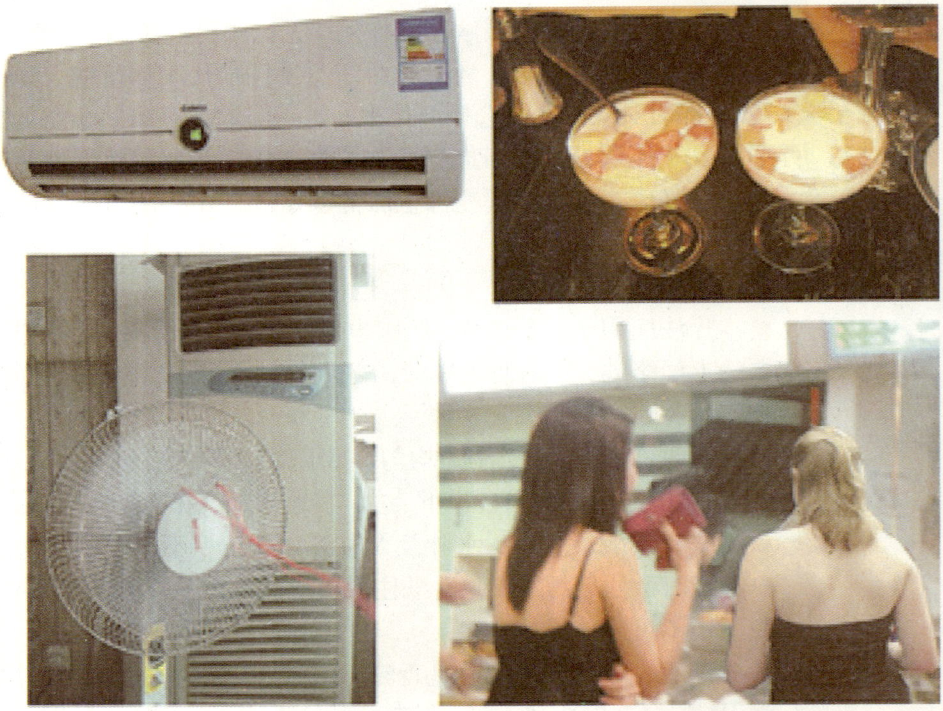

图 5-9　空调、风扇、冷饮、时装对人的影响

可单纯使用，也可与其他配合应用，因此，其治病范围非常广泛；各有所长，或有专治。

温灸法应用范围非常广泛，既治疗很多慢性病，又治疗一些急症、危症；日常生活中体质虚寒、手足冰凉、怕冷部位，特别是热天怕热多汗、冬天怕冷手足冰冷最适合温灸。

特别是现代社会，空调、冰箱、风扇、时装的出现，许多人为了贪图一时的舒服，祸延一生，致使人体从内到外都受到寒气的影响（图5–9）。实际上现代许多人体难以解决的、不明原因的、所谓的奇难杂症，无不与寒气有关。

温灸法是中国传统医学的组成部分之一，是我国医学古老而又独特的一种医疗方法，它和其他疗法一样，也是在祖国医学基本理论指导下，依据脏腑、经络、阴阳五行等进行辨证论治的。利用艾或某种易燃材料和某种药物，在穴位上烧灼、熏熨和贴敷，使其产生温热性或化学性的刺激，通过经络穴位的作用而达到治病的目的。它之所以有较好临床疗效，是由于它具有温经散寒、调和气血、消肿止痛、解毒生肌、回阳固脱等作用。不论整体或局部，只要虚寒怕冷都可用温灸。

2. 温灸机理

●温经散寒、调气和血：温灸法是通过对经络穴位的温热性刺激，以加强机体气血运行，而达到临床治疗的目的。《黄帝内经》讲："陷下者，脉血结于中，中有蓄血，血寒，故宜灸之。"古人讲："血见热则行，见寒则凝。"由此可见灸法有温经散寒、调气和血的作用。

●回阳固脱：温灸法尚有回阳固脱之功。《伤寒论》讲："下利，手足厥冷，无脉者，灸之。"《扁鹊心书》也指出"若能早灸，自然阳气不绝。"由此可见，温灸法有温阳固脱的功效。

●消肿止痛、解毒生肌。

●保健防病：《针灸大成》也有"若要安，三里常不干"的论述。据资料介绍，日本北海道有一个长寿村，大部分人的年龄都在百岁以上，除了吃鱼的习惯以外，日常就只懂得艾灸足三里一个穴位。

现时，市面上都有清艾条和药艾条。但一般城市家庭、美容院都有空调，不适宜长期用艾条温灸。现时自我温灸保健已经有了很大的改进，各种各样的温灸器应运而生，无烟温灸疗法、电热远红外线温灸疗法，能给患者较长时间的热量，舒适的刺激，更适合现代人的家庭需要，所以令温灸也逐渐进入千家万户。

3. 温灸法的操作

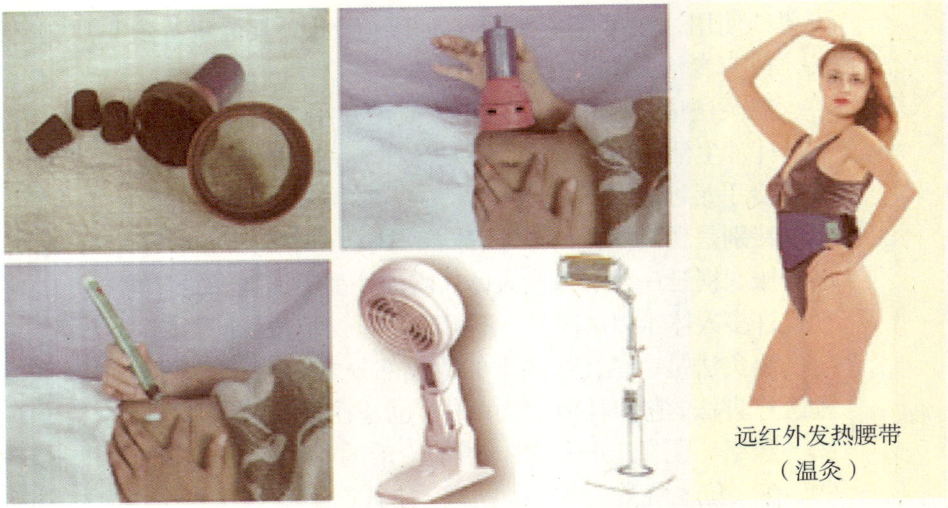

图 5-10　温灸法

●悬灸法：一手持艾条，以掌根为支撑点保持艾条的稳定，另一手食、中指分开按在所灸部位，以防过热灼伤患者（图 5-10）。在施灸部位上方，上下移动艾条。温灸距离一般以患者自我感觉微温便可，随着身体的强壮变化，温灸距离可在 2 ~ 10 厘米变化，如果艾火距离部位有 5 厘米以上也感到温热，一般症状已得到明显改善。

●隔盐灸：是用食盐做间隔物而施灸的一种温灸法。取食盐适量，纳入脐中，使与脐平（图 5-10）。本法具有回阳救逆，益气固脱之功效，对于热天怕热大汗之人，疗效非常显著。

●温盒灸（图 5-10）：是用一种特制的盒灸具，内装无烟艾粒固定在一定部位而施灸的一种方法。施灸时，把温灸盒于所选的部位中央，点燃艾粒后，对准穴位放便可，每次每穴灸 15~30 分钟。此法适用于各种常见病的治疗，是比较安全和方便的一种自我保健温灸法。

●电热远红外温灸法：运用能发出远红外线的碳纤维陶瓷等材料作为热源而温灸的方法，比较适合家庭日常保健用（图 5-10）。

4. 灸法注意事项

●灸法的程序。一般是先灸上部，后灸下部；先背部，后腹部；先头部，后四肢；先灸阳经，后灸阴经。

●初次温灸不可贪热太靠近皮肤。特别是虚寒体质之人，对温热不敏感，总以为不够热。许多临床证实，过热、时间过长很容易形成局部高温灼伤，一旦温热灼伤红肿，最好马上用酒精外涂多次以散发热能。

●施灸后，皮肤多有红晕灼热感，不需处理，即可消失。如灸后皮肤起泡，可用消毒针头穿破放出液体，及时处理。

●施灸过程中，严防艾火烧坏病人衣服、被褥等物，施灸完毕，必须把艾卷艾柱彻底熄灭，以免引起火灾。

禁灸或慎灸的穴位有睛明、丝竹空、瞳子髎、人迎、经渠、曲泽、委中等。

（五）经穴手法——日常保健拍推揉

1. 经络点穴的神奇

经络点穴，在中国流传了几千年，但并不像电影、小说讲得那么神奇。当然，如果用足够的力量，一定的手法，突然点击人体某些重要穴位，是可以令人受伤致命的。由于骤然采取伤害性重刺激敏感穴位部位，则容易引起难以解除的神经症状，以致被传为点中穴道。一般来说，这种手法只是用于敌对方面的搏击用。实际上，日常经穴按摩手法则恰恰相反，主要是用于缓解肌肉紧张疲劳，疏通经脉，促进气血的循环，从而达到日常保健和治疗某些疾病的功效。

人体天然就有一种抵抗外邪抗御疾病的功能，问题是在于我们用什么方法去把人体的这种能力调动出来。经络穴位就是人体激发和调动这种能力的系统，日常针对经穴系统进行经穴按摩就是对人体各大系统最好的保养。

2. 经络点穴基本手法

经穴点穴手法，流传至今，变化颇多，不过纵观各种手法的变化，也无非都是通过力的大小、力的作用持续时间和力的方向三大要素而化生出各种手法的变化。现介绍常用的五种基本手法切、按、点、推、揉（图5-11）：

用指甲垂直用力向下切，就是切法。

方向垂直力均持续向下压就是按法。按法根据力的大小变化则有轻按重按之别；根据发力的部位不同，则可变化为指按、掌按等。

用手指垂直用力有时间频率的变化，则为点法。

方向以垂直力下压，加上直线前进的合力，就是推法。随着垂直力的减轻和推进力的加快，则可演化为推法，又分为指推、掌推等。

方向以垂直力向下按，加上不断回旋运动的合力的摩，便成为揉法。揉法同样可化生出指揉、掌揉等。

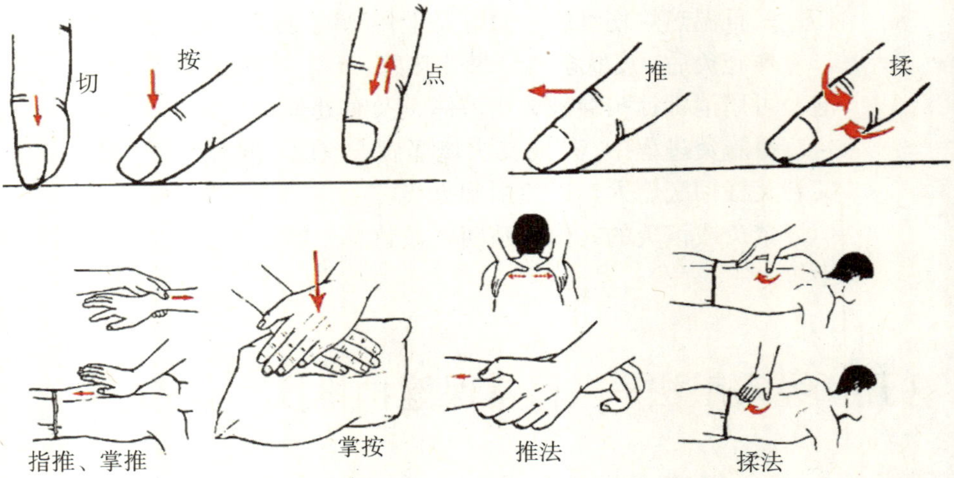

图 5-11　五种手法基础：切法、按法、点法、推法、揉法

3．经络点穴的机理

●切法：用指甲垂直力下切，有开窍醒神之功，多用于开穴、急救、疼痛及瘫痪症。

●点法：使经脉经筋受到震动，从而使痉挛缓解，阻滞消散，壅塞复通，使经络系统畅通无阻地加速运行而达到祛除病邪、防病治病的功效。点法一般多用快手法，因为快方能化生热量，令穴位周围皮肤潮红微热。点法有轻、重之分，又有不同的作用：轻点气聚，有强壮机能作用；重点散结，有活血散瘀作用。

●按法：可直接改变气血在经络中的来去状况。轻按则有通经络、活气血的作用；重按则有舒郁结、消肿痛的作用。临床常用于风湿性疼痛、麻痹性功能障碍等。

●推法：是着力于患者软组织的表面，进行上、下、左、右推动。轻则为补，有补气行血、温养肌肤的作用；重则为泻，有行气活血、疏泻积滞、宣化壅塞的作用。

●揉法：是按和摩两种手法相结合的动作。按是重手按住肌肉不动使之抑制，摩是轻手摩着皮肤不停使之兴奋。揉是按、摩结合发挥。揉法的刺激，在穴位组织中引起酸、麻、热、胀、痛的感觉，能使穴位组织发生变化，引起生理上的机能调节，促进血液循环，而增强抵抗疾病的能力。这一手法，在整个点穴中是非常重要的。因而，在临床应用上可谓极为广泛。揉法具有调节阴阳平衡，能补虚、泻实，轻则为补，有揉和气血、温养肌肤的作用；重则为泻，有通络散结、活血化瘀的作用。揉法的应用范围较广，全身各部都可以用，是经络点穴疗法中的主要手法，多用于治疗各种功能性失调的疾病。

4．手法原则

●功夫在于"寻"。经穴按摩手法，要达到疗效，非仅外表功夫，实是内在之功夫，好像中医把脉一样。况且穴位都在筋骨之间，肌肉厚实之处，隐藏而不露。在经络点穴疗法中，很强调经络穴位的反应而随时作出手法的变化，特别是穴下反应，关键在于"寻"。而"寻"的功夫则在于手指的敏感反应，常人多心中了了，指下难明。治病救人则贵乎细微，手法练习关键在于心力的练习，务令得之于手，而应之于心。一旦临症，得心所存之神，意所忘之虑，鼻所出入之呼吸，尽附于指头，自可心灵手巧。犹如钓鱼一样，有经验的人只要浮标一动便知水下状况，点穴何尝不是这样。一旦临症，机触于外，而巧生于内，手之所到，法之所施，患者不知其苦，这就是经穴按摩的临床意义。所谓法则如斯，巧拙在人，所以经穴按摩多以指法的灵活运用和敏感反应为主要目的。

●"得气"是关键。穴位得气关键在于穴位有没有产生酸、麻、胀、热、痛的反应。所以穴位不论任何手法，只有能令到穴位产生"得气"反应，往往疗效才明显。社会上许多保健按摩院很机械地规定，每次做多长时间，每穴做多少次，甚至随便摩摩完成任务就算了，所以许多人去做经络按摩保健都没有什么效果，就是穴位没有得气的缘故。

●力度要恰当。经穴按摩的应用，主要是用于调整人体机能的平衡，使受阻滞的经络穴位和体表组织在不加深阻滞或损伤的前提下，消除不利因素，通过疏通经络，刺激穴位，主动地使机体机能迅速恢复。因而，经穴按摩手法的关键，在于一个"平"字。因此，应根据穴位得气的情况和病人的反应，而调整不同的手法，不应猛然大力取穴或骤然放松。因为猛然刺激不但使原有的紧张不能解除，反而加重其症状，达不到治疗的目的。特别在重刺激神经穴位时，如骤然起手，或病人受重刺激后而本能地反应离开，则容易引起难以解除的神经症状，而令人自觉难受万分。因而不管何种手法，点穴中力量的运用要恰当，主要是疏通经脉气血，缓解肌肉筋骨的紧张，调节经络气血的补泻。

5．善用工具

经络点穴手法一般是用手施展治疗技术的，但对多人次、长时间地操作，医者手指和手腕容易受伤和劳损，体力消耗较大。特别是针灸的技术，这对少数病人操作是可以的，但对多数病人就勉为其难。为了提高治疗效果，通过多年来的临床实践，有时运用各种经络工具操作，其准确、深透、效能甚好。目前已为很多医者所采用，都取得了较好的疗效，不仅使患者感到舒适，增强了疗效，而且减少了医者的体力消耗。特别是普及经络健康教育，使老百姓容易掌握、易于推广，使经络文化来自传统，回报百姓（图 5-12）。

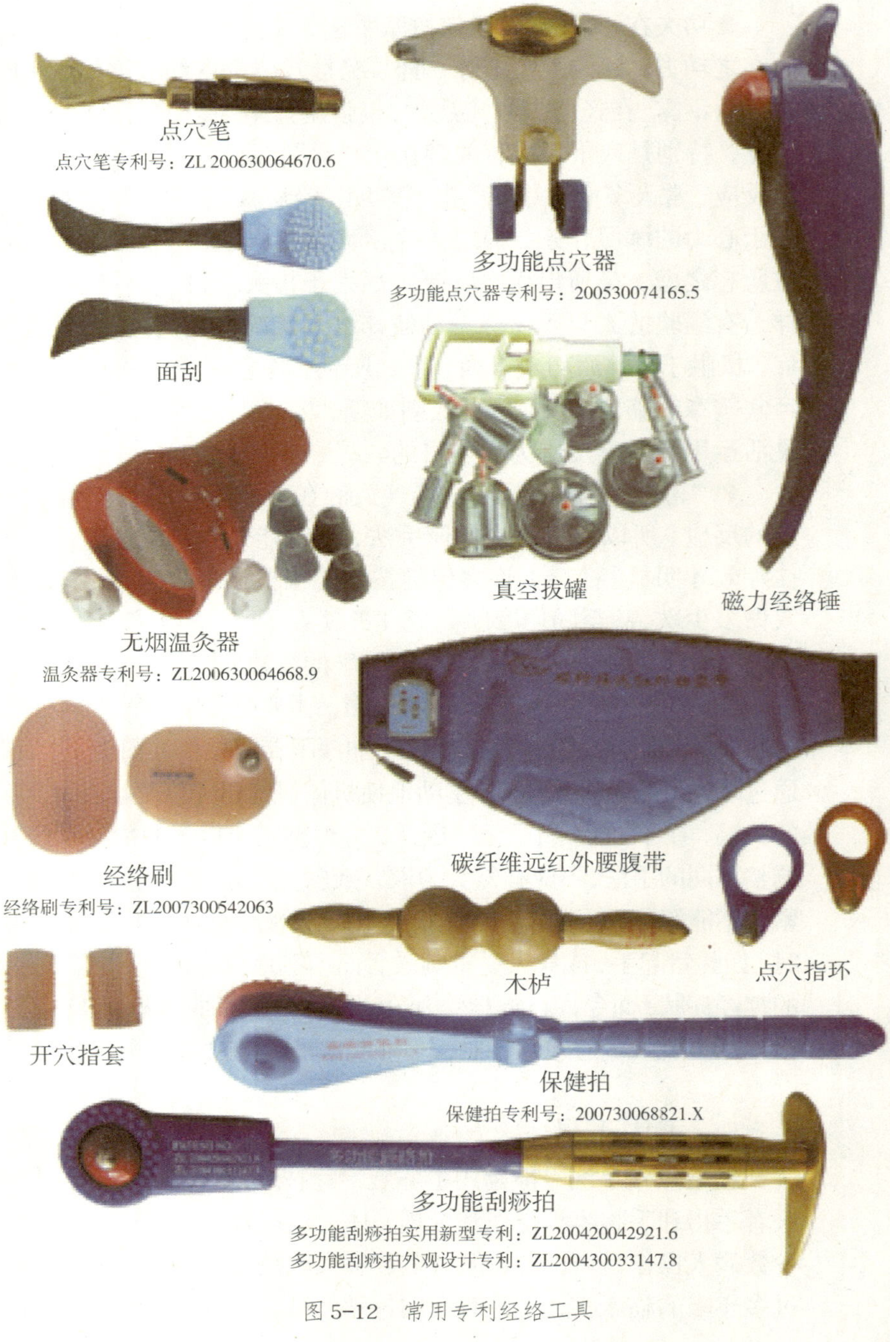

图 5-12　常用专利经络工具

（六）手法关键五对应

手法关键要五对应：对部位、对经络、对穴位、对症状、对手感（反应）。很多人在做经络手法时下手之际没有用心。什么叫用心？你根据什么要用这种手法？你为什么要用这种手法而不是用其他的手法？如何才能保证手法有疗效？这种手法主要解决什么问题？

经穴按摩的时候，手的对应手法就是我的语言，它要和病人身体发生对话，而不是毫无目的地我行我素，只管完成任务。治疗的过程就是一个身心交流的过程，必须学会倾听病人急切要表达的，身体发出的语言，任何细小的问题，每一个手法都要问一个为什么，你的效果就一定好。万事万物，随便就会得到随便的结果。

● 对部位：下手之前，先寻找部位，找阿是穴。有些部位穴位痛点不经过动作变化，是不一定能确认的。例如肩周炎，腰腿痛不屈伸到一定动作，阿是穴是找不出来的。

● 对症状：观察该部位的异常状况，痰湿瘀毒结节，红肿热痛，酸麻胀冷，辨寒热虚实。

● 对经络：明代医家喻嘉言指出：不明脏腑经络，开口动手便错。根据“经脉所过主治所在”的经脉治疗原则，确认部位所属经脉及所属经脉表现的症状，如无该经的表现症状，则考虑是否有传经病变的反应了。

● 对穴位：循经寻找该部位对应的穴位治疗点和全息反射点。

● 对手感：经穴按摩最关键的是手感反应，所谓：“机触于外，而巧生于内”。当人体发生病变时或各种手法治疗后，在相应的某部位，除了观察到阳性反应外，手的触摸会感觉到阳性物（结节物），障碍阻力、拒按、皮肤温度及酸麻胀痛的肌体反应等。

以前跟师父学习针灸，每针必摩，原来是下针先找感觉，可惜现在一些搞针灸的人，见穴就针，已经失去了手感这种疗效感应。其实，根据手感的反应情况，作出准确的取穴位置和随时变换手法，十分重要。

（七）怎样找到最有效的治疗点

1. 找痛点（阿是穴）

日常生活中判断疾病的一个重要依据就是“阿是穴”，也就是痛点。阿是穴是人体的一种治疗警告信号，是经络阻滞缺氧指标很高的地方，也是平常病人感觉痛的地方。问题是很多阿是穴要有一定的动作才能寻找到的，特别是颈椎病、肩周炎，颈、手不转到一定程度就不一定能找得到痛点根源，所以找到真正的痛点是很关键的。在日常生活中，用心去感受每条经络上的感觉很重要，因为当你用心慢慢地沿经络按压时，你会感觉有些地方酸痛，有些地方刺痛，有些地方发肿，有些地方拒按，有些地方有结节。这些都是阿是穴，这时你的手法的重点最好先放在最痛点上，越是痛感明显，越要坚持多刺激，这样你身体的疾病才能很快好转。

2. 找经络全息对应点

阿是穴是疾病的反应点、痛点，但有时不一定是根源点，所以就要找经络全息对应点。

一条经络上的任何一个地方堵住了，都能造成整条经络的障碍，也会影响到不同的经络和脏腑。好像我们坐的汽车不走了，不一定是我们的汽车坏了，有时是远处的地方交通事故影响了一连串的不通。

多数不明原因的疼痛可能都是经络痛，多数时候必须触压才会有痛感，到了问题严重时，才会不碰也痛。因此当发生不明原因的疼痛时，应先看经络图找痛点和经络全息对应点，直接按摩经络痛点和经络全息对应点，多半能够缓解疼痛，甚至立竿见影。

根据“经络所过，主治所在”的治疗原则，对照本经所表现的症状，拍打所对应的经络，就是最好的经络保养方法。在进行经络拍打时，只要沿着经脉循行的路线，就可以找到疾病的对应点（见《实用经络点穴疗法》一书），就可以刺激到经脉的经气，经络穴位就会自动起到应有的双向调节作用。至于经脉上的穴位，只不过经络线上气血比较聚集的一个点。根据“宁失其穴，勿失其经”的治疗原则，只要能找到正确的经脉循行路线，就能刺激到很多对应的穴位。所以日常刺激拍打保养经脉，就像警察经常在维持交通秩序一样，才能保证人体经络的疏通。这样就符合了经脉“通则不痛，痛则不通”的经络医疗大法。

3. 找结节点

虽然阿是穴都是平常病人感觉最痛的地方，但常常不是最严重的地方。最严重的地方通常是麻木不仁、有结节的部位。根据循经取穴的治疗原则，在确认痛点的经上，循经取穴，找到对应的“结节点”，运用五大手法就能对症施治，提高疗效。

至于生了大病，那就还要考虑运用上病下治、前痛后治、相生相克隔经治疗了。这就是中医所提到的五行相生相克的关系，老中医之所以有水平，就是知道运用五行的相生相克隔经治疗。早年跟随的老中医，不管中药和点穴，都善于运用隔经治疗，实际上是把经络看通透了，故很有疗效。

（八）综合运用最关键

西医做手术往往先准备一套手术包，一般一台手术最少都有22件不同的器械，才能配合完成一套手术。经络治疗发展到今天，已经不止针灸这么简单了，也派生了许多治疗方法。不过，从民间流传至今，作为千家万户老百姓日常保养的手法，基本上都以按摩、拍打、刮痧、拔罐、针灸等手法为主。

人之所以得病，最根本无非也就是寒、热或寒热错综复杂。比如有些人上热下寒，上面咽喉炎，下面手脚凉；有些人冬天怕冷，夏天怕热；有些人感冒，头上发高烧，身上又盖被子。因此，各种手法的刺激无非也分补泻作用。

一般而言，刮痧、拍打、拔罐是常用的清泻手法，而温灸、点穴、按摩却是常用的温补手法。如果清泻手法太过了，则可以马上用温补手法予以平衡调节。如果温补太过了，又可以马上运用清泻手法平衡调节，以马上达到最佳的治疗效果。这是善用各种手法的特长，如果非用温灸来泻，用针刺来补，那就已经到了专家的范畴了，日常也不实用。俗话说杀鸡焉用牛刀？总之要善用方法、善用工具，是很重要的。不论按摩、拍打、刮痧、拔罐、温灸等各种手法，无非都是给经络一种良性刺激，以促进气血的循环畅通。既然五大经络手法各有特色，综合运用手法，就能发挥经络穴位的最大效用。

有一次一个患者来找我，他肩周发炎部位连日来红肿热痛非常厉害，连入睡都难，我用刮痧配拔罐这么简单的清泻手法，患者立刻觉得从未有过的舒服，手马上就能抬起来。谁料，第二天红肿热痛更加严重，我当时非常纳闷：昨天明明清泻后的效果非常明显，咋今天又比昨天严重呢？细问之下，原来患者刮痧拔罐后马上又赶到大医院进行温灸治疗，自认为双管齐下可以快点好。殊料温灸完成后马上恢复原来的又红又肿又痛的症状。我一下子明白了，为什么病情反复一直不好呢？原来红肿热痛本身就要用清泻的方法，但是患者一直都用了温灸的方法！炎字本身是2个火字构成的嘛！温灸再加一个火变成焱，那能不痛呢？！我马上告知患者：是因为你现在的病情不适合温灸法。你觉得哪一样方法最有疗效，你先选择一种治疗吧。病人马上明白，还是选择我的方法，肩周炎很快就好了。

拍、刮、拔是把堵塞推走，温灸、按摩是把新的气血引进来。综合运用手法，一方面除旧，一方面布新，才是最好的手法。

综合手法的运用不要拘泥于哪一种手法最好，犹如人参萝卜哪个好，不要学了拍打只说拍打好，学了刮痧只说刮痧好……世界上存在的必有它存在的道理。关键是对症用药，对症用法。中医有一句话讲：药无分贵贱，效者是灵丹。特别是疾病的发生，并非一朝一夕形成，也并非一条经络发生，犹如26个英文字母，但相互组合就构成了成千上万个不同的单词。十四经脉每条都各司其职，但是各经络一旦相互影响交织在一起，也同样会发生成千上万种奇难杂症。所以综合运用是关键，自我感觉最重要，有效就是好方法。

（九）使用经络穴位要注意的问题

1．不要超越人的忍受能力

生活中很多人都喜欢按自己的意愿行事，全然不顾别人的感受，但在运用经络手法上，就不能不注意别人的忍受能力了。因为痛是一个人的本能反应，当运用各种手法超越人的忍受能力时，不可忍就是表示身体的细胞就要超越其生理的忍受能力，就要受到损害了。所以在进行经络手法时，千万不要超越人的忍受能力。下山时，师父送给我一句话：治不好病人不重要，没有一个医生包治百病，重要的是不要治坏一个病人，宁肯原症交还，不要为了钱去拖延病人。就是这句话，让我一生受用。

特别是对老弱病残：极度疲劳和初诊者，尤其应注意。最好以轻手法或舒服手法开始，让机体有一个适应过程。

2．坚持疗程很重要

要发挥经络穴位的优势、收到预期的效果，坚持疗程很重要，俗话说伤筋动骨一百天。六腑问题要坚持3个月，五脏问题要坚持半年，养生保健要形成良好的习惯。

3．禁忌证

- 急性传染病；
- 严重的皮肤病；
- 各种恶性肿瘤的局部；
- 精神病；
- 孕妇；
- 骨折、骨裂等骨伤病；
- 各种烫、火伤的患部；
- 病情危重者。

六　如何保养经络

六　如何保养经络

（一）经络保养的四大关键区

阴阳调节指趾头，
疼痛关键拍关节，
慢性疾病刮腰背，
健康长寿温腹部。

这四句话揭示了人体指趾头主平衡，关节部主痛，腰背部主病和腹部主命的经络长寿秘诀。

1．指、趾头多揉揉，大病小病不用愁

人体指、趾端甲根部均分布着十二经脉中的井穴，这十二个井穴正是经脉交替之处，也是经脉气血所出之处，犹如经脉的源头，称为十二井穴（图6-1）。《黄帝内经》说："阴阳交泰生动气，动气者十二经之根本。"也就是说只要阴阳交泰就能产生动气。套用一句现代人俗语：男女搭配，干活不累。为什么男女在一起干活就不累呢？这就是阴阳的奥妙。由于井穴正分布在指、趾端，处于人体经脉阴阳交接之处，又是经脉的终、始穴，又由于甲根起源的经气能灌输五脏六腑，故井穴就是人体经脉产生动气的源头。指、

趾端的井穴有调节、纠正人体阴经阳经失调的作用，在治疗上常用于清热、急救和保健。

所有动物为生存四肢每天都运动，用指、趾头去挖去爬去寻找食物。天

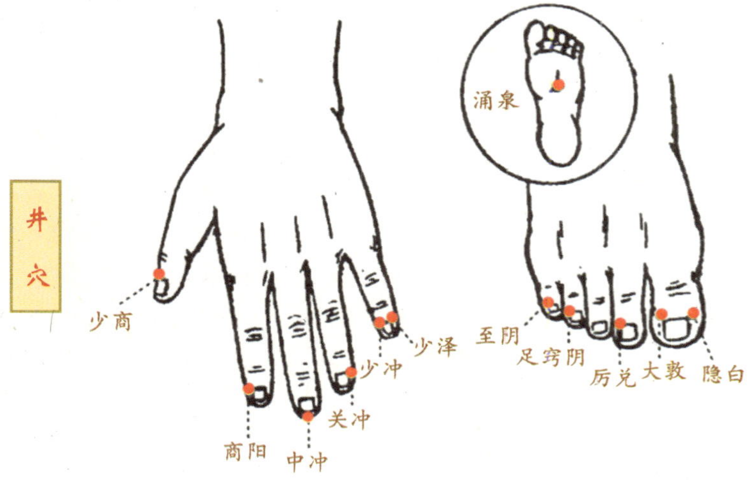

图 6-1　十二井穴图

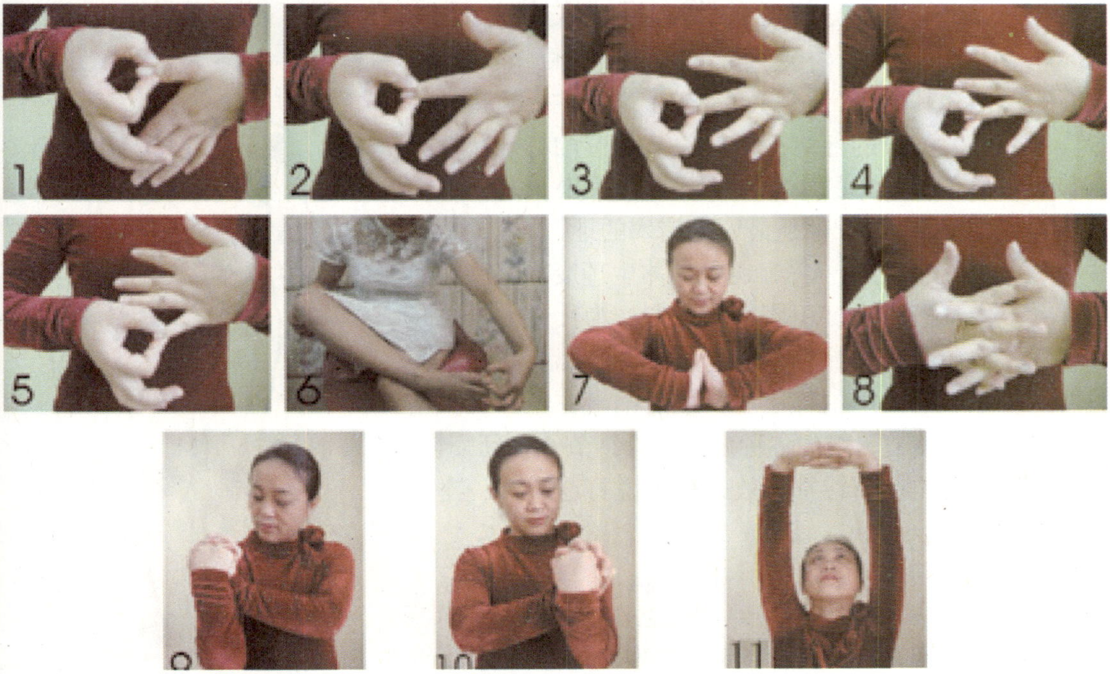

图 6-2　手指操

生天养，日常中不知不觉就锻炼了经脉的井穴，达到自我调节阴阳、疏通经络的作用。纵观现时许多太太、小姐，“十指不沾阳春水”，实际上都失去人生最好的自我阴阳调节作用，所以容易发生阴阳失调、内分泌失调、失眠多梦等，总有说不出不舒服的毛病。

由于指、趾头与经络、脏腑关系密切，故此民间也流传这样的歌诀(图6-2)：

常揉拇指健大脑，常揉食指胃肠好，
常揉中指能强心，常揉环指肝平安，
常揉小指壮双肾。十指对力头脑清，
双手对插能祛邪，旋转关节通经脉，
反掌伸展松骨筋，十指连心脚主头，
手指脚趾多揉揉，大病小病不用愁。

也就是说，有失眠、多梦、易醒、难入睡、头痛、头晕、心烦、记忆力下降等症状，最好多揉手指、脚趾头。这套简单的手法，特别适合久坐，久看，不喜欢锻炼，容易疲劳乏力的人随时锻炼。

2. 关节是关键，打通关节一身轻

《黄帝内经》讲：“节之交，三百六十五会，知其要者，一言而终。”节之交主要是指人体大关节的部位，而大关节部位均有规律地分布着人体的关键穴位。城市主要交通干道的十字路口，都是最容易堵塞的地方。大关节部位的经络、穴位，也是人体生理废物痰湿瘀热毒最容易沉积堵塞的地方。为什么人体总是在关节风湿痛就是这个缘故。因此，在这些关节上运用拍打疗法，最能拍出在经脉沉积堵塞关节深聚的各种痰湿瘀毒结节等生理废物，对关节痛特别有效，所以说打通关节一身轻（图6-3）。

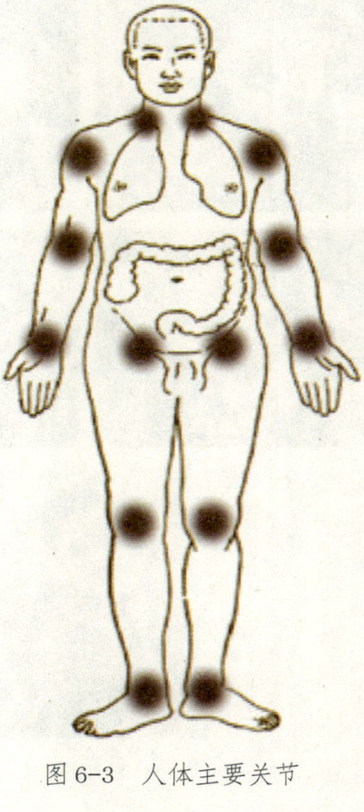
图6-3　人体主要关节

（1）腕踝关节部

《黄帝内经》讲：“十二源出于四关，四关主治五脏，五脏有痰，当取十二原。”腕、踝关节部位均分布十二经脉的原穴（图6-4），

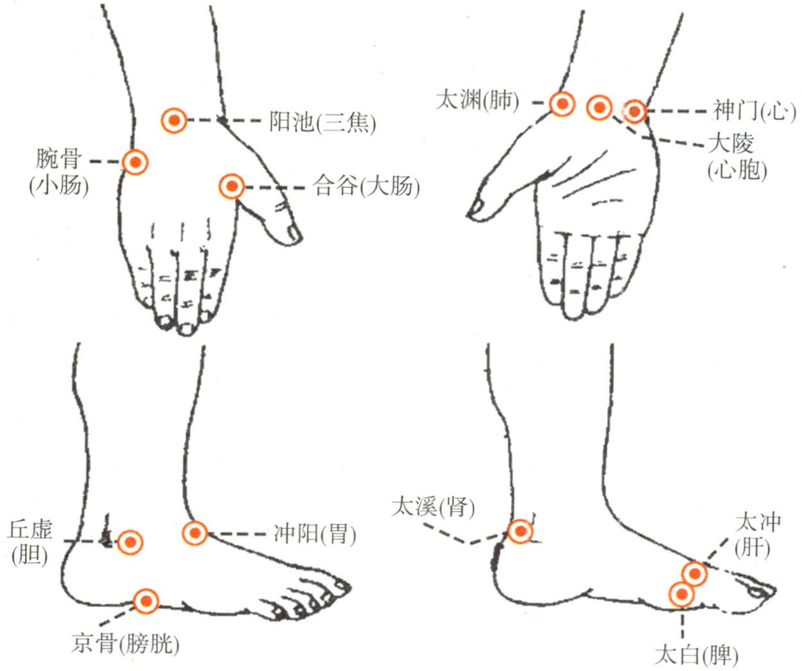

图 6-4 腕、踝关节图

其相当于各条经脉的总开关，通过它可使脏腑原气受到激发，促使经脉气血的正常运行，达到治疗所属脏腑内脏虚弱、气血不足的作用。

（2）肘膝关节部

《难经》讲："合治内腑。"六腑的合穴均分布在肘、膝关节部（图6-5），有清热散结、疏通经脉的作用。肘膝关节是承重能力最大的地方，故此在肘

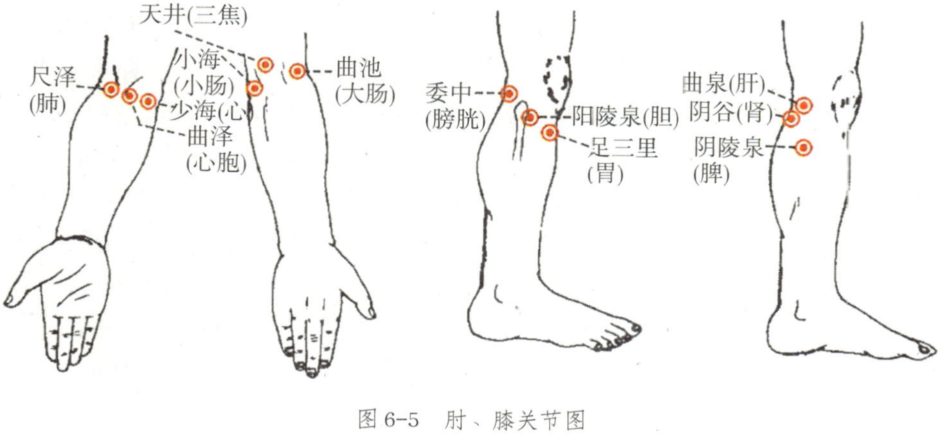

图 6-5 肘、膝关节图

膝关节运用拍打疗法，对于五脏六腑的保养和清理经脉中的痰湿、瘀毒结节等生理废物，治疗风湿关节痛特别有效。

（3）锁、髋关节部

锁关节的缺盆穴是多条阳经交会之处（图6–6），其堵塞则影响着阳气的正常下降，造成热气蕴积、虚火上炎，形成长期慢性咽喉炎、头痛失眠。很多顽固性咽喉炎，顽固性头痛失眠，往往就是这个关键部位的堵塞。我也做了二十年的讲师，凡做讲师初期都有过这样的经历，就是顽固性的咽喉痛。我借助经络穴位，做了一些个动作拍缺盆，练气功，赤脚采地气，竟然20年来也没有发生过声音嘶哑，咽喉痛。特别是现在的社会课程，往往一讲就是3天2夜，从早上9点连续讲到晚上11点，我也从来没有发生过咽喉痛声音嘶哑的问题。全国各地成千上万的学员，都知道拍打缺盆对咽喉炎有立竿见影的效果，解决了无数教师的咽喉问题。

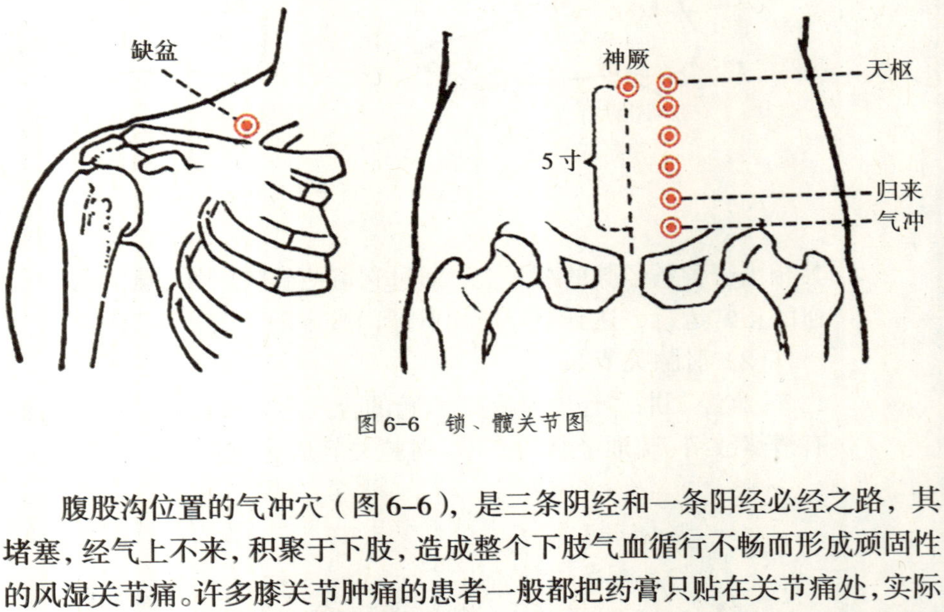

图6–6　锁、髋关节图

腹股沟位置的气冲穴（图6–6），是三条阴经和一条阳经必经之路，其堵塞，经气上不来，积聚于下肢，造成整个下肢气血循行不畅而形成顽固性的风湿关节痛。许多膝关节肿痛的患者一般都把药膏只贴在关节痛处，实际上在经络上许多表现肿痛最厉害的地方只是个反应区，往往不一定是堵塞区。犹如公路交通堵塞一样，往往堵塞最严重的地方不一定是出事故的地方。凡下肢疾病、风湿膝关节痛，拍打气冲部位都竟然会有意想不到的疗效。中医很讲悟性，就是凡事要多问个为什么。为什么总是没有效果呢？实际上就是说明你还没有找到根源，中医很讲究“审病求因”就是这个道理。

四肢关节部的保养，其治疗范围极广，无所不及。不论治疗顽疾或是日常自我保健，请记住：关节就是关键。故《黄帝内经》强调：“节之交，知其要者，一言而终。”

3．背部经常刮，活到八十八

民间俗话讲：经常把痧刮，活到八十八。我能写出这本书，关键就在于好奇心，民间为什么会流传这句话呢?究竟是不是刮就能活到88呢？为了验证这一句话。17年来在大大小小的各种学习人群中，我都当众会问有谁的妈妈、奶奶、爷爷、公公经常要刮痧的，他们都活到多少岁？结果发现了惊人的奥秘。在所有的调查中，只要经常刮痧的人最少的活到84，最大的活到103岁。而且经常刮痧的人还很少生病。确认了“经常把痧刮，活到八十八”的可信程度，使我相信，没有生命力的东西民间是很难流传下来的。为什么背部刮痧有这么大的功效呢?

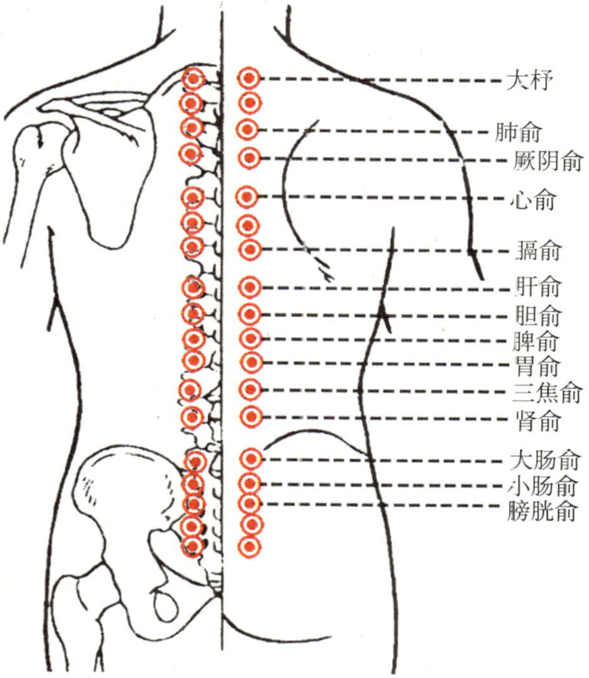

图 6-7　背部膀胱经图

原来，由于人体腰背的第一膀胱经上分布着人体五脏六腑的“后门”——背俞穴(图 6-7)，它们是五脏六腑经气输注于腰背部的重要穴位，也是风寒外邪容易入侵的地方。背俞穴之所以重要，关键是它们都能敏感地反应各脏腑的功能失调和病变。背俞穴主治慢性、顽固性的疾病。

所以治疗慢性和顽固性疾病要从背部下手。人的脊椎骨一定要正，因为大动脉后面是脊椎骨，如果脊椎骨一弯就会压到大动脉，身体就开始不健康。压到不同的位置，就产生不同的病。背上所有俞穴都是掌控内脏血循环的枢纽点，因为脊椎旁边都是交感、副交感的神经节，它是掌控内脏与进到内脏血液的自动控制系统。所以当俞穴被压，交感、副交感的神经节没有血，那个器官的供血就不正常了。练气功、太极拳，都要讲究挺胸拔背，脊椎直直的是因两旁肌肉力量平均地在拉它，有些人容易腰酸背痛就是因一边的力量不平衡，一直拉它，造成疲劳或是萎缩，脊椎就歪了。但影响到大动脉及膀胱经上的穴道，就会造成循环上的重大障碍，引发内脏病变。

由于腰背部是阳经所在，所以背部刮痧往往都表现出红色的痧点，即人体脏腑的积热(图6-8)。

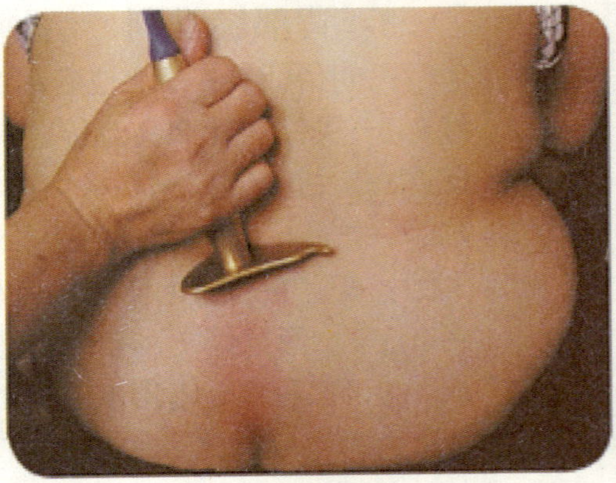

图 6-8　腰背部刮痧图

《黄帝内经》讲:“五脏六腑出于背者，欲得而验之，按其处，应在中而痛解。”故此当脏腑发生病变时，首先在相关的“后门”背俞穴上出现各种呼之欲出的异常反应点，如痛点、敏感点、皮疹、结节等。临床上，通过刮痧、走罐等的方式，通过“后门”帮人体把脏腑内蕴积的积热炎症废物清理出去，以保证脏腑经络的正常运行。故前人讲“背部经常把痧刮，活到八十八”是有道理的。

4．万病根源在于腹，健康长寿要温腹

（1）万病根源在于腹：君不见凡和尚、道士、养生者，都很着意腹部的呼吸锻炼。纵观许多肥胖人士，大腹挺挺、走路艰难、百病丛生。特别是肥人要降糖、降脂、降压，不减腹，治疗都非常困难。究竟腹部为什么这么重要呢?

根据经络分布的规律，《黄帝内经》讲:“手之三阴，从脏走手；手之三阳，从手走头；足之三阳，从头走足；足之三阴，从足走腹。”根据十二经

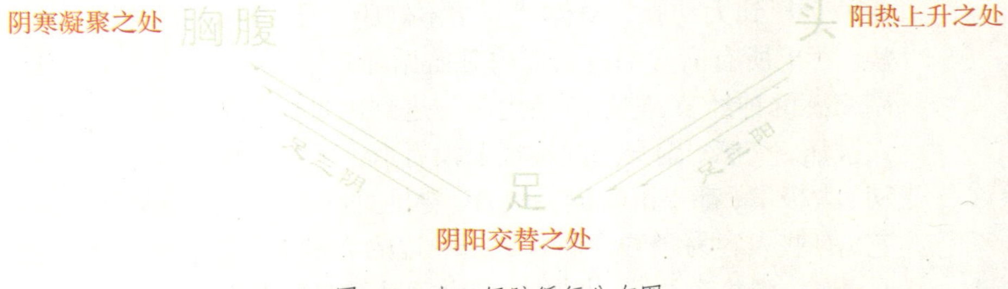

图 6-9　十二经脉循行分布图

脉这种分布规律（图6–9）不难发现，人体有一个天大的奥秘：阴经与阳经在手足交接；阳经与阳经交接在头部；而阴经与阴经交接在腹部。根据中医观点：阴属寒，寒则凝的定律，腹部正是6条阴经聚会的地方，故此也是先天最容易寒凝的地方。根据寒则凝的定律，寒凝最容易使有形的物质、特别是脂肪凝结积聚。俗话讲：冰冻三尺，非一日之寒。因此腹部往往是首先形成肥胖的根源，长此以往痰湿瘀毒、脂肪寒凝积聚于腹部，堵塞经脉，造成经脉不通，气机升降不畅，严重影响了经脉的正常运行，腹部越积越大，甚至久积成病。可以这样说，腹部积聚的形成便成为万病的根源。

根据一位美国生理学家的专门研究，发现腹部脂肪一旦堆积，由甘油三酯和胆固醇堆积的脂肪细胞就会变得特别不守本分，通过血流的方向，把这些脂肪酸侵入人体肝脏，人体肝脏一旦碰到这些极不守本分的游离脂肪酸时，就会加速产生一种超低密度的脂蛋白（VLDL）。这些超低密度的脂蛋白极易突破肝的过滤系统，随血液涌入全身血脉和内脏，沉积于血管壁造成动脉硬化、高血压、心脏病等。一旦腹部过大时导致的各种疾病是很难治愈的。由此可见，减腹是减肥、降脂、降糖、降压的关键。

腹部是人体生命点的重要部位，任何动、植物都有一个至关重要的生命点。水稻插秧时把根拔断了许多，把叶子割去了一半，水稻反而生长得更好。俗话说，枯木逢春，老树发新枝。但是只要你把生命点破坏了，这棵植物很快就会死掉。人体腹部也有这样一个至关重要的生命点，谁一旦伤害了它，就会出现许多莫名其妙的怪病和所谓的奇难杂症。曾经有一位妇科主任医师说，她做了一辈子的子宫切除手术，跟踪调查后才发现，子宫切除后造成人体的生理、心理障碍，体形变化太大了，严重影响了身体的健康和家庭的和谐生活。

人体经脉气血运行的根源在哪里呢？

为什么人体的生命点这么重要呢？

人体的生命点究竟在什么地方呢？

为什么和尚、道士、养生人士练气功首先要气沉丹田呢？

根据冲任督三脉循行的规律可知，冲、任、督脉均起源于小腹之内胞宫之下，形成“一源三歧”的人体生命点（图6–10）。

任脉统任全身各阴经，主管五脏。

督脉总督全身各阳经，主管六腑。

冲脉有总领全身气血的作用，在任、督脉的共同调节下，通过经络营养全身五脏六腑。

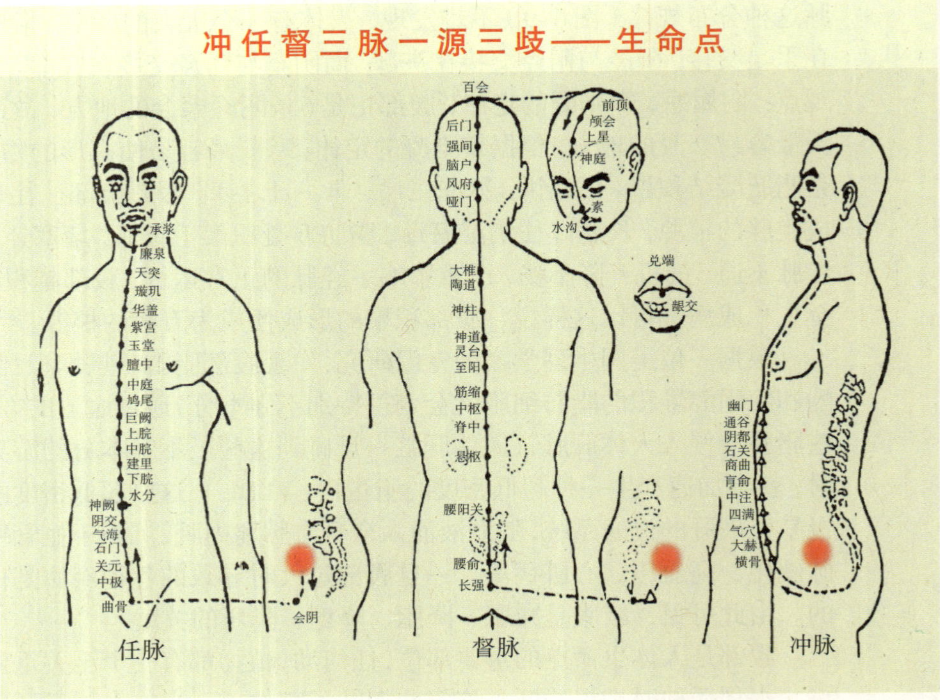

图 6-10　冲任督一源三歧

可见，小腹之内胞宫之下的人体生命点就显得至关重要，为什么称它为生命点？因为它是人体经脉气血正常运行的源头。

过去跟老师学习中医第一步关键就是要腹式呼吸，练气功气沉丹田。中医面对病人，从来就没有戴口罩、手套，关键就是通过腹式呼吸，气沉丹田，产生气功，提高全身的免疫力。可惜现在学中医的学生大部分都没有练气功了。为什么称为丹田呢？在田里面只要种瓜能得瓜、种豆能得豆，这就是称“田”的用意。丹田就比喻为能播仙丹的田地，成仙就是百病不侵，长生不老过着神仙般的逍遥日子，这是人们对人生美好追求的一种愿望。原来实现人生健康长寿的美好愿望，就是在腹部“丹田”的这个生命点上。在腹部这个丹田位，正好是任脉上的关元穴这个位置。

关元穴直入前七后三的地方，就是人体的生命点，古人称之为关元。这是一个“关藏人体元气”的地方，养生者不可不知。所以不论做人、做事、做生意，千万都不能大伤元气。因为一旦大伤元气，就很难恢复了。

生命点是人体产生生命力和反映生命质量的地方，对生命点的伤害是一个迅速衰老的过程，这与脑死亡、心停止跳动、马上死亡是两个不同概念。所以生活中有许多人未老先衰，也有许多人风韵犹存，与腹部保养有着重要的关系。

经过对成千上万人腹部的检查和治疗发现，凡是身体疲劳透支有亚健康问题，甚至有严重疾患内分泌失调、奇难杂症问题的人，腹部都能从两个方面敏感反映出来：

●一是腹部温度普遍下降：经过群体性的温度检测发现，腹部表皮温度越低，身体内在问题就越多、越严重。一般腹部温度平均在35℃以上，身体都比较健康，身材都非常好。许多百岁老人为什么健康呢？奥秘在哪里呢？经过测定发现这些百岁老人和健康婴儿腹部平均温度都在36℃左右（图6-11）。当腹温降至34℃左右，就容易出现亚健康症状和莫名其妙的疲

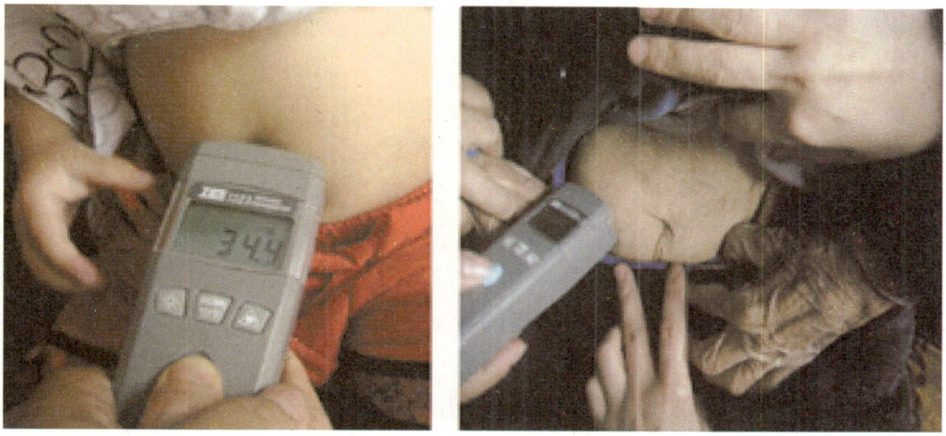

图6-11　百岁老人、健康婴儿，平均腹温36.4℃

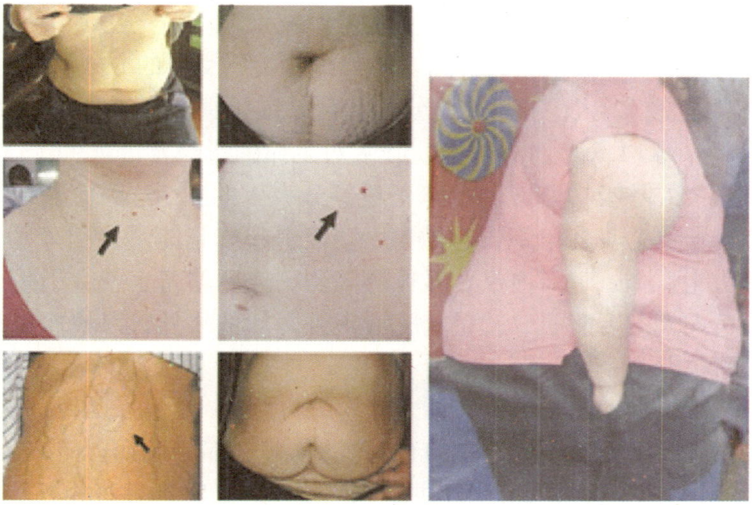

图6-12　腹部结节、青筋血痣、妊娠纹、肥胖

劳乏力的问题了，32℃左右就容易发生疾病问题，30℃以下就容易发生各种肿瘤结节问题。并且腹部温度最低的局部，里面往往是结节肿物凝聚，形成许多人体疾病根源的地方。许多女士月经不调、内分泌失调、子宫肌瘤、输卵管堵塞、不育不孕，都无不与所谓的宫寒有关。

●二是腹部容易形成结节异常点：腹部先天是阴经聚合的地方，稍不注意，腹部很快就成为脂肪、痰湿瘀毒凝聚的地方。并形成脂肪瘤、痰湿结节，条索状硬块，各种血痣、黑痣、过敏、皱纹等异常反应点（图6-12）。而这些堵塞点又严重影响经脉气血的不通。

●三是腹部越寒肚子越大：物理学的一个定律：寒则凝，凝则聚。2008年春寒冷的冰雪天气，终于让我们知道了滚雪球是怎样越滚越大的。腹部受寒，脂肪凝聚堆积，把经脉堵塞，身体就会肥胖起来；如此形成恶性循环，腹部越来越寒，肚子越来越大，结节、脂肪瘤、肿瘤也越来越大。

腹部有9条经脉经过，是人体经脉上下行的主要交通要道，一旦腹部形成各痰湿结节，脂肪肿瘤，就会堵塞经脉，严重影响到上下行的9条经脉正常运行，造成了经脉运行问题的一系列连锁反应。所以许多人降脂、降糖、降血压、降体重总是降不下来，腹部是关键。如果你用了许多方法天天吃药都不能降脂、降糖、降血压，不妨试试减腹。一旦腹部减下来，体重只要减2.5千克，就开始见到明显的疗效。如何通过经络减腹，可参考本人的另一本专著《健康减腹》。

（2）健康长寿要温腹：说明腹部的保暖是至关重要的。那么日常生活中腹部如何保养呢？

●腹式深呼吸：动则为阳，腹式深呼吸锻炼最关键的要领，是通过全身的放松，将心情调到最佳状态。

呼吸的本质是人体与自然界进行物质交换的方式。而且是最大最基本的物质交换。人停止呼吸7分钟就会导致死亡，没有水可以活7天，没有吃可以活到14天。由此可知，呼吸对生命的影响要远远大于饮食。

人呼吸功能减弱意味着对氧分吸入的减少，而血液中氧分含量的下降会导致全身各组织器官缺氧，继而引起细胞能量代谢障碍，造成组织器官功能下降，气滞血瘀，微循环障碍，经脉堵塞，就会引发多种疾病。住院病人大多要吸氧，就是首先考虑恢复氧的供给，以快速提升组织细胞的活动功能。

根据生物学研究表明，动物的自然寿命是发育期的5~7倍，按人的推算可以活到120岁左右。自然界动物普遍都能活到自然寿命即发育期的5~7倍，都能天生天养。其主要原因之一，动物都是腹式呼吸。而人类自直立学走时就逐渐形成了胸式呼吸。这种呼吸极大地限制了氧气的吸入量，而导致部分肺长期被废用而逐渐退化。这种胸式呼吸不能充分满足全身对氧的要求，因而缩短了人类应享的寿命。

根据人体与自然界物质交换的定律，保持正常的呼吸过程是维持人体健康的最基本养生方法。人的呼吸功能在35岁开始下降，表现为肺通气量和肺活量的下降。因此，健康正常的人也应该从35岁开始就要学会最基本的、最重要的养生方法，就是腹式深呼吸。

人的腹部有9条经脉通过，它们分别是两侧对称的胃经、脾经、肾经、肝经和中央的任脉。肝经可以调节情志，与神经系统、精神状态有关。脾经和胃经是后天之本，主管消化营养。肾经是先天之本，主管人的精气、大脑和内分泌等。任脉总督一身之阴气。在做腹式呼吸时，随着腹肌的起伏，这9条经脉都受到激发，加强了气血的运行，使人体各个系统都处于稳定平衡状态，也有助于大脑的调整和安静，很容易达到松静自然的人体最佳状态，也是经络运行的最佳状态。身体经常处于放松状态下，不但对健康比较好，而且比较不容易衰老故而长寿。

由于人类长期习惯于胸式呼吸，特别是一旦疲劳透支，一场病后，胸式呼吸就更加明显。因此要学会腹式深呼吸就需要一个一百天坚持训练的过程，道家称为“百日筑基”。跟许多人交谈才知道没有“百日筑基”的基本功，根本就谈不上“采阴补阳”，实际上是在透支生命。

● 三调入息呼吸法：①调身：就是把身体各部位放松下来，休息中不管各种动作最关键要学会放松。放松最好的方法就是随时学会消除身体的用力点，而消除身体的用力点最好的方法是想“骨头散架”。②调心：就是把日常各种杂念消除，消除杂念最好的方法，初学者最好是一念代万念。一念代万念就是一心想着念好深呼吸的腹式动作就是最好的调心。③调息：就是练习深呼吸的方法。吸气时，胸部不动，腹肌放松，小腹尽量凸起来，使膈肌

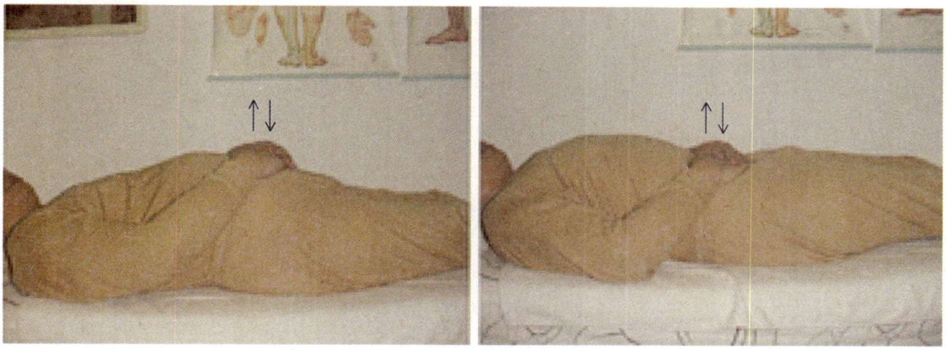

图6-13　腹式呼吸图

下降，肺活量增大。④呼气时，腹肌收缩，小腹尽量凹下去，膈肌上升，排尽废气。⑤一呼一吸要求深长均匀，无声无息。凹凸之间距离最好达到10厘米以上（图6-13）。⑥平时人的胸式呼吸平均每分钟约为16次。腹式深呼吸初学者每分钟可为8～6次。逐渐达到4次或2次。⑦腹式深呼吸初学时最好采取仰卧练习，一旦习惯成自然，一有空闲站着、坐着也可以随时练习，为经络养生打下扎实的基本功夫。根据动则为阳，静则为阴的自然法则，腹式深呼吸炼到一定程度，腹部丹田会感觉开始发热。一旦丹田生命点发热，犹如春天到来一样，万物回春，生机勃勃，人体何况不是这样？一旦腹部温度提升，生命点则生机勃勃，何愁疾病不退呢？所以说腹式呼吸是锻炼经络的一个关键。通过腹式呼吸锻炼腹部经络，保证气血的充足，改善循环，这正是经络治疗的根本法则。当今中国不但和尚、道士，甚至成千上万的人，都曾掀起过学习气功高潮，可惜一些人利用气功走偏了道，能真正领悟腹式深呼吸这门基本功的人就不多了。希望有志于经络锻炼者，一定要把腹式深呼吸作为学经络的入门分数线。

●腹要常摩散积聚：腹部寒凉是最容易积滞废物脂肪的。许多肥胖者开始只是大腹便便，也没有什么明显的病症。一旦废物堆积，就会造成经

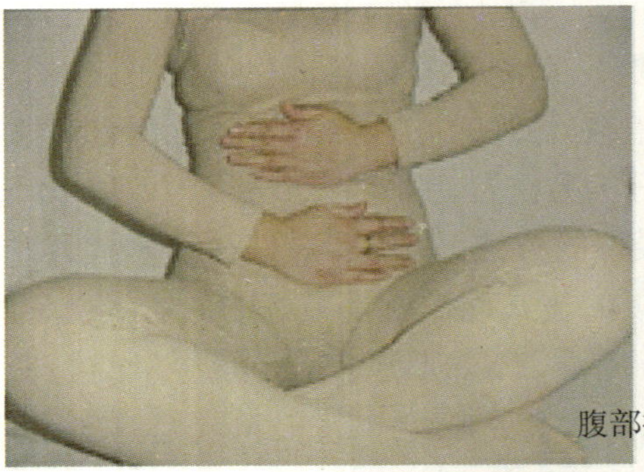
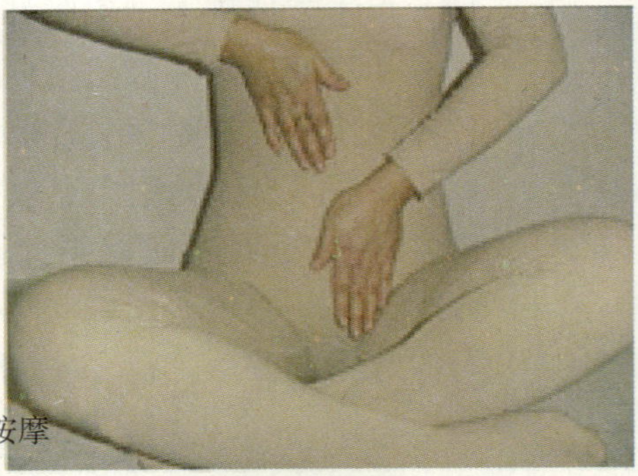

腹部按摩

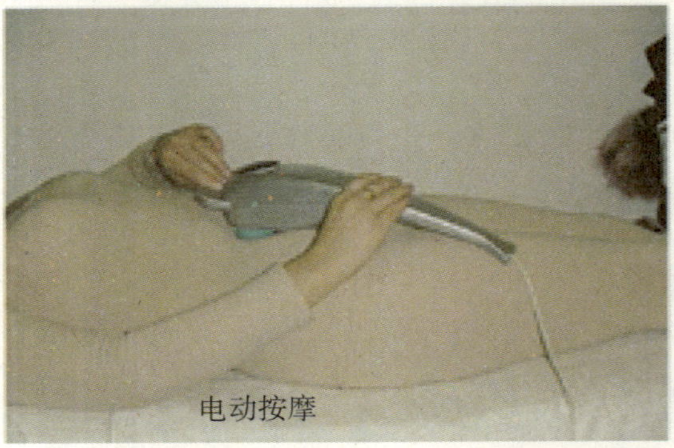

电动按摩

图6-14 腹部按摩图

脉堵塞，气血不通，以致腹部更加寒凉，形成恶性循环。瘀湿脂肪结节就会成为所谓的贱肉横生。此时腹要常摩，以推散腹部的结节，保证腹部的柔软（图 6-14），才能对健康有利。

●腹要保温是迅速强化的关键：人体的恒定温度在37℃左右，如果升至39℃时就会发高烧，许多人都知道去看急诊了。但是腹部寒冷，甚至降到27℃时，却没人知道要去保温了。实际上腹部温度是亚健康和慢性病的晴雨表。经过成千上万人的测试，腹部平均温度绝不能低于34℃，腹部哪怕是上升 1 度对人的健康都有非常大的改变。特别是小孩子睡觉，特别喜欢翻身乱动，这时腹部多一块护腹布，小孩几乎很少生病。所以日常生活中注意腹部防寒保暖才能保健康（图 6-15），所以腹部保温是迅速健康强壮的关键。

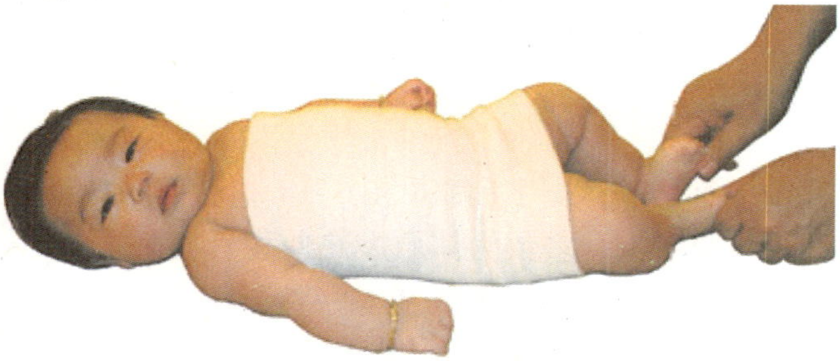

图 6-15　小儿要护腹

（3）观脐知健康：脐中，又名神厥穴。科学研究发现，从肚脐到脚的长度与脚到头顶长度（即身高）的比例，恰好是0.618（黄金分割比），即脐中正好位于人体的黄金分割点上，故此又称神厥是人体黄金穴。

古代养生学家认为，人体有一个以脐为中心的太极图，脐是人体先天生命之源，所以脐的形态变化又反映了体内脏腑、经络的状况。

经过大量的腹部保养实践，发现小小的肚脐竟然千姿百态、各不相同。关键是肚脐的形态与人体健康有着极大的关系。

归纳起来大致可以分为以下几种形态：

●圆形脐：圆形脐的直径几乎相等，凡圆形脐见脐大而深、脐根（疤痕组织结构）坚实者（图 6-16），为元气充实，吸纳能力强，多为体质强壮健康之人。

如脐虽然圆，但脐小浅，轮廓不整，脐根无力（图 6-17），为元气不足，吸纳能力不够强，身体较为虚弱，容易疲劳，乏力，气短，食欲不振，消化吸纳能力差之人。

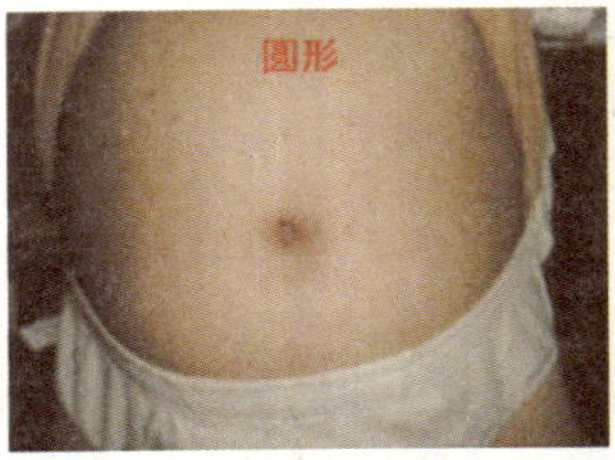

图 6-16　深圆形肚脐

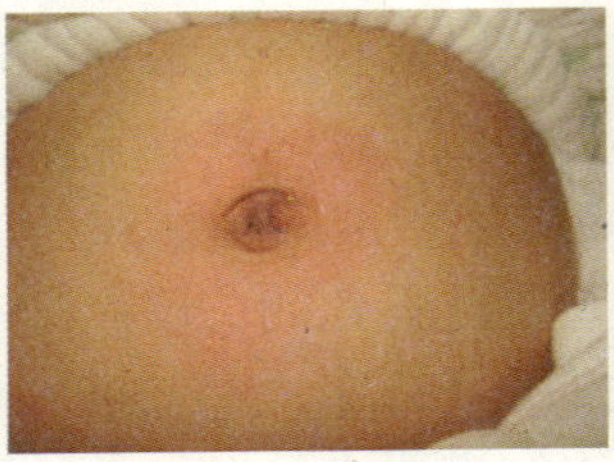

图 6-17　浅圆形肚脐

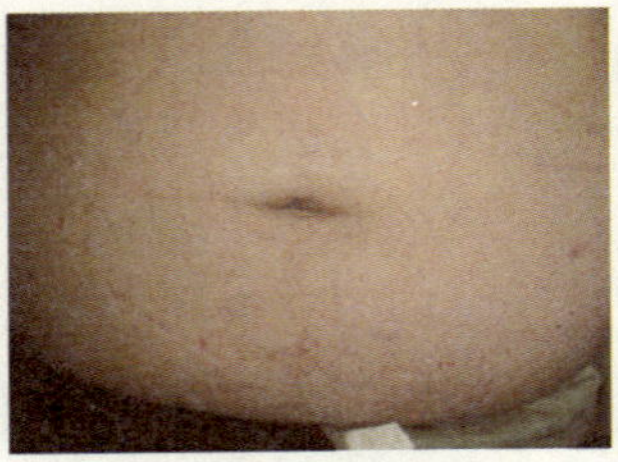

图 6-18　横形肚脐

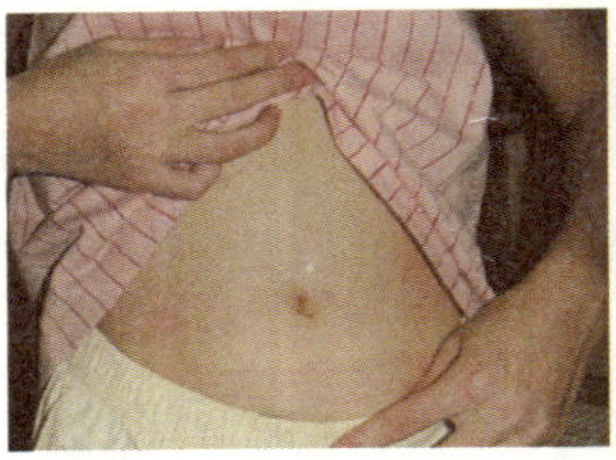

图 6-19　竖形肚脐

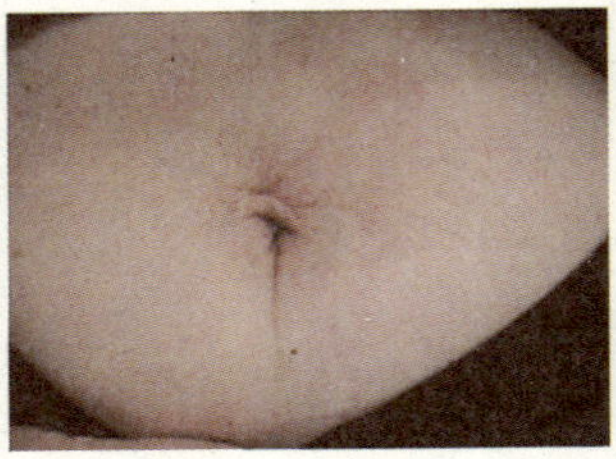

图 6-20　“T”字形脐

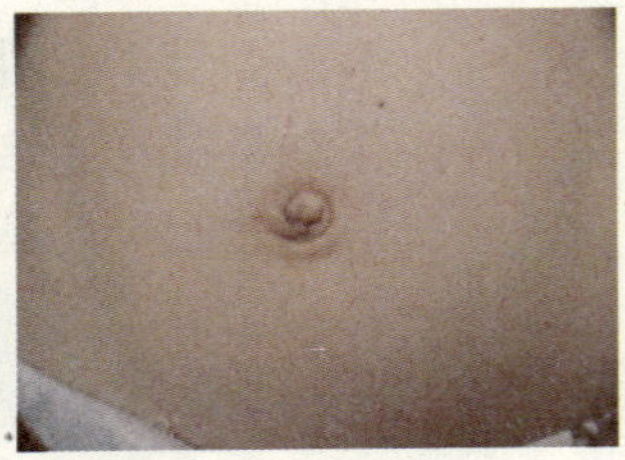

图 6-21　凸脐形肚脐

●横字形脐：横字形脐（图 6–18），看起来像横线“一”字。凡是“一”字脐形，肚脐大，多数为体质燥热便秘者；“一”字形闭合很紧，看不到脐孔时，便秘程度往往更加严重。

●竖字形脐：竖字形脐（图 6–19），看起来像“1”字竖立，多数为便溏者。体质虚寒者，“1”字形闭合很紧，看不到脐孔时，便溏程度往往更严重。

●“T”字形脐：“T”字形脐（图 6–20），看上去横竖都同时存在，多数为过敏体质，内分泌容易失调；大便有时几天便秘，有时又一天几次拉稀。

●凸脐形：凸脐形是肚脐的疤痕结构组织凸起高于腹部，不管任何情况下，凸脐都是最差的脐形，表示体内元气虚弱，吸纳变化能力很差。小儿凸脐往往提示小儿消化不良（图 6–21）。成人凸脐往往已经是重病在身，多奇难杂症。如果腹部再伴有青筋凸起，多是肝硬化腹水或癌症晚期了。

自古以来，脐中神厥穴作为人体调节健康的一个重要部位，《黄帝内经》讲：“神厥为先天之命蒂，后天之气会，介于中下焦之间，为经气之汇，五脏六腑之根本。”

现代医学研究表明，穴位与经络都与神经末梢有密切的关系，而脐的疤痕结构组织是胚胎发育过程中为腹壁最后闭合处，其表皮角质层最薄，分布着丰富的神经末梢，最能敏感刺激脐下各种神经末梢进入活跃状态。迅速提高免疫机能，改善各组织器官的功能活动，从而起到防病治病的作用。

下面介绍两种保养“脐中”的好办法。

其一，若要人强壮，温灸肚脐眼（图 6–22）：

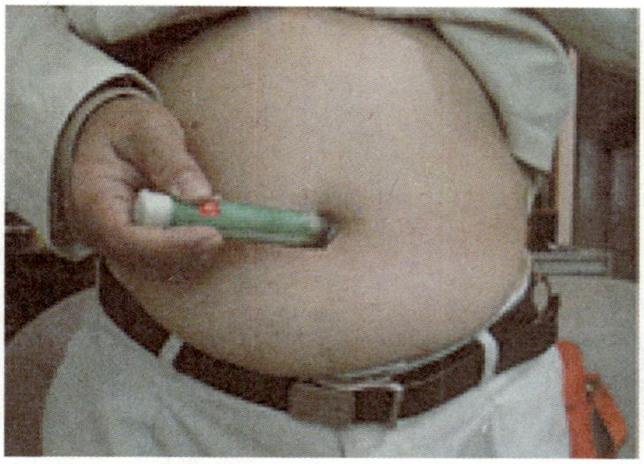

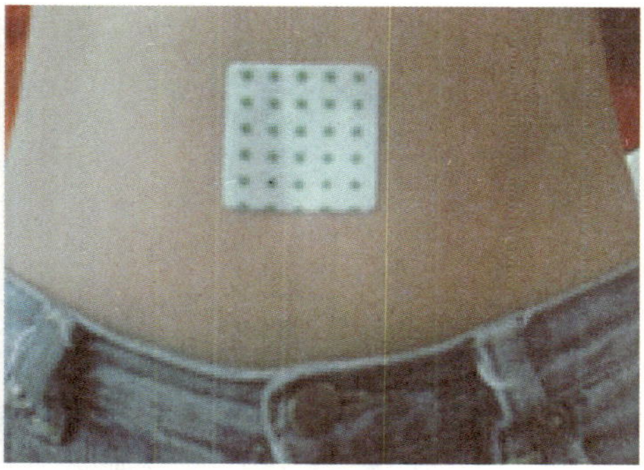

图 6-22 温灸、贴脐中

有些人的身体很奇怪，夏天很怕热，容易出大汗，到冬天却很怕冷。我早年在夏天时，学针灸不注意扎了一个穴位，突然自觉全身虚脱，大汗淋漓，四肢无力。针灸针灸，不是针就是灸，马上记起温灸神厥。这时才发觉腹部已经冰凉，近280℃的艾火几乎接近神厥也不知有热的感觉，可想腹部虚寒之极。殊料这边还在灸，那边身体就逐渐汗止了。每天中午1点灸上半小时，连续灸了7天，艾火即使远离神厥10厘米也觉得很热，此时已不容易出汗了。没想到的是经过夏天这7天的连续温灸神厥，到了冬天竟然一点都不怕冷，从此把所有的毛衣、棉衣送人了。

如果到了冬天人特别怕冷，到了中午1～3点不妨也温灸一下神厥，人马上就不怕冷。更神奇的是，冬天在最冷的冬至、小寒、大寒节令温灸脐中，到了夏天就不轻易出汗了。夏天在最热的小暑、大暑、处暑温灸脐中，冬天也就不怎样怕冷了。

为了方便神厥穴的保养，许多人都会运用一些温灸贴贴在脐中，也可以作为日常保养了。特别是出门在外，水土不服，饮食不周容易拉肚子，贴一块温灸贴也是对腹部最好的保养。容易便溏拉稀的人，特别小孩子，温灸神厥就更加有效（图 6-23）。

第二次世界大战时，日本人四处侵略，为什么不轻易发生水土不服现象呢？原来每个日本士兵腹部都佩戴上一条“万人针”的腰腹带。其除了精神力量以外，更重要的是保护了神厥穴。

在中国的北方，小孩出生后都一直佩戴着一条红红的肚兜，以保护神厥穴，让小孩健康成长。

可惜现代的服装往往流行三点式，露脐装才称为时装，可怜许多演员、模特、美女的肚脐眼形态90%都是不好的，不信你用心留意一下他（她）们的相片吧。

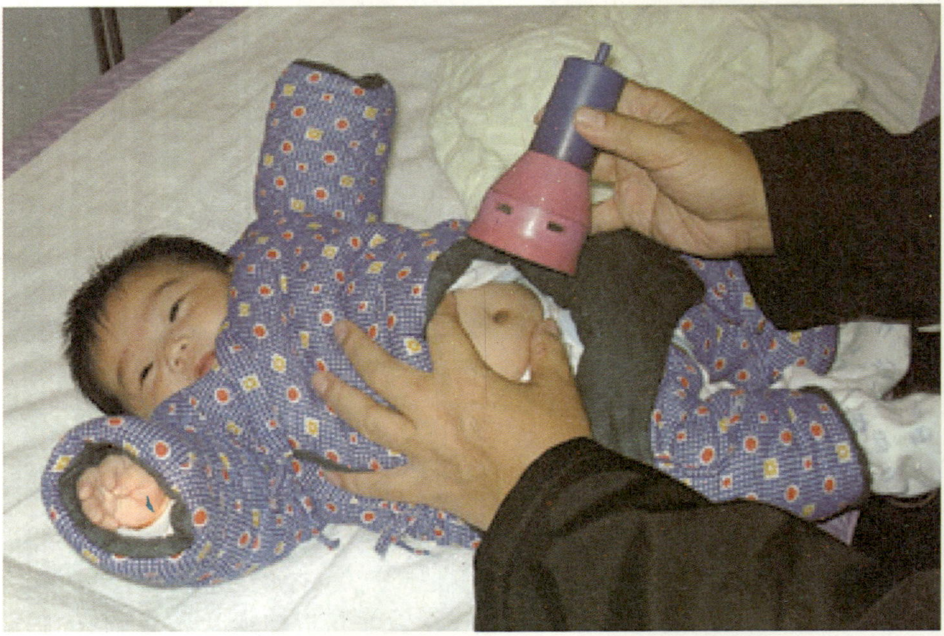

图 6-23　小儿拉稀温灸脐中

其二，肚痛泄泻拔脐中（图 6-24）：

对突然皮肤过敏，消化不良，痛经等运用拔罐对神阙穴进行脐疗，有立竿见影的效果。

拔罐神阙穴一般每次拔10～30分钟，或看到脐中出现红色时即可起罐。这种拔罐脐中的方法对于出差或在家庭有时稍不注意饮食引起的泄泻，拉稀、肚子痛和月经痛特别好用。

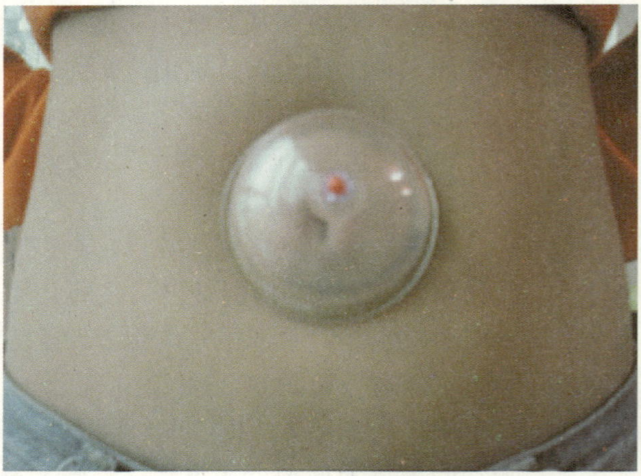

图 6-24　腹部泄泻拔罐脐中

（二）经络保养的四大条件

做生意、做老板，最关键的第一件事，就是如何去满足顾客的需求，不断地适应顾客的需求。甚至为了生意迅速扩大发展，还要花时间、花大钱去读MIBA。但是，又有多少个老板舍得花时间、花钱去读懂自己身体发生的警告信号，去保养自己的经络、去满足经络的需求呢？

1．空气——经络运作的基础

在缺氧的环境中，很多细胞都无法适应，就逐渐死亡了。但总有不少细胞在不断地寻找"出路"，最后"突变"成不需要氧气也能生存的怪物，并且不再受身体的控制。这种突变的细胞，就是令全世界的人闻之色变的癌细胞。率先发现"癌的产生是由于氧气不足"的奥托·活柏格（OTTO·WARBURG），他凭着这个发现在1931年获得诺贝尔医学奖。

现代医学最伟大的两个基础疗法就是吸氧和吊瓶。实际上从另外一个角度来看，正说明了人体组织非常重要的两种基本物质就是空气和水分。在健康问题上，许多人很关心吃，却不知道呼吸和水分才是最重要的。几千年来凡得道的和尚、道士一生并不追求吃，却一生都在打坐练气功养生，一生很少生病，更不生癌症。可见"气"对人的重要性。

我们都有这样一种感觉：人在泥地或在森林草地上行走时，都不易觉得累，因为草地会释放新鲜空气负离子；但是走在柏油路上时就很容易中暑，因为柏油路释放的却是正离子。麻烦的是，现代都市中负离子已经越来越少了，居住在城市的我们根本没有机会吸收到负离子。人们长期在空调房会感到胸闷、头晕、乏力，工作效率和健康状况下降，被称之为"空调综合征"。

你如果感到疲劳乏力、头痛、头晕、头胀、头重、失眠、恶心、便秘、口干鼻痒、注意力不集中，特别是出现血压升高、心跳加快，实际上就是缺氧了。这时你不需要吃药，不妨马上到郊外空气新鲜的地方，练一练腹式呼吸，空气中的负离子很快就让你恢复过来。负离子是体内呼吸必不可少的，它能刺激神经末梢的感官器，不仅对中枢神经系统产生良好作用，而且能随着血液循环把负电荷送到全身的组织细胞中，促进细胞代谢活跃。

宇宙万物都是由元素所构成，目前已知的元素有109种，而元素是由原子所构成，而原子又是由原子核及电子所构成，电子环绕着原子核。原子核带正电，电子带负电。它就是一个平衡。

中国医学理论认为，当人的阴阳失衡的时候，百病就容易丛生。原子负电被吸走，就叫做氧化；回归后，就叫做还原。人之所以会生病，就是氧化的速度超过还原的速度。而氧化的极致就是死亡。健康的秘诀就是减少氧化，增加还原。

如果周遭的环境有电视、电脑等设备，就会产生大量的正离子，人体的负离子就会被吸引走，所以身体会感觉很疲惫。如果经常赤脚在草地上走，因为大地本身就会释放负离子，身体有充足的负离子补充，疲劳就容易消除。就算是糖尿病、高血压、心脏病、癌症的病人只需坚持10天每天在草皮上或是鹅卵石上赤足走半小时，也会有明显效果。

平常只能走半小时，在大自然里却可以走上2小时，而且越走越舒服，越走越快，越走越有体力。因为身体吸收了大自然释放出来的新鲜空气（负离子）。常到大自然里走动，会使身体感觉非常舒畅，心情非常愉快。2007年新疆迎奥运，88勇士挑战死亡之海，勇闯塔克拉玛干沙漠，其中我们经络团队十二经络勇士，每天在沙漠中行走7个小时，虽然很累，但此时才知道每天按摩经络的好处和享受沙漠大自然的恩赐（图6-25）。

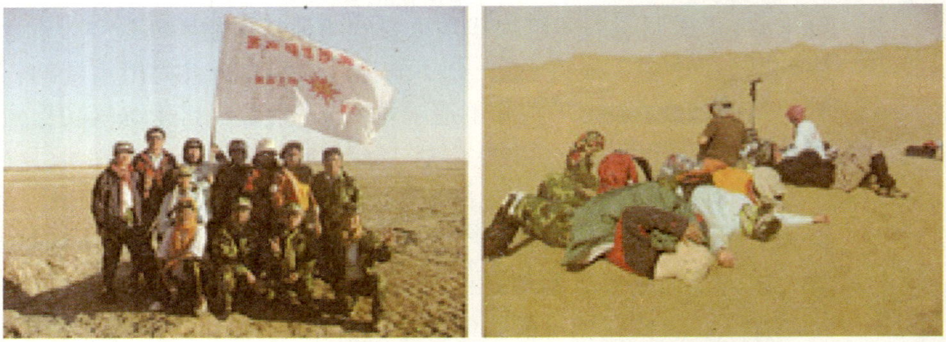

图6-25　勇闯塔克拉玛沙漠，享受大自然的恩赐

天为阳，地为阴，大海浪花翻起，空气为什么变得特别清新，就是空气中富含负离子的缘故。

在实验室培养癌细胞，如果加氧，癌细胞就培养不好；如果加二氧化碳，癌细胞就培养得很好。这表明，是人们自己把经络堵塞，体内环境弄成缺氧状态，细胞才无可奈何变成癌细胞来适应环境。如果补充氧分，其实癌细胞是会回归正常的。

天地万物有着与人息息相关的奥妙，大自然蕴藏着无限的能量，无不对人的生存产生影响。土地是宇宙能量汇集的地方，大地是母亲。故经常赤脚跟大地接触，就能吸收宇宙的能量。因为人是一个导体，立于天地之间，赤脚站立在土地或草地上，就有利于释放身体过多的阳离子（火气）。君不见在农村赤脚长大的小孩子，常常要比都市穿名牌球鞋长大的小孩子要来得健康吗？

小孩天生就喜欢赤脚。现在许多鞋都是塑胶底，人们大量的活动产生的热气积聚（阳离子），都没有办法透过脚底释放出去与大地负离子交换中和，所以现在的人们心情越来越烦躁，脾气越来越暴，像吃了火药一样，失眠多梦，咽喉炎等虚火上升的比比皆是。相反，我行医20多年来，从没有见过一个天天耕地的农民要求治疗失眠多梦、咽喉炎的。不知大家有没有注意到，连运油车也要有一条铁链与大地接触，随时释放出过量的阳离子，以防运油车爆炸。

不知大家是否悟到这一奥妙，人也要与大自然和谐沟通。20多年来，只要一有火气，睡眠不好，咽喉痛，我就马上赤脚踏地，静静地深呼吸，症状很快就消失了。所以讲课20多年来就很少咽喉痛，也很少失眠。

中医学也认为“阴平阳秘”是健康的最高境界，是维持身心健康最好的方法，而相反的，失去平衡就是罹病最大的原因。

如何吸收大自然给我们的恩赐呢？

有一次去了广东肇庆山清水秀的鼎湖山（图6-26），经国家测定空气负离子含量最高每立方厘米达105 600量，据专家认为空气中负离子含量达到8 000量时，对人体就可以起到治疗作用。看到许多病人纷纷躺在大

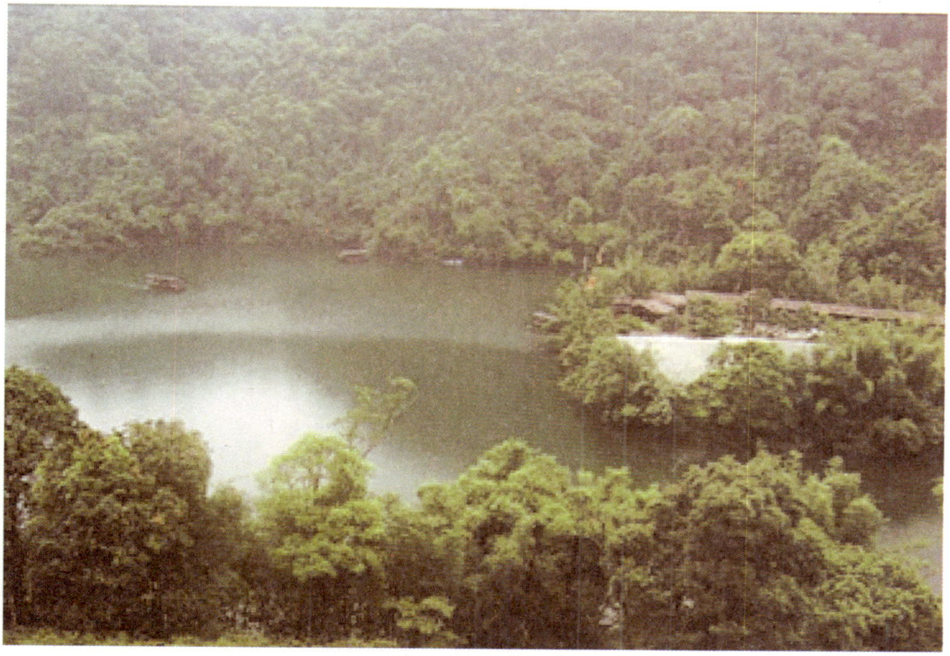

图6-26 鼎湖山

自然中，比起医院的吸氧要好多了。在这么好的大自然环境中，突然才发觉自己的肺活量不够用，这让我马上悟到，现在不练深呼吸，以后到了医院也要吸氧气。

大多数人的呼吸很短浅，只靠胸腔，要想增强肺的功能，就需要练习如何深深地完全地进行腹式呼吸。

深呼吸有三个好处：一是可以让肺部氧气含量增至完全饱和；二是提高淋巴系统的排污功能，将毒素排出体外；三是能缓解紧张。从长寿的观点看，深呼吸是一种排解压力的重要方法。在紧张时呼吸速度转慢，可以帮助你平静下来，让你无论在生理上还是在心理上，都能自如地表现出应有的能力。

一般人日常呼吸是每分钟12～16次，通过腹式呼吸的锻炼，练到深层次可以每分钟呼吸只有1～2次。君不见大凡重病临死之人，都是呼吸短促，气息在胸中数寸之间，有随时停止呼吸之危象。乌龟为什么长寿？其中呼吸缓慢是最重要的一个因素。

许多顽固性失眠用腹式呼吸就很有效。当你不断地去挤压腹部的时候，腹部静脉回流就会变好，故深呼吸对心脏也是最好的保养，是很重要的心肺强健的方法。

肾虚的人，最好的治疗方式也是多练腹式呼吸。性生活后最好马上做腹式呼吸来快速保养能量，这是快速补精法的最有效方法。

综上所述，你也许就会领悟到，练深呼吸为何会有那么多的“功用”了吧！所以经络的正常运作需要你深呼吸作为基础，才能使人体气血的健康循环。

记住一种腹式呼吸的方法：

随时随地记住深呼吸；
疲劳透支要深呼吸；
失眠时要深呼吸；
坐车、坐办公室也要深呼吸。

2．水分——经络最好的养分

俗话说：山清水秀，人靓歌甜，凡是出美女的地方，无不与山清水秀有关。

生活中有时很在乎你用心观察，就会让你悟到许多的健康问题。一次家里装修请了民工，告知民工有水机，请他们随便喝水。由于比较关心他们喝水，所以也就很留意他们喝水。连续几天的装修让我非常惊讶，竟然连续几天没见他们喝过一口水。问他们为什么不喝水，他们都说吃饭的时候已经把水喝够了，干活时就不用喝。我很佩服他们的敬业精神，但观察他们的健康，怪不得他们的皮肤特别粗糙、干皱，人也比同龄人显得要苍老些。细心思量装修工人不完全是装修工作环境的影响，看来重要的是他们很少喝水。同样可想而知，许多人在路途、在办公室、在日常紧张生活中，很多人的疾病或早衰可能很大程度都跟没有及时补水有重大的关系。

现代人的紧张工作，形成了许多人不太爱喝水，就是喝了，喝水量也往往达不到基本需水量，但多数人却认为自己已经喝得够多了，原来是他们把茶水、汤水、咖啡、果汁和碳酸饮料等也算进去了。很多人以为喝茶、咖啡、葡萄酒以及其他饮料，可以代替身体所需的天然水，其实这是一个本质性的错误。假如你喝完饮料后测量一下尿液，你就会发现一个事实：你排出的尿远远超过饮料的量，饮料正在透支你细胞的水分。所以很多人喝完饮料甚至口更加干就是这个道理。实际生活中，应尽量培养喝水习惯。喜欢喝咖啡、茶的人，喝的水得比一般人还多才行。

大部分人的习惯都是在口干了、渴了，才想到喝水，实际上身体在发出口干的信号前，体内细胞缺水已经存在，并且危及到了身体健康。所以，口干是身体极度缺水发出的最后信号。水的新陈代谢一旦紊乱，身体的某些部位缺水，就会表现出比口干还要多得多的症状：腰痛、颈椎病、胃痛、过敏、便秘、咽喉痛、血压升高等很多自己意识不到的缺水症状。

美国医学博士F·巴特曼在《水是最好的药》中阐述了一个震惊世界的医学发现："我们从来没有关心过水在身体里的作用的功能；我们从来就没想到身体缺水会造成如此严重的后果，身体缺水是许多慢性疾病的罪魁祸首！"

明朝李时珍早在《本草纲目》中就说"药补不如食补，食补不如水补"。

如果去过水上乐园，就会知道水滑梯是什么样子的。水从滑梯上冲下，起到"润滑"作用，加快人的下滑速度。水在人体中也是发挥着同样的作用。水是天然的润滑剂和溶解剂，让许多物质都能一路顺畅地"滑下"消化系统，帮助人体排泄废物。

一般身体含水量，小孩为75%，成人为70%，老人家为60%。为什么小孩的皮肤都很嫩，因为小孩都很喜欢喝水，而且小孩身体的水占体重75%以上，而到了成年人体内逐步失水，所以老得很快、皱纹多。也就是说，"水分减少"的过程，正是人"衰老"的过程！如果想要老得快，很简单，只要你少喝水吹冷气，因为干阴催人老。通常说这个人"干扁扁"、"瘦巴巴"的，就表示他快步走向衰老了。相反的，有机会就要出些汗，多喝水，这才是健康美丽之道。

喝水不仅是为解渴，它还是提供人体必需的矿物质和微量元素的重要途径之一。世界卫生组织也印证了，人体必需的矿物质和微量元素有5%~20%必须从水中获得。

探测宇宙生命的起源，关键就是水。自从生命在水中形成的第一天起，水在各种生命体中的作用，就没有发生过改变。有水，就有生命；没有水，就没有生命。勇闯沙漠挑战死亡之海，这个死亡之海缺的就是水。

我们对身体外面的水了解得很多很多，但对身体内的水却知之甚少。如果了解了水在身体内的具体运行情况，就会惊讶地发现许许多多的病因仅仅是因为身体缺水造成了水代谢功能紊乱、生理紊乱，最终又导致了许多疾病的产生。

（1）水与人体健康的关系是什么？

水在人体的作用是：传送养分，促进体液循环，帮助消化，排泄废物，保持呼吸功能，润滑关节和调节体温。水不但起到体内物质传送与媒介作用，而且直接参与生物大分子结构。水与生物大分子共同完成了人体的物质代谢、能量代谢和信息代谢。水与衰老、寿命、免疫、代谢有直接的关系。水是生命之源，健康之本，有水就有生命。

水能够使身体机能正常运转，是最适合身体需要的饮料，是饮食最好的良方。水具有最大的优点是：过量的水可以从身体排出，水产生身体需要的能量，储存在细胞里，并携带细胞内的有毒废物离开身体。如果身体处于脱水状态，身体就会被迫储存脂肪、堆积废物，导致百病丛生。看我们日常洗衣服就可以悟到，一点点脏东西，就需要大量的水才能冲洗掉。身体上很多原因不明的疾病，实际上正是在提醒我们：身体缺水，水分供应不足，很多人没有意识到长期脱水才是疾病的根源。实际上许多病症都是经络缺水的警告信号。

口苦是胆经缺水的警告信号。
烦躁抑郁是肝经缺水的警告信号。
口干、咽痛、关节痛、肾结石是肾经缺水的警告信号。
干咳咽痒、皮肤干皱是肺经缺水的警告信号。
便秘、大便难是大肠经缺水的信号。
小便黄是膀胱经缺水的警告信号。
容易过敏是小肠经缺水的信号。
失眠多梦、易醒、难入睡是心包经缺水的警告信号。
心烦、心悸、心闷、心痛是心经缺水的警告信号。
胃痛是胃经缺水的警告信号。
腹胀是脾经缺水的警告信号。
疲劳透支是三焦经缺水的警告信号。

实际上全身经络都在用不同的方式首先在向我们发出信息，可惜许多人读不懂身体的许多语言。如果出现上述的症状，不妨马上喝点水，看症状是否马上就能得到缓解。西医最伟大的基础疗法不管任何病都是首先给吊盐水，大量补充水分。

在人的一生中，水一刻不停地在身体内循环着。身体每天都会流失6~10杯的水。身体为了满足基本功能，每天消耗的水分相当于6~8杯。就像汽车在用底油时就会发出红灯警告信号，你就会把汽车的油箱贮满一样，你也应该在身体进入脱水状态之前，及时为它补水。

任何时候，只要感觉口渴，哪怕工作再紧张都应立即补水。早晨第一件事应当是喝水，以适应长时间在空调房睡眠产生的脱水。哪怕是半夜口干，最好赶快起来喝点水。在锻炼前应该多喝水，以满足排汗需要的水分。便秘患者应该多喝水，早晨喝2~3杯水，是最有效的清泻剂。身体需要水，没什么可以代替它。你可以一辈子不喝茶、不喝饮料，但有谁敢一辈子不喝水呢？所以水是最伟大的。

如何使水分能长时间停留在经络血脉的循环中？

- 当你感到疲劳的时候，适当补充淡盐水是关键。
- 在开始大量喝水后，建议每天服用一粒复合维生素片，并配合中午温灸神厥穴。
- 尤其在极少锻炼，也很少吃蔬菜和水果的前提下，或容易疲劳，小便黄、起泡的情况下要多喝水（图6–27）。
- 要喝好水。特别是小孩子，两次喂奶之间，经常给水喝就不容易生病，我的小孩就特别好养。很多人都很不注意养小孩的这个关键点，以为有奶水、汤水就行了。水喝不够，到医院吊针还是要补水嘛！

（2）好水的标准是什么？

有几个原则，可以根据这些原则去选择适合自己饮用的好水。

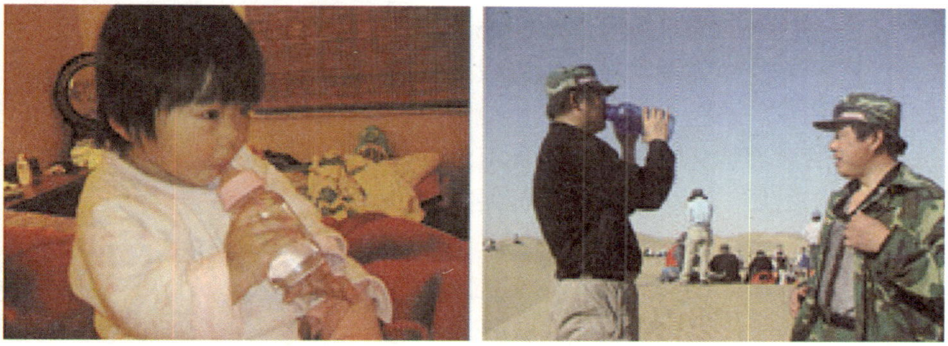

图6-27 随时补水最重要

- 不含任何对人体有毒、有害及有异味的物质。
- 水中的人体所需矿物质含量及比例适中。
- 水的 pH 值要呈弱碱性（7.35~7.45）。
- 水分子团小（半高幅小于 90Hz）。
- 水的生理功能（渗透力、溶解力、代谢力、氧化还原性）较强。
- 最好是符合国家 NSF 检验的标准。

用好水煲汤、煮饭、泡茶品质都会不一样，不妨细心品尝一下水质，你看会不会有这种感觉呢。所以不妨买一台好的滤水器，因为人体的水分每 18 天要更新一次。现在换水，以后就不必换血。

好水的感觉:

- 口感甘甜、润滑，喝进去总有喝不够的感觉，越喝越想喝。
- 好水容易恢复精神和消除疲劳。
- 小便清长，每次小便时停顿 1 次甚至不用停顿，很畅顺就能拉完。

不好水的感觉:

- 口感干涩、口淡、无甘味；
- 越喝越不想喝，一喝就有喝够了、喝饱了的感觉；
- 喝不好的水很难消除疲劳；
- 小便黄短、起泡，每次小便总感觉要分 3~5 次才能拉完，甚至总感觉淋漓不尽。

在我们身体里，清澈的尿液，才是生理机制正常而有效的标志，而深黄色或橘黄色的尿液，是体内正被酸性物质腐蚀的不祥之兆。有些人觉得，上厕所太过麻烦，因此不愿意喝水。其实，他们没有意识到，减少了饮水，就减少了排尿，减少了酸性物质的排出，他们正在摧残自己的身体。

当你旅行或工作熬夜过度时，第二天早上起来时，留心观察小便一定黄浊、起泡。所以小便黄浊、起泡是疲劳透支的表现，也是经络缺水的警告信号（图 6–28）。

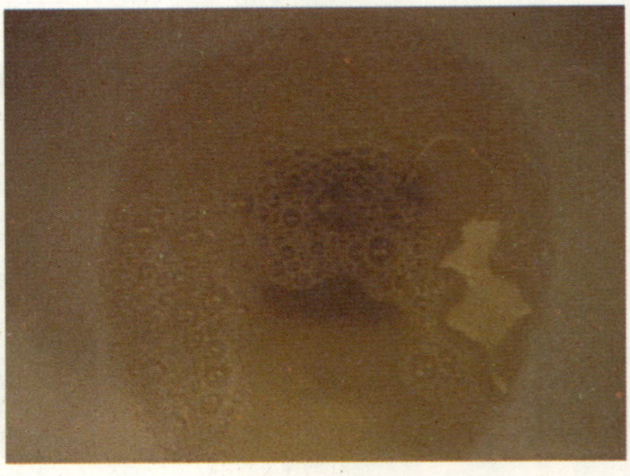

图 6–28　小便黄、起泡、疲劳是体内缺水的警告

身体需要的第一营养成分是水。水是一种能够产生能量的滋养物，它能够溶解所有的矿物质。一个水分供应充足的人，排出的尿液是无色的。一个轻度脱水的人，会产生黄色尿液；一个脱水较重的人，尿液是浑浊橘黄色或微黄。一个疲劳

透支的人，小便是很多泡的。

自来水、纯净水最大的问题在于它pH呈酸性。人体体液的pH在7.35~7.45之间，因此，摄入体内水分以弱碱性较佳。因为一旦体质呈酸性，细胞作用就会变差，身体各个器官的作用、组织机能也会减弱；新陈代谢趋缓，废物则不容易排出；肾脏与肝脏的负担都会加重，从而导致慢性病形成。酸性体质的人比较容易老化，也容易觉得疲惫，经常会感到焦虑不安、心神不宁，为睡眠不足所苦。特别是当有酸性物质进入体内时，身体为了保持原来的酸碱度，就需从身体的骨质里释放出碱性的钙来，结果体内原有的骨质就越来越少了。吃肉类过多的人一定要多喝好水，因肉类过多，喝水不够很容易在体内形成结节脂肪瘤。减肥的人如果身体处于脱水状态，身体就会被迫储存脂肪，这时喝水不够，就很难减肥，就是减下来了，也很容易反弹。所以减肥要稳定，一定要多喝水。

人体的水分一般20天完全更换1次。因而坚持饮用好水1个月以上，身体健康改善才会有明显的变化。

（3）如何喝水最有效？

现代社会人们越来越意识到合理饮水对健康的重要性，健康饮水的一些小建议、小窍门，可能都能帮助到你的健康。

（4）喝水掌握四原则：

● **空腹：**清晨喝水必须是空腹，也就是在起床后马上喝1杯温水，否则就收不到促进血液的循环、冲刷肠胃等效果。

● **慢饮：**平时最好是小口小口地喝水，因为饮水速度过猛对身体非常不利，可能引起血压降低和脑水肿，导致头痛、恶心、呕吐、腹胀。

● **够量：**正常每天水的分量保持在2 000 ~ 3 000毫升，相当于4瓶到6瓶矿泉水量为最佳。

● **温水：**喝水要喝与体温相同的37℃温水最好，它比较容易透过细胞膜，并能促进新陈代谢，增加免疫功能，正如《黄帝内经》所讲的“热勿灼唇，寒勿冷齿”。过冷或过烫的水都会刺激肠胃，引起不适。

上班一族巧饮水。上班一族常常会因怕上洗手间而疏忽了喝水，长此下去，膀胱和肾都会受到损害，容易引起腰酸背痛。起床之际先喝250毫升的水，可帮助肾脏和肝脏解毒。清晨从起床到办公室的过程，时间特别紧凑，身体无形中会出现脱水现象，所以到办公室后先给自己1杯（250毫升）水。

在空调房里工作一段时间后，一定得趁起身活动的时候，再喝1杯水，补充流失的水分，有助于放松情绪。用完午餐半小时后，喝一些水，可以加强身体的消化功能。下班离开办公室前，再喝1杯水，待会儿吃晚餐时，自然不会暴饮暴食。

睡前1小时至半小时再喝上1杯水。这样，一天就已摄取2 000毫升的水量了。不过晚上别一口气喝太多，以免夜间上卫生间影响睡觉质量。

很多人半夜就开始口苦，口干，心烦，难入睡，不妨趁上洗手间时喝点水，早上起来就不容易口苦口干、咽喉痛。有急、慢性咽喉炎的人，不妨半夜试一试喝点水。这一招很灵。

人体所有物质都在水中流动。经络是人体细胞、组织的空隙地方，当所有空间都水量充足时，经络才发挥应有的作用，水才会抵达细胞内部。

如果在喝水上注意到这些问题，并且坚持实践的话，相信会有利于健康，有助于延长寿命，人生也将变得更有意义。

（5）**喝水要注意的问题：**

有些人担心多喝水往往会容易引起脚肿，这是基于两个原因：一是身体体质虚寒；二是水质不好。

● 体质虚寒之人很怕喝水，喝水时口淡、口涩、无味，多喝水时有想呕吐的感觉。因此虚寒体质的人一定要喝好水，喝出甘甜来。如果多喝水时仍感到口感很淡，容易腹胀，甚至容易眼肿、脚肿，就要坚持补充一粒复合维生素片和配合温灸脐中神阙穴。只要腹温升起来，怎样喝水都无妨了。实际上怕喝水的人，腹部都寒凉，所以要记住怕喝水就温灸腹部。

● 如果日常汗多，容易疲劳透支，就要注意补充淡盐水和温灸神厥（图6-29）。

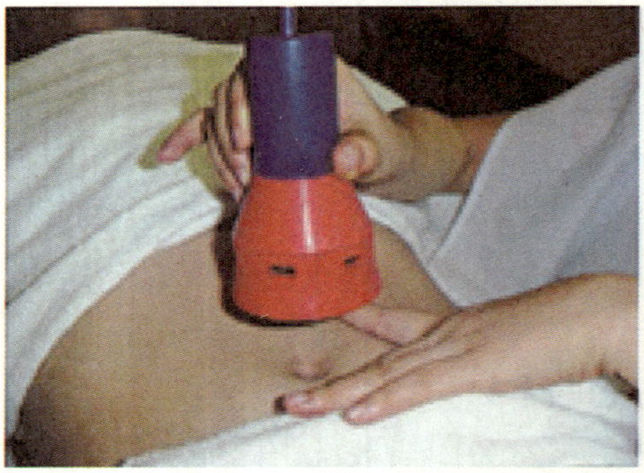

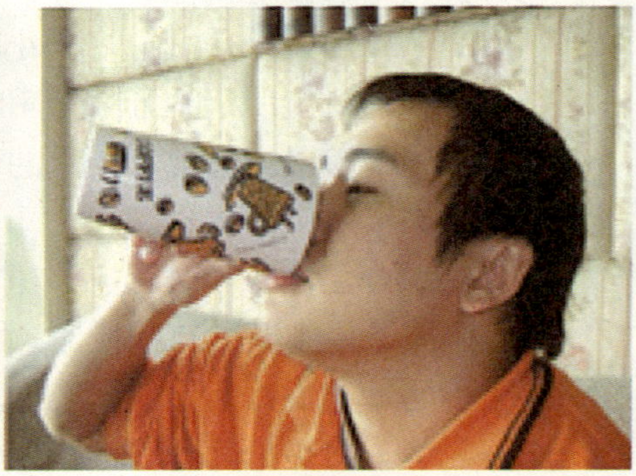

图6-29　多喝水还要温灸腹部

● 如果平常吃肉多、蛋白营养过剩的人，一定要注意多喝水。怎样才知道水喝够呢？那就看小便！水够小便就清长。

3．温度——经络运作的保障

1882年4月14日23点40分，英国大型客轮“铁达尼”号撞上一座冰山后沉没于大约0℃～4℃的海水中。船上2 201人中只有712人乘上救生艇或游到救生艇后脱险。前来救援的“喀尔巴阡”号在1小时50分钟后赶到了现场，尽管“喀尔巴阡”号很快赶到了现场，但水中的1 489人全部死亡。落入海水中的人都穿着救生衣，天气也晴朗，没有人因不能漂浮而溺死。显然，是寒冷的海水造成了人们死亡。

体温过低是指人体内温度下降。当一个人浸泡在寒冷的水中时，皮肤和皮下组织很快变凉。当变凉的血液流经心脏与大脑时，这些器官就会受到损害。如果寒冷经络运作能力就会发生阻滞，如果大脑寒冷过度，就会引起神志丧失；如果心脏寒冷过度，就会引起纤维性颤动或心力衰弱；四肢变麻木、失控和思想变模糊时，也可能被溺死。

了解人体对寒冷的反应和知道适当的预防措施，有助于推迟寒冷的伤害，也能争取生存的可能性。

体温分为体内温度和体表温度。在体内的正常温度，人体调节系统竭力保持在37℃左右。不管周围的温度变化多大，如果体外温度过低就要不断耗用体内大量的能量。人体体内温度下降，就会造成体温过低。人体体温过低就不能保持和产生足以生存的热量。下面是人体内温度过低的各种症状：

- 37℃～36℃时，人出现颤抖，工作能力下降。
- 35℃～34℃时，颤抖强烈，说话困难，思维迟钝，出现遗忘症。
- 33℃～32℃时，肌肉僵硬，抽搐，思维不清，对处境认识模糊。
- 31℃～29℃时，肌肉继续僵硬，脉搏和呼吸减慢，逐渐变昏迷。
- 28℃～26℃时，丧失知觉，没有反应能力。
- 26℃以下，心力衰竭，控制心脏和呼吸的大脑中枢衰竭。死亡之前呼吸困难，嘴里涌出来自肺的一种白色泡沫。

温度低于人体适应温度的环境称为低温环境，18℃以下的温度即可视为低温，在18℃水温条件下人不能连续超过8小时；在10℃水温以下人不能连续超过1～2个小时。铁达尼号沉没时的水温是0℃～4℃度左右，所以所有下水的人熬不到1个半个小时就会死亡。有一句话说：“冰冻三尺，非一日之寒”。长期在低温环境下工作，长期吃冰冻的东西，长期熬夜受夜间阴寒的人，为什么身体体质都不好呢？总是体弱多病，主要是人的体内功能已经下降，经络气血运行遇到了障碍。

只要大家稍微留意一下，经常在空调下工作的白领、银行职员等，几乎鼻子都对冷空气非常敏感，而且大部分都有过敏性鼻炎，体质下降，容易感冒，反复感冒。

大家都知道，人体的正常温度是36.8℃～37.2℃。体温过高或过低，都会影响生命的正常活动。要保持体温的恒定，就要设法使人体内产生的热和散去的热保持平衡。事实表明，人体散热的途径是很多的。呼吸能够散热，排泄能够散热，但是，80%～90%的热量是通过皮肤散发出去的。血液把热量带到皮肤表面，皮肤则根据人体所处的环境，分别采用辐射、传导、对流等多种方式把热量散发出去。在正常情况下，人体是能够靠自身的调节适应外界的温度环境的，可是，极端的气温对人体的经络气血的正常运行和心理也会带来种种不利。气温升高，使人心烦意乱、坐立不安，情绪波动十分明显。虽然，在炎热的环境中，血液循环系统能把血液尽快送到皮肤表面，加快热量向外扩散。但是，这样一来，到达大脑皮层的氧气就会减少，肌肉得到的血液比平常少，又容易降低人们的机敏度和判断力。严重时，甚至还会发生热痉挛和中暑等急性病症。这对人的生理和心理的影响就更大了。

现实中，许多人的身体差、衰老很快就是从手足冰冷、腹部寒凉开始。为什么有些人2~3年不见，突然发现衰老了很多，就是身体虚寒的结果。身上所有的地方，暖一点的部位血循环一定比较好，冷一点的循环一定比较差。不妨睡到半夜，摸一下盖着被子的肚皮，身体差、肥胖的人，肚皮还是冰冷的。

人体一旦遇上低温，就像来了寒流一样，脂肪就会遇冷凝结、沉淀，就会堆积在血管、脏腑，就会造成各种堵塞，特别是经络的堵塞更加敏感，马上就冷、就痛。

生理学研究认为，外界26℃～30℃左右是人体感觉最佳的环境温度，也是最接近人皮肤的温度，更重要的是经络正常运行的最佳环境温度。有关专家测定低于25℃经脉感传反应就明显下降，疗效也会下降；经络感传显著者，疗效也往往明显；加热能使经络显性感传出现。可见，保暖是经络疗效的保证，保暖是经络运行的保障。

祝总骧教授在《针灸经络生物物理学》一书中指出：无论实验经络针灸疗法或是“三一二经络锻炼法”，如果室温低于25℃则效果不明显。身体任何器官包括五脏六腑的功能都要在一定的体温的情况下才能健康运转。科学实验已经证明，如果把皮下温度降到20℃以下，则针灸时的循经感传现象，即“得气”现象不能向前进行，也就是经气要受到阻滞。说明要使经络发挥作用，温度的刺激和保温至关重要。尤其是经络锻炼和腹式呼吸，只有在一定的环境温度下才能发挥作用，经络的运作才有保障。所以运用经络保养治疗时，最好在26℃以上的周围环境下，或是在冲完热水澡，或是在早上起床前，或是晚上睡觉后在被窝里进行。

许多按摩院、美容院，服务员按摩怕热总是把空调调到很低，而大部分顾客为了一时的凉快，又没有这种知识。许多人之所以认为去美容院、按摩院只是图个舒服、松松骨头，没有效果，温度是原因之一。

医圣张仲景《伤寒论》创立了六经辨证，反复强调了“寒”对六经络脏腑的影响。几十年行医下来，确实理解到了张仲景《伤寒论》的伟大。人的生老病死、体弱多病、奇难杂症，看到医院里这边吊针，那边盖被子的人就知道，归结到最后一个字就是“寒”。可惜现代社会很少人认识到空调、风扇、冷饮和时装对人的健康带来的负面影响。

4. 运动——经络运行的动力

人体各种运动是一种天然的经络锻炼。由于十四条经脉本身就属于深藏在肢体、从皮肤直到肌肉之中的一种复杂的立体结构，每当运动时，相关的经络系统必然要受到因肌肉收缩、舒张，以及张力变化的各种物理化学作用的刺激活跃起来，再通过经脉所特有的能量传导作用使全身的经络更好发挥其“行气血、营阴阳”的作用，使五脏六腑、四肢百骸的功能更加协调，从而达到提高免疫力、抵抗疾病、保健长寿的效果。

什么是最好的锻炼方式？在选择锻炼方式时，应该考虑到哪一种锻炼方式能否让你长期坚持和它对你一生的价值和意义。最好的锻炼方式：一是散步，双腿运动；二是腹式呼吸；三是经络按摩。即使到了老年，这些良好的习惯仍可使你获得经络带来的益处。只有和经络建立密切的联系，身体才会变得更加健康。

人到45岁后，许多人的小腿与脚跟的肌肉会特别酸痛。小腿肌肉，如同身体的第二个“心脏”。当人站立和移动时，依靠小腿肌肉持续的收缩，以及静脉内部血压和单向阀的作用，腿部静脉血管的血液，就能够克服重力而向上输送，这就是腿部肌肉对身体静脉系统起到的类似心脏的作用。这也是锻炼的一种重要价值所在，但许多人没有意识到。所以散步、下蹲运动和小腿拍打按摩是非常重要的运动。俗话说，百病从脚起，不要让腿有疲劳的感觉，一定要学会按摩放松，走热了千万不要用凉水洗脚。许多静脉曲张都是把腿累坏的结果（图6–30）。

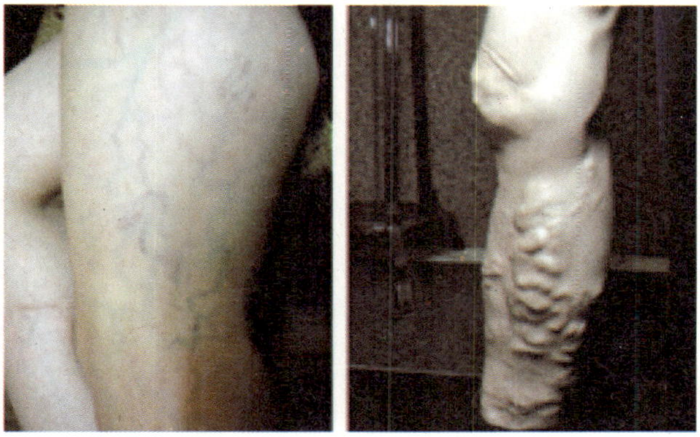

图6–30　静脉曲张图

锻炼可以使肌肉储藏更多的水分，可以使关节变得更加灵活，使水分进入，将关节的骨骼滑动更为顺畅。锻炼自然而然立即增加呼吸氧气的数量和排出二氧化碳废气的速度。锻炼既可使能量的消耗和血液运作的加速，又可立即提高局部以至全身的体内温度。综上所述，锻炼和活动，同时收到了前述的空气、水分和温度经络训练的正面效应。

关于运动的方法，在此特别建议你用心细看下篇“经络小动作，解决大问题”，以便使你的运动更加适合自己，收效更大、更持久。

七　经络小动作，解决大问题

七　经络小动作，解决大问题

人们在漫长的人生旅途上，特别到了44岁后，身体总有这样或那样的毛病和不舒服。我在50岁那年，工作繁忙，中午就躺在沙发上，一起来突然眼发黑、头脑不清，晃动一下却没事了。当时我自己也不在意，殊料连续3天中午都有这种状况，我警觉起来了，我知道脑袋一定有障碍，太多的经验告诉我要预防保养了。于是马上配了中药补阳还五汤喝再加上头部刮痧，当作小中风来治疗，3剂后到现在6年了再也没有出现过这种症状。每每想到这一幕，真是庆幸自己学了医学，可想而知许多人一生对企业很熟悉，对赚钱很熟悉，可就是对自己一点也不熟悉，可怜很多人一生受尽身体毛病折磨甚至英年早逝。

日常生活中一个小动作有时就能解大问题。比如一个突然昏倒在地、马上掐人中穴这个小动作就能救醒。小女孩出生后每3个月后给剪一下眼睫毛，一年内剪3次，从此眼睫毛就长得又长、又好看了（图7-1）。真是小动作，解决大问题，受益一辈子。

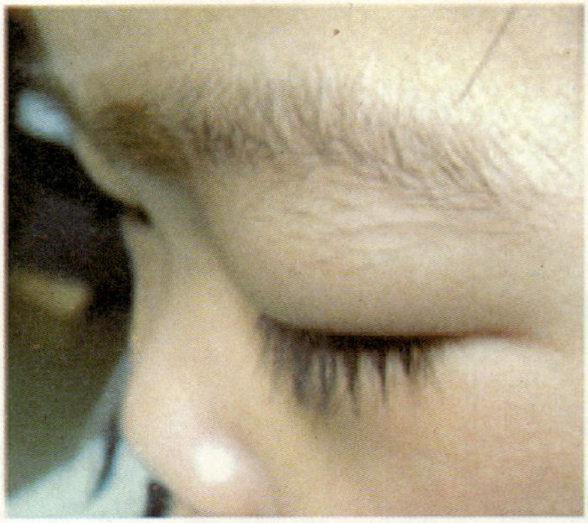
图7-1　岁半小女孩眼睫毛

生活中，如果突然掉水里了，你喊救命。只要有人一伸手、喊一声，可能就能救你一命。事实上有时周围的人很多只观看，却没有人来救你。同样身体上许多的求救信号，只要你一伸手、一个穴位、一个简单的动作可能就健康，甚至救你一命，最危险的是我们一点反应都没有！

正要写完这本书的时候，一个远方认识多年的朋友打电话过来了，说因乳腺癌做了切除手术，还要放疗化疗，问怎么办？我说，你连乳房都切除了，你现在只能遵当地医嘱了。几年来我都教了你们很多诊断预防保养的方法，为什么都不做呢？实际上许多病人都应了佛门一句话：平时不烧香，急时抱佛脚——晚了。

经络通则不痛，痛则不通。半通呢？半通时就麻、就痒、就胀、就不舒服。为什么大自然生活中的猴子总喜欢在身上挠挠痒，那是在疏通经络；小鸟喜欢在身上腋下啄啄毛，那是在给经络点穴；连猪都喜欢擦背，那是在刮痧。所有动物为什么能天生天养，实际上都是在自觉不自觉地锻炼着经络。

记得读中学时，同学们都很喜欢玩溜旱冰，玩到上气不接下气，满头大汗时，一个女同学说太热了，马上就去喝了一杯冷汽水。还没等喝完，突然脸色发青，肚子剧痛，马上蹲在地上，大汗淋漓，上气不接下气，非常难受。同学们马上扶好她，七手八脚给她按这摩那，慢慢才缓过神来。从此这一幕永记在我的脑海里，使我悟到了：一是生活中一些不良小动作会影响人的一生健康，从此我就很注意一些良好习惯；二是同学们七手八脚乱摩竟然也会缓解病情，从此我就很注意一些日常医疗保健的方法，也从此在心里埋下了健康的种子。

现代紧张的日常生活中，许多人总有一些这样那样的症状，有些虽然并不是什么大病，却让人非常烦恼，甚至影响到正常的生活和工作。如果不能在日常生活中消除这些症状，往往累积起来，就是通常所说的积劳成疾。

随着社会经济的发展，城市里的生活方式可以说是越来越紧迫和紧张了。以往的“日劳夜歇”的作息规律被打破了，加班加点的夜工作和寻欢作乐的夜生活，使本来已经大打折扣的晚上休息时间，再来一个睡眠质量的折扣。人的体质就难免疲劳透支，人身自我调节的生物钟就难免发生误差。如此反复恶性循环，反而令人更难适应现代化的生活。于是就出现百病丛生，甚至导致奇病百出。

前面已经讲了很多一经一穴都能解决许多身体问题，现在为了更能适应紧张的生活和健康需求，推荐一些小动作解决大问题的、行之有效的日常保健方法。这些保健方法，不受时间、地点、环境的限制，每次只用几分钟的自我操作，便可对自身肌体达到极大的自我调节。所谓：在官不妨政事；在俗不妨家务；在士商不妨本业；略得空闲及行住坐卧，手一到处，便可行之。只要心中有经络，就会给你身体随时带来极大的和谐。

通常，早晨起来，只要针对性进行一次自我经络疗法，即能促使机体处于兴奋状态，以应付日间繁忙的工作。晚上再进行一次自我经络疗法，又可使机体处于松弛状态，以主动消除一天的疲劳。日常生活总有头痛脑热、疲劳透支的时候，这时最关键的是通过一些经络小动作不能让疾病过夜。日常在较短的时间里通过经络穴位能迅速激发人体的潜在能力。

关注小事，成就大事。一根缝衣针的小生意，许多人都不想做了，据说温州人每年都可以做上亿的大生意。这就是温州人为什么成功的地方。身体要成功何尝不是这样呢？学会从细节中寻找健康。

海尔集团总裁张瑞敏说过：把每一件简单的事做好就不简单，把每一件平凡的事做好就不平凡。

（一）防治感冒的喷嚏三动作

掐人中穴用来急救，人人都知道，但是日常生活中用人中急救的机会就不多，而用擦人中穴来防治伤风感冒就有很多人不知道了。

人生谁都有过感冒。但问题是有些人总是容易感冒、反复感冒，体质明显下降。我从小学到大学期间，总是被感冒反复折磨。为了有效防治感冒，在一高人的指点下，20多年来由于运用了防治感冒三穴的喷嚏三动作，至今一直很难再发生感冒了。日常坚持做这三个动作，体质也在不断得到增强。

现代科学已经明确，感冒是由感冒病毒引起的。除了“流感”之外，一般的感冒，其病毒其实早已寄生在口腔之中，平时不发生症状是因为身体的抗体把它控制住。一旦寒邪侵袭，抗体“正不压邪”，就马上打喷嚏、流鼻水…… 病毒呈起凶来了。这时身体进入紧急动员状态，打喷嚏就是一个把寒气驱除出身体之外的反应动作，又是一个报警信号。在此关键时刻，如果你对经络穴位帮上一个忙，揉按摩擦，令其发热，就好比立即征调了大批的军队警察，就有可能很快地把捣乱的感冒病毒镇压下去，并继续加强戒备，使其不易再次闹事——也即是增强了“抵抗力”。哪怕平时揉按摩擦这些穴位，也有增强抵抗能力，不易犯病的功效。

风府、大椎、人中穴，被称为“感冒三穴”，是伤风感冒初起最适揉按摩擦的穴位。下面就详细介绍预防感冒三穴的“喷嚏三动作”。

第一步：擦风府祛风散寒（图7–2）：

风邪中人，必先聚于风府穴，而人打喷嚏正是阳气起来抗御外邪的一种本能反应。《黄帝内经》讲：“风者百病之长也，风从外入，治在风府，调其阴阳。”在将要打喷嚏或打喷嚏后，立即用力擦热风府穴。热气至，则可以帮助调动人体内之阳气迅速到达风府穴以抗御外邪的侵袭。用食指、中指、次指，从耳背后方向另一耳背后方擦去，用一定的力度来回擦上几十次。

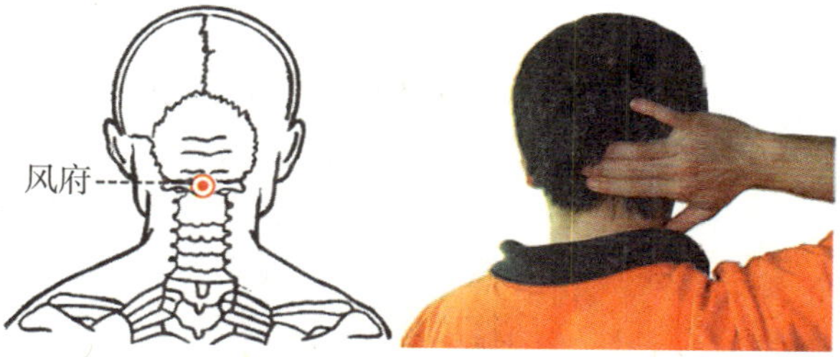

图 7-2　左右擦风府

第二步：擦大椎调动阳气（图 7–3）：

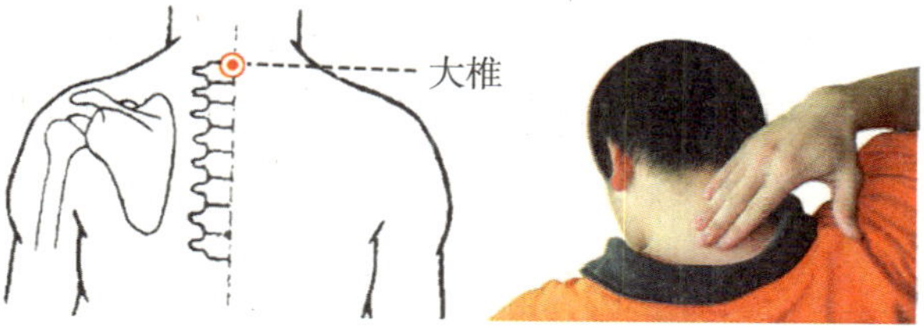

图 7-3　上下擦大椎

大椎为督脉与手太阳小肠经、手阳明大肠经、手少阳三焦经四经阳气之会。“寒伤阳，热伤阴”，故此阳经之会也是风寒最易侵袭之所，凡阴阳交争不得平衡时，多取本穴以调理。因此揉擦大椎穴可以调动诸阳经之气，进一步加强阳气（免疫能力）的卫外功能，驱除了寒气，感冒也就得愈了。

打喷嚏在经络看来是身体阳气升发的反应，初感冒时，经常打喷嚏就是因为寒气把身体内的阳气困在里面。经络首先采用打喷嚏的方式把阳气“打”出来。反过来说，打喷嚏就是人体抵抗外邪的一个警告信号。

取穴手法以手的食指、中指、次指并用，摩擦大椎穴至发热即可。与此同时，擦热左右两侧肩髃穴，效果更好。往往在打喷嚏时，肩髃也有寒气的感觉，有些感冒就是由于双肩着凉而引起的。民间早就有给小孩擦“前心、后心、肩膀尖”治伤风的经验。

第三步：擦人中增强抵抗能力（图 7–4）：

天地之间人居中，故人中穴乃急救之要穴。人中为督脉之终止穴，督脉阳气至此，已渐衰弱，犹如强弩之末。故揉此穴（也是督脉与手阳明大肠经，足阳明胃经之会）可以助阳气，增气血，增

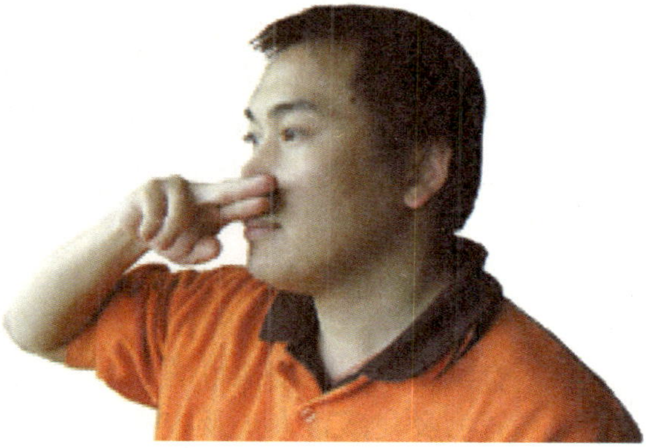
图 7-4　左右擦人中

加抗御外邪的功效。取穴可用食指，横行来回擦过人中穴，至热气至。以上三步都是用“擦”的办法，范围较大，保障取穴，并且摩擦容易生热。

注意事项：

●喷嚏是人体紧急求救信号，故此“喷嚏三动作”，关键在于将要打喷嚏时或打喷嚏之后即刻进行擦拭。

●凡打喷嚏声大者则擦时的力度要大些，务求热气至。

●凡出入“空调”地方之前，虽无喷嚏，也可擦其中一穴至发热，即可起预防之功效，使出入时避免受骤然冷热环境刺激呼吸道而发生喷嚏。

●做完喷嚏三动作，最好能马上喝一杯热水，马上加多一件衣服。保暖出微汗，感冒马上好。记住日常多穿一件衣服不会中暑，少穿一件衣服可能就会容易感冒。

●生活中不论在餐厅或办公室，如果突然碰到较冷的空气，又忘记带衣服，可马上放一叠卫生纸或手绢在大椎上保暖、相当于多穿一件衣服。

我有一次出差外地，一个工作人员前来迎接。一握手，突然发现她手凉面青，正在感冒咳嗽。心里一揪，立刻给100元钱嘱马上买一套保暖内衣穿上，并大量喝热水，早点休息，同时开一条感冒方给她。谁知第二天还没吃药，感冒竟然就好了。可见伤风感冒时保暖和喝热水是多么重要啊！

附：防治过敏性鼻炎

过敏性鼻炎往往早上喜欢打喷嚏，流清鼻水，这是因为阳气虚的体质；早上阳气要从阴气出来，因而经气要自发地打喷嚏把阳气调动出来，这时你提早做喷嚏三动作，对治疗过敏性鼻炎效果非常好。

对于过敏性鼻炎患者，常打喷嚏流清鼻水或鼻塞，感冒三穴要增加擦一个穴位迎香（图7–5）。只要坚持每天起床和睡前做一次，每次擦至穴位发热为度，坚持10～30天，均可收到显著的疗效。严重者配合温灸大椎、神厥穴疗效更好。习惯成自然，伤风感冒自然远离你。

打喷嚏、流清鼻涕、花粉过敏症等，本身就是人体的一种防御性生理反应。反过来，如果调整和增强了身体对空气环境的适应能力，就能有效防治喷嚏后引起的疾病，所以上述的对“感冒三穴”的“喷嚏三动作”，非常适合经常出入空调地方的人士、容易感冒、反复感冒人士及容易花粉过敏症人士的日常防治和保健。

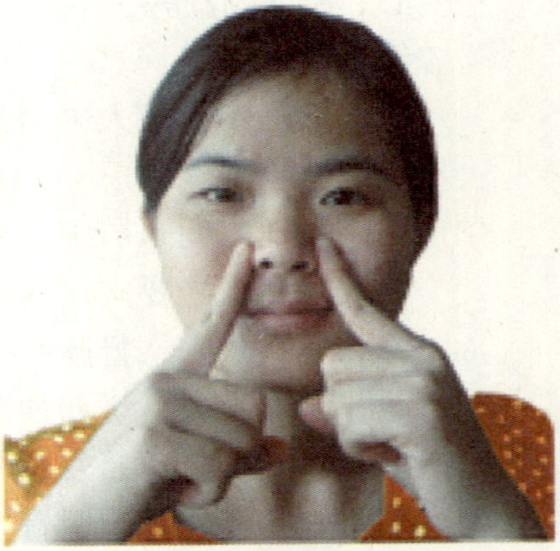

图7–5　上下擦迎香

（二）迅速消除疲劳泡热水

很多老师都有一种职业病，就是慢性咽喉炎。我刚开始做老师时，没经验，连续讲课，咽喉痛得不得了。用了各种方法也没有办法，还以为得了鼻咽癌到肿瘤医院检查，诊断是严重的咽喉炎，是职业病。考虑到自己是个讲师，不解决这个咽喉问题，就做不好老师，终于实践出一套保养咽喉的方法。所谓的慢性咽喉炎，实际上是一种疲劳过度，虚火上升的症状。故此要想咽喉不痛，消除疲劳是关键。

泡温泉水是迅速消除疲劳最好的方法，如果没有温泉，自家泡能量澡（热水澡）也可以。

泡能量澡的方法是：睡前利用自家浴盆，以自己能承受的热水加上一些粗盐，身体浸泡在水里10～20分钟，关键是泡至出微汗为止，会有温泉的效果。它可释放大量负离子，中和身体的热气（阳离子），有舒缓神经迅速消除疲劳的作用。

凡是泡热水澡时，有一个非常重要的奥秘，就是手脚必须露出水面。很多人经常泡温泉都不知道这个关键的要领。只有手脚露出水面，人体过多的阳离子（热积）通过十二经井穴出气的地方，有出才有进，才能与水中的负离子交换。这样泡澡才能迅速消除疲劳。为什么有些人越泡越累，特别是有心脏病、高血压、疲劳过度的人，手脚不露出水面，越泡越累，甚则容易发生危险。为什么呢？大家不妨体会一下泡热水澡的这些小动作吧（图7-6）。

如果没有机会泡热水澡，早上起床后冲个热水澡，关键要冲至全身发热、出点微汗，散出身体多余热气。另外，晚饭后就要赤脚多踩草地，练深呼吸向大地释放虚火上浮的积热（阳离子），也是一个很好的方法。我20多年来连续讲课，经常是从早上9点讲到晚上11点，有时还有连续三天两夜的课程，但是嗓子还保养得很好，关键是平常就习惯了这种保养方法。

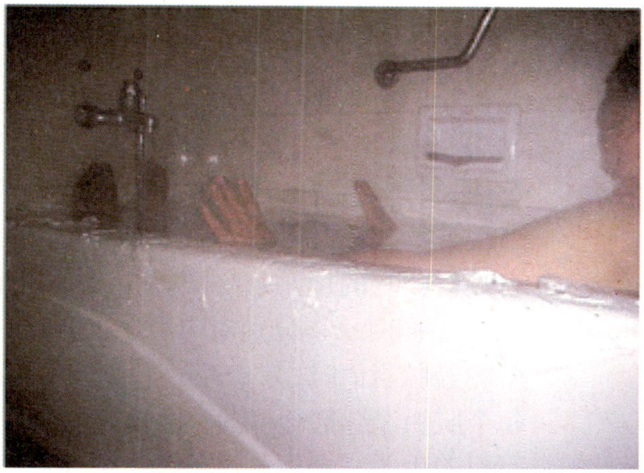

图7-6　擦泡热水澡手脚要伸出外面

（三）拍打缺盆治咽炎

如果日常没有机会泡能量热水澡，释放阳离子，那么拍打缺盆穴清热解毒，对治疗急性或慢性、顽固性咽喉炎，效果也非常好。

拍打时，由于缺盆穴在锁骨上窝凹陷中，故拍打就要有技巧。拍打左边缺盆穴时，要把头转向右侧绷紧，才容易拍中穴位。凡是有咽喉炎的人，一经拍打，蕴积在缺盆穴的痰积瘀热的阳性反应物很快就暴露出来，好像堆积了好久要出来一样。根据阳性反应物症状，红点为热积症状，以痛和急性发作为主，青块为痰湿瘀毒，症状以痰多、声嘶慢性顽固性咽喉炎为主。缺盆穴是6条阳经所过的部位，阳热积聚极为敏感，是严重影响咽喉的通道。所以通过拍打清理这些阳热积聚的废物，气血就能迅速保养咽喉，一旦经过2~3次的拍打，不再出现阳性反应物，咽喉就能得到气血的最好润泽，很长一段时间都不轻易发生咽喉痛了。所以拍打缺盆穴治咽喉痛，效果非常好（图7–7）。

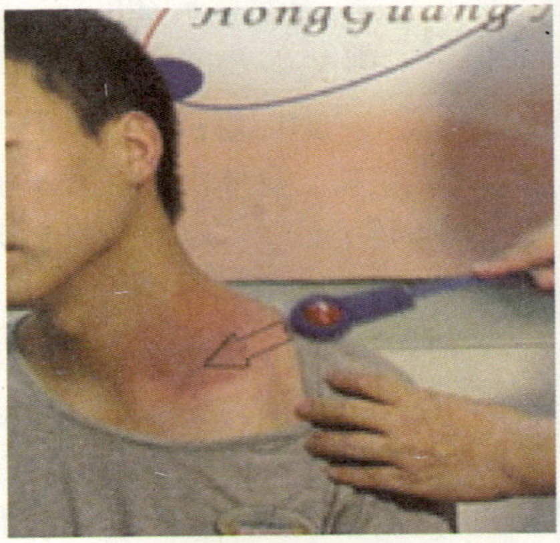

图7–7　拍打缺盆后的积滞物

（四）按着时间规律行

“凡事按着规律行”，所谓：顺天则生，逆天则亡。因为人只要脱离规律及秩序，就会生病。不妨看看身边的人，甚至是自己，晚上不睡觉，早上不起床，这样下去身体一定会出问题的。现在养鸡晚上都不关灯，就是为了让鸡快长，多生蛋，这样鸡的寿命就短多了。

万物几乎日出而作，日落而息。不是累了才休息，而是有规律休息。大自然有一定的规律和法则。而人体的运行也要有一定的规律和法则。每天的12个不同时辰，分别对应着十二经络，分别都有不同的运作。当轮到每一脏腑经脉当值时，其余经脉都会全力支持和修复当值的脏腑经脉，所以每天每个脏腑经脉都会得到一次良好的保养和修复时间。所以按着经脉时间规律行对养生非常重要。这就是所谓经脉子午流注的奥秘。

早晨5点~7点大肠蠕动最旺盛，所以7点起床后，要养成大便习惯。

早上7点~9点，则是胃最为活跃的时间，是吃早餐的时间。上午9~11点，是脾脏活跃的时间，要多喝水帮助消化吸收。

到了中午11点~下午1点（午时），是外界阴阳最不平衡的时候，也是人最容易疲倦的时候，这段时间好好休息就不容易生病。如此这般，只要遵从自然的法则，哪怕是在工作中用足精神，只要在休息中得到全然的放松，身体就可以得到很好的复原。

下午1~3点，是小肠吸收的时间，午餐最好在下午1点前吃完。

下午3~5点，是膀胱活跃的时间，是重要的喝水时间，这段时间要多喝水，效果也最显著。下午5~晚上7点，是肾经活跃的时间。最好的按摩和放松身体的时间为晚上7~9点，此为心包经与脑神经系统活跃的时间。一边看电视，一边按摩内关穴最理想。

晚上9~11点，是三焦经运作的时间，是人体内分泌系统活跃时间，要想不容易衰老，想容光焕发，不想内分泌失调的人，这时就要准备好休息了。

晚上11点~凌晨1点，胆经运作的时间。凌晨1~3点，是肝经运作的时间。肝、胆是人体重要的排毒器官和免疫器官，人体废物的排泄，免疫力的提升及全身经脉的疏通，关键是在这个时辰由肝、胆来共同完成。故晚上11点~凌晨3点是人体休息的黄金时间。

许多人名曰生意应酬，在这个休息的黄金时间里不好好休息，还要宵夜、喝酒、熬夜，肝、胆不但没有得到经脉的帮助和全身修复，而且还要额外付出，岂有不成为脂肪肝、高血压、心脏病或糖尿病呢？

从这些经络定律规则之中领悟人生吧。

现代社会为什么肝病患者特别多，其中观察到一位老板，每晚都熬夜，很喜欢凌晨2点后才睡觉，上午11点才起来，早餐和中餐一起吃。我一直在警告他，她还振振有词地说：我只要睡够8小时就可以了。果然不出2年，突然告知说得了肝炎，转氨酶很高，看医生吃了很多药都没有效果，问我怎么办？审病求因我还是一句话：早睡早起，早起锻炼关键出微汗，果然半年后检查竟然又好了。特别是乙肝病人，早睡早起，晚上10点睡觉，早上6点起床锻炼，出微汗非常关键。如果有肝病、胆疾、脂肪肝的人，用了很多方法都效果不明显，不妨配合试一试这一招，半年后吃什么药都有效。

（五）单腿站立助健康

我们手头并没有那些昂贵的诊断仪器，并不意味着对自己的器官状况一无所知。用单腿独立测试方法，就可以自我检查一下自己的健康状况。

平衡测试：闭上眼睛，单脚站立（手放在身上两侧），叫一个人来测测你这样单脚站立多长时间而不把第二只脚放到地上。如果你超过45岁，做这项练习的时间超过15秒那就非常好。如果无法做到，这就标志着你的平衡力有所损失，这会让你在年老时在突发事故面前表现得更加脆弱（图7–8）。

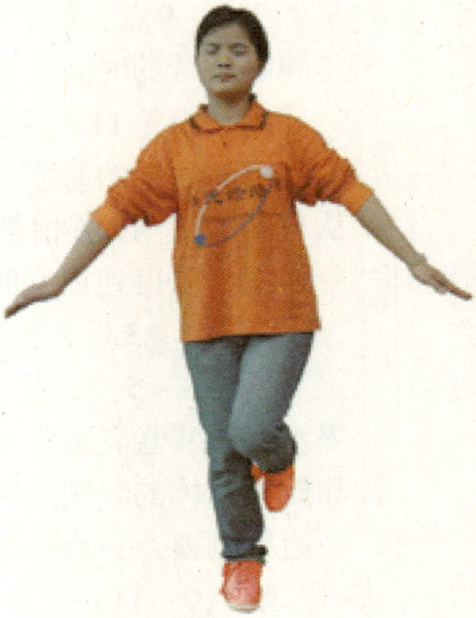

图7–8　单腿站立

之所以通过“单腿站立”自我测试可以得知身体的健康状况，是因为闭眼单脚独立的时候，人的感应和平衡已经不是平时的通过眼睛视觉而告知大脑，而是通过皮肤、肌肉和骨骼的感应，再经由经络、神经的传递迅速告知大脑；而大脑不断作出的判断和指令，又经过经络、神经传达到脚部的相应筋键和肌肉作出反应，从而保持身体的平衡。

人的脚部有6条经络经过，单腿独立时，不但经络的敏感性和反应速度将决定人体能否维持平衡，而且有些气血不够通畅的经络还会立即有酸痛的感觉，这实质上也是对这条虚弱的经络加以锻炼。6条经络一方面在脚部有关键性的多个穴位；另一方面又分别联系着重要的脏腑胃、脾、膀胱、肾、胆和肝。故此“单腿站立”既是自我测定身体健康的简单方法，又是锻炼经络养生健康的方便方法。这个“小动作”能够使多条经络对相应脏腑和循行部位实行“平衡调节”，所以，一些人足部寒凉的症状，往往在经过“金鸡独立”的锻炼后会收到立竿见影的奇效，而对一些中、老年人易发的高血压、糖尿病、腰颈痛、痛风和动作呆滞等，也会有不错的效果。当然，在做这个小动作的时候，可要小心防护，注意安全，特别是老年人和锻炼这个动作的初期。

特别是长期站立讲课的老师，一定要学会换腿站立，一条腿站立，一条腿放松，是个方法，是能长期站立讲课的奥秘。

（六）好睡八招式

晚上是人体长气血、积蓄能量和排毒、清理身体卫生的宝贵时间，什么方法都无法代替正常的睡眠。

实际谁都想睡好觉，“但我就是睡不好嘛！”

一夜好睡八招，让你睡好觉的方法，不妨一试：

（1）睡前泡澡：晚上睡觉之前泡一个热水澡，一定要泡至出微汗。热水能帮你“促进”血液循环，帮你“发汗”，把疲劳从“里面”发出，这时你会感觉身体很轻松，而且毒素也已经透过汗排出一部分。如此一来，睡觉的时候你就会很安稳。温泉是消除疲劳最天然的水质，如果没有温泉，在热水中放些盐也就和温泉很相近。如果没有泡澡的机会，洗澡时，不要光以为洗干净就行了，最重要的一定要够热，洗出一点微汗才能把一天的疲劳去掉。如果太容易出汗的人，泡澡时放点盐，洗完澡后温灸脐中神阙穴才会有非常好的调节作用。

（2）睡前泡脚：加粗盐的热水泡脚，能活跃末梢神经，调节自律神经和内分泌系统（引火归源），古谓：“春天洗脚，升阳固脱；夏天洗脚，湿邪乃除；秋天洗脚，肺腑润育；冬天洗脚，丹田暖和。”此乃足养真经。

（3）睡觉保暖：如果你觉得很难入睡或容易醒，又多梦的话，不妨加厚一点被子，确认暖洋洋的这种感觉，一定会睡好觉。特别夏天在空调房，温度不宜低于26℃。

（4）白天流汗：白天有固定而规律的运动，尤其是能够赤脚运动，流点微汗，很有助于夜间的睡眠。从医20多年，从没有听过赤脚耕田的农民失眠，所以赤脚运动最有效。现在很多小区都有一些小石子路让你赤脚锻炼，不妨走至脚板发热，甚至出点汗，晚上就好睡。

（5）睡时放松：放松睡觉，想象全身的骨头一节一节的松散了一样，全身没力躺在床上，然后练腹式呼吸，千万不要在乎睡着，只要一心练深呼吸，很快就能入睡。习惯闭眼深呼吸，心醒才起床。

（6）睡前按摩：躺下去30分钟还睡不着觉的话，干脆你起床做点温和的对应睡眠的自我按摩。最好的方法用手的劳宫擦脚的涌泉，并且按神门、大陵、太渊穴。按摩要按至发热才有效。手指脚趾多揉揉，失眠头痛不用愁。

（7）睡前关灯：睡前要养成一个习惯：熄灯睡觉。因为人的大脑有个叫松果体的，它能分泌“褪黑激素”，促进睡觉。现在市场上的褪黑激素都叫脑白金，很多人睡不好觉，就是因为开着灯，眼睛一接触到光线，松果体就不能分泌“褪黑激素”。没有分泌“褪黑激素”，就没有办法入眠。经常开灯睡的人，免疫力会比较差，松果体也会老化得快。

（8）睡回笼觉：对于一些顽固性失眠的人，特别是容易醒，醒过来又睡不着的，干脆起床做全身经络拍打操，打到全身疲倦了，则很快就能重新躺下睡觉。这一招对顽固性失眠特别好用。据说宋美龄就是因为喜欢睡回笼觉，所以活过100岁。

（七）心脏的保养与急救

由于现代生活的丰富和紧张，人们已经普遍违背了人类进化而来的“日出而作，日入而息”的生活规律，但人体内的“生物钟”则仍然是按照“子午流注”的时刻我行我素，于是乎就会由于经络气血和脏腑的不协调而产生出很多“亚健康”的疾患。其中，以“冠心病”为代表的心脏功能障碍，成为了最容易发生的疾病之一。

不时听到、看到一位位的名人，由于突然心脏病发作而过早离去，心里就有一种揪心的不舒服。难道心脏病发作真没有一点预兆吗？天下雨连蚂蚁都知道。日常生活中应怎样注意和保养心脏呢？

下面三点可敏感提醒大家注意心脏的保养：

● 日常生活中，如果觉得有心慌、心跳、心律不齐时，可马上切中冲穴，每分钟切60~80次，心跳快的切慢一点，60次/分钟，心跳慢的80次/分钟。中冲穴是心跳的控制开关，俗话说“十指连心”就是这个道理。一般切中冲穴1~3分钟后，多数人心慌症状都会很快消失。其实，平常切中指就是对心脏最好的保养。

● 日常生活中，如果没有经过什么劳动，突然觉得疲劳过度，全身无力。这就预示着心脏的搏动力出了问题。气血不能有效地通达到全身，造成全身疲劳乏力，全身无力，这就是所谓力不从心。许多人以为疲劳过度就休息一下吧；许多人也真的从此休息了。实际上四肢无力、疲劳过度是心脏无力推动的一个警告信号。如果继续疲劳过度，超越了心的推动能力，心就只好停止跳动了。好像一辆超重的汽车要上坡，一旦超越了发动机的动力，汽车就会死火停下来了。这时应该立刻全身经络按摩放松，疏通指、趾端的微循环系统，迅速消除疲劳。关键是左右按压拨动极泉穴。因为极泉穴是离心脏最近的一个脉动穴位，按压极泉穴有增强强心搏动力的效果。

● 日常生活中到了以下第三点就预示着危险就要发生了。不明原因的心烦、心翳、心闷、心痛，总是短气上气，甚至要用大力气去深呼吸。这就是心脏病要随时发作的警告信号了。至阳穴是缓解心烦、心闷、心痛的开关，这时马上按压至阳穴就能最快缓解这种症状。

日常生活中，如果能注意到这些小节，越早消除这些症状，就能避开大问题的发生。

有一位72岁的老人，天天打门球，自认为身体很好。有一天陪着多病的妻子来看病，妻子希望我顺便把把老头子的脉，看看要注意些什么问题。谁知把手一放脉枕上，我就观察到他手上内关青筋凸起扭曲紫色（图7-9，可参考《观手知健康》一书），就提醒他，不管你打球没打球，只要你觉得突然全身疲劳无力，最好马上到医院去检查。不料3天后，妻子打电话来要谢谢我，说老公早上起来突然全身无力，马上送到医院，在检查的时候心脏病发作，医生也说他来得太及时了，终于闯过一关。

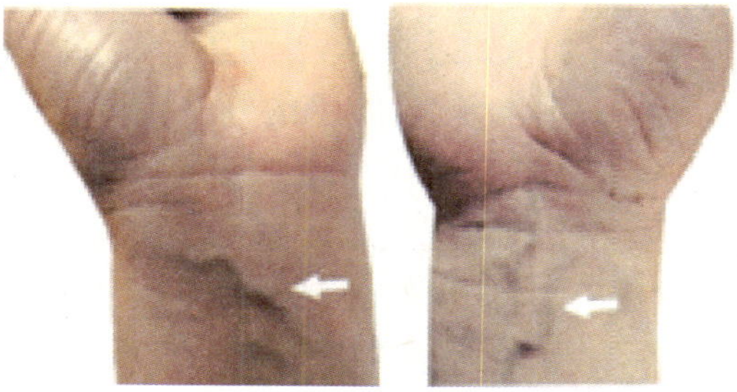

图 7-9　内关青筋心劳累

俗话讲“天有不测风云，人有旦夕祸福”，如果在旅途中，在工作场所，或深夜时在家中，突然心脏病发作或预感到即将发作，而身边又没有医生和急救药时，急救车又不能及时赶到，又有何急救的方法呢？此时应立即选用中冲、极泉、至阳心脏急救三穴（图 7-10）。

急救时取穴应连续用重刺激手法，特别中冲、极泉穴在预感发病时，迅速自我按压，多能预防发作。按压的时间以症状消失为止。至阳穴则可背靠硬物顶压。只要熟习，急时也可指示旁人帮助。实践证明，许多患者能用此急救三穴屡试屡验，亦可协助他人急救于危难之中。

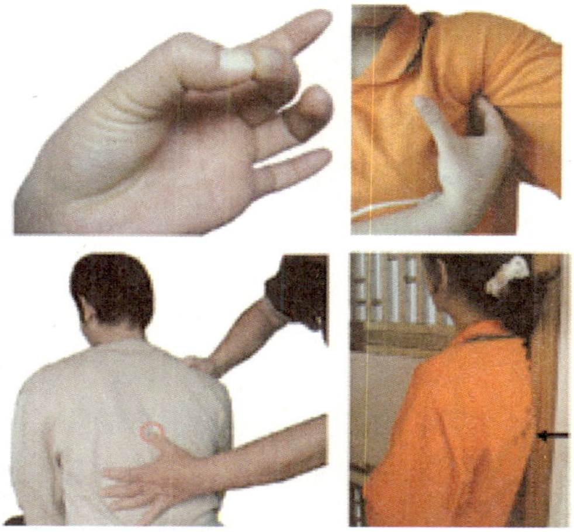

图 7-10　心脏急救三穴中冲、极泉、至阳

日常心脏保健的要穴是中冲、内关、神门和太溪。前三个穴属心包经和心经，太溪穴属于肾经，配合使用可起到沟通心肾的作用，加强心肾的功能。在按压手法上，心率过慢的手法宜快些，心率过速的手法宜慢些。一般每分钟按压60～80次，每日早晚1次，每次每穴按压3～5分钟，如平时若有不适，应立即进行心脏点穴保健（图 7-11）。

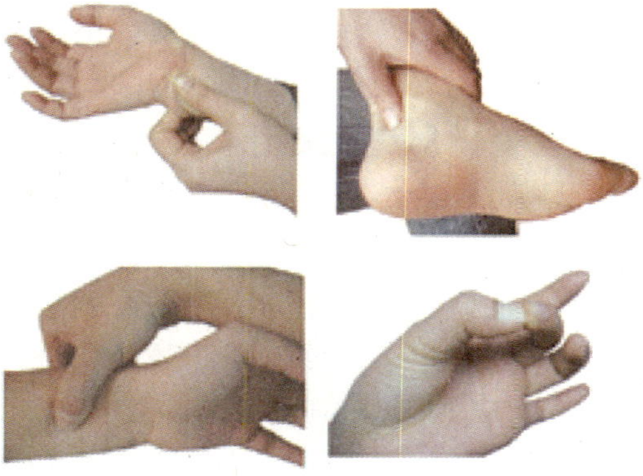

图 7-11　心脏保健穴中冲、内关、神门、太溪

（八）特效减肥三招：一饮二拍三快走

1．一饮

如果身体处于脱水状态，身体就会被迫贮存脂肪。相反地，身体贮存脂肪，就是脱水的一个重要特征。这时如果不选择喝水，而是选择吃东西，就会导致体重增加，形成肥胖。所以肥胖的人平时一想吃东西时不如先喝杯水，这是肥人减肥的关键。

如何转化已经摄取的脂肪？增加饮水量是秘诀。大量饮水是减肥的关键，它促使水分输入活性细胞的逆向机制运转，就可以启动对激素敏感性和可燃烧脂肪的酶的机制。这样，体重的下降就非常明显，减肥就成了很自然的事情了。可以这样说，饮水量与减肥几乎成正比。

由于看了美国医学博士巴特曼的书《水是最好的药》，从此又引起了我对水的兴趣，不但研究水，还大量喝起水来，还要喝好水。结果每天坚持喝水 6 大杯（相当于 6 瓶矿泉水），2 个月后，体重不知不觉减了 3.5 千克。特别是肥人，配合喝点茶，效果更好。实际上喝茶的人，关键是喝了很多水。

2．二拍

当脂肪形成并得以贮存以后，只有某些特定的指令，才能使之发生分解。脂肪酶是一种分解脂肪的酶，能够把块状脂肪转化成很小的脂肪酸颗粒，能够促进脂肪酶的活跃性，其中最活跃的激素是交感神经系统的肾上腺素。

肾上腺素分泌的最终结果，就是使贮存的脂肪逆转，体重迅速减轻，拍打足底涌泉穴是刺激肾上腺素分泌的有效方法。这种减轻体重的方法，比其他任何节食和减少热能摄取的方法，都更加有效和稳定。如果顽固性肥胖，还应配合在腹部寻找结节拍打和拍打胆经。

3．三快走

锻炼可以促进燃烧脂肪的酶的活性。当你进行锻炼时，其实关键是在改变肌肉活动的能量来源：血液中的酶将贮存在肌肉、腹部以及其他部位的脂肪，转化为活动需要的能量。半个小时的大步快走锻炼，只要锻炼至微汗出，可使燃烧脂肪的酶进入活跃状态，并将其连续保持 12 小时以上。所以早晨和下午散步，可以使酶在 24 小时内保持活性，并借以清除胆固醇沉积物，消耗身体储存的多余脂肪。

总之，所谓特效减肥，实际上是形成一种日常的良好习惯。

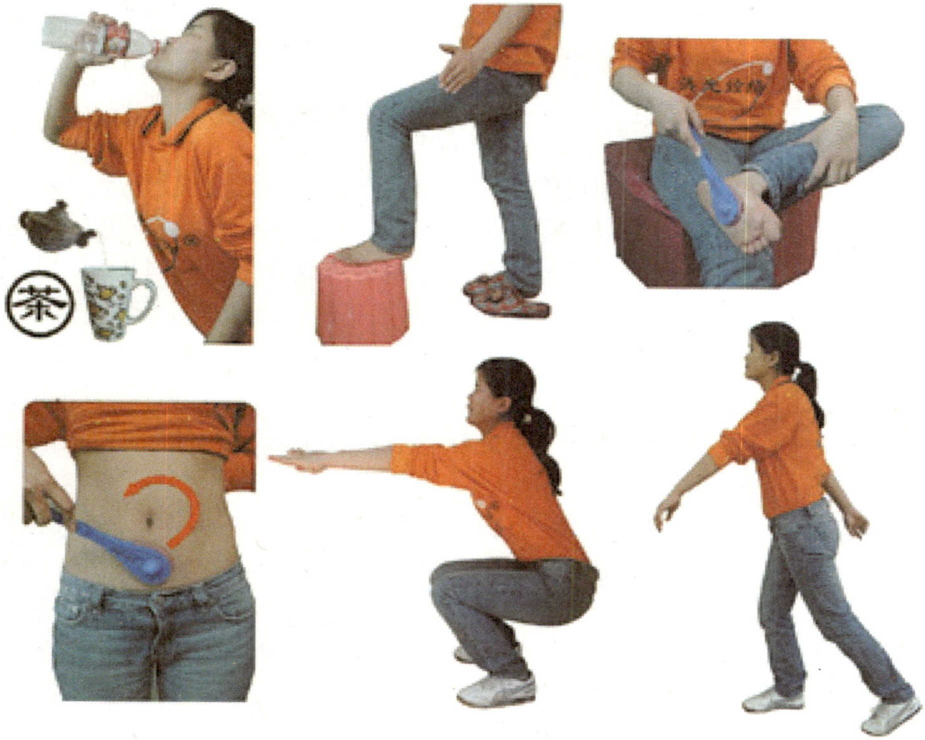

图7-12 每天多喝水、拍打足心、胆经、腹部、下蹲、快步走

一饮： 大量喝水，每天3 000毫升以上，相当于早、午、晚各2瓶矿泉水。

二拍： 拍打足心涌泉穴，拍打大腿两侧胆经，拍打腹部，配合腹式深呼吸（图7-12）。

三急走： 大步快走半小时，如果没时间走路，可以练下蹲运动，减肥关键练出微汗。

（九）一天抖三抖　活到九十九

生活中有时发现一些人健康好像很简单。民间总流传着很多健康的个案。

一天在家大厅看电视，突然发现窗外有人影不断闪动，心一紧马上冲出门口。一看是一位老人在窗前晃动，忙问老人啥事呢？老人说，我在看你防盗网的样式，准备也做这种样式。原来如此。正准备返回时，殊料这位老人家突然讲了两句话：说这个防盗网样式虽好，但铁枝太细，我一掰就断；这个一楼也太矮了，我一爬就能上二楼了。我一听不由定睛观察，望、闻、问、切，只见老人声如洪钟、丹田气足、脸色红润、腰板挺直、健步行走，犹如世外高人，一打听竟然96岁了。长期职业的本能，使我马上不耻下问，虚心求救。可能是上天又派高人来指点我了。

据老人说，他是香港人。40多岁时由于香港比较开放，白天上面干，晚上下面干。肾亏已严重，人也有气无力。这时遇到一个高人，告知“一天抖三抖，活到九十九”的方法，坚持锻炼到今，竟然判若两人，从此健康。

纵观许多人的健康方法，大多都是横行锻炼。但一天抖三抖却是纵向上、下锻炼，所以让我特别感兴趣。发现这种纵向锻炼，确实太能锻炼人，特别是上了年纪，一旦能经受抖三抖，这种从脚趾到头顶全身性的锻炼，我确信一定对身体很有效果。从此在老干大学传开，能坚持下来的人，果然健康。

一天抖三抖动作要领：

（1）双脚平肩宽，手腕放松摆在前面：血压偏高者，双手摆在腹下方；血压偏低者双手摆在肩上方;血压正常者双手摆在胸部前方（图7-13）。

（2）双脚跟慢慢提起离地，越高越好，以大踇趾用力支持身体,然后慢慢又放下脚跟。做3~5次适应性训练后，逐渐脚跟用力向下蹯，下力度以自己的身体能承受为度。

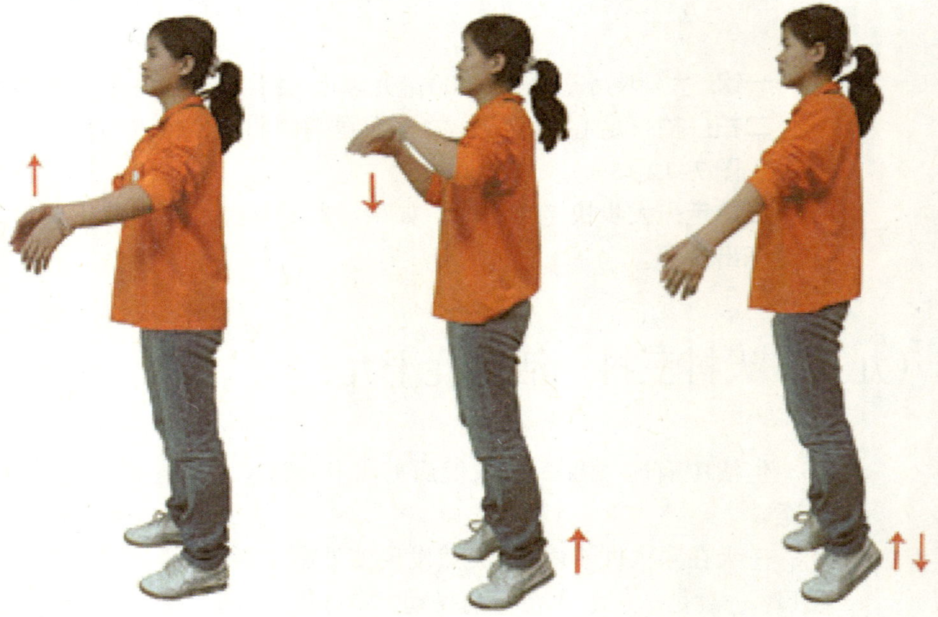

图7-13　一天抖三抖

（3）随着脚跟的不断向下蹾，双手也不断地放松，上下抖动。

（4）一般有空之闲，疲劳之时，就可以随时抖动3~5次。往往精神马上为之一振。如果作为一种锻炼，最好早上起来和晚上睡觉之前做。一般多少岁抖多少次。哪怕你是60岁之人，不用1分钟就锻炼完了。

万病从脚起，一天抖三抖对人的骨节刺激量比较大，对于小孩真的能促进骨骼生长发育，快高长大。但对于老弱病残、骨质疏松者，只要注意循序渐进，以自我适度为宜，不要强行，见好便收。

（十）快速消除疲劳的本能伸展动作

带小孩到动物公园看动物，许多人总喜欢动物的各种形态动作。但我总是在想：为什么动物要做这样的动作呢？放生的动物都能天生天养，尽终天年，其中奥妙在哪里呢？是不是动物的各种形态动作就是最能锻炼身体？古代不是有华佗五禽戏吗？它就是模仿动物的动作来伸展经脉，锻炼身体的。纵观许多动物，包括人类都有一个最基本的本能动作，伸懒腰、打哈欠（图7-14）。我们是否留意到日常生活中，一些80~90岁的老人就很喜欢打哈欠。长期伏案工作很累时，经脉郁滞不畅通时，人就会自动伸懒腰、打哈欠。当人睡醒时，由于长期的睡眠不动，要精神起来时，人又会伸懒腰、打哈欠。伸懒腰是为了伸展经脉，打哈欠是为了迅速增大经脉的供氧量。关键问题不是伸懒腰和打哈欠的动作。一般只做一、二个动作就能马上消除疲劳精神起来或者是马上又可进入休息入睡状态。所以想睡觉之前可以做，起来以后可以做，疲劳时可以做；特别是对现代紧张社会工作的人意义就更大了，因为伸展动作只做一、二个就马上见效。为什么日常生活中不可以经常伸展一下动作呢？长期留心观察动物又快、又好、又简单的本能伸展动作发现，有四个动作最值得日常生活中可随时锻炼。特别是我们在挑战死亡之海，徒步跨越塔里干沙漠时，其中这套伸展动作最快消除疲劳（图7-15）。

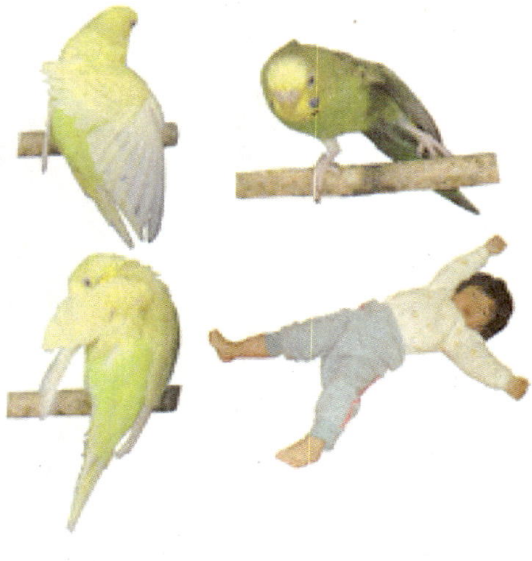

图7-14　鸟伸展翅膀、人伸展懒腰

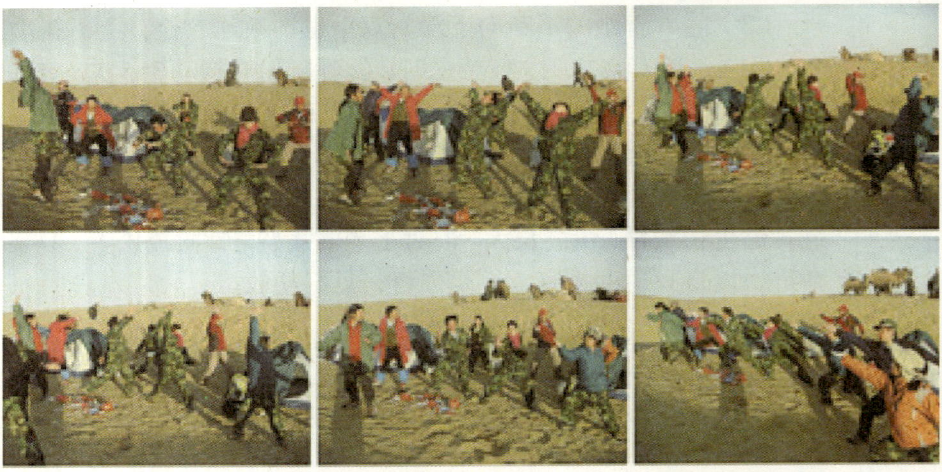

图 7-15　沙漠中的经络伸展操

经络本能伸展动作：

1．怀中抱日（图 7-16）

双脚平肩宽，吸气时，身体尽量往后弯，双手向后，掌心向上，尽量抬头，鼻子朝天作抱日之状；呼气时，双手手心向下，如怀中抱日，徐徐呼气下降至腹部。重复 1～3 次。

动作关键是全身放松，深呼吸。

怀中抱日对任、督二脉是最好的锻炼。

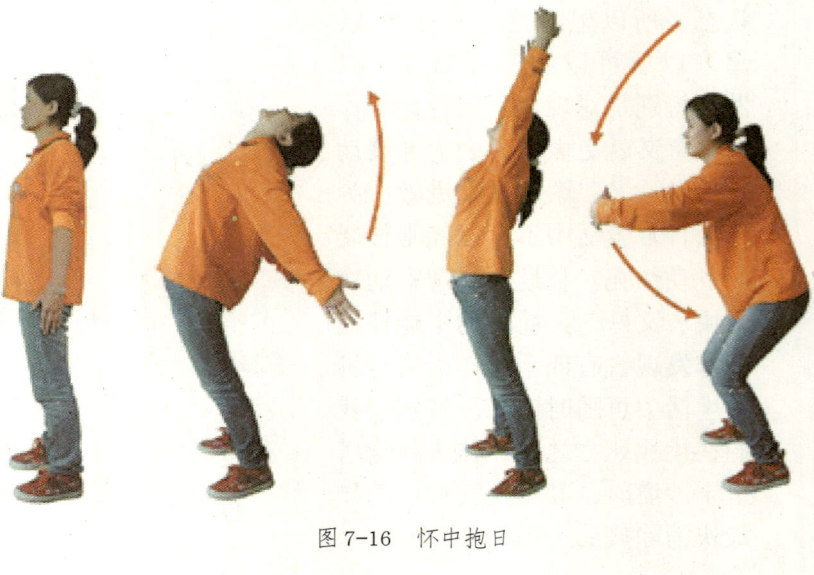

图 7-16　怀中抱日

2．顶天立地（图 7–17）

接怀中抱日动作，配合吸气，右手手心向上，用阴力徐徐向上作顶天状。左手手心向下，同阴力慢慢向下作撑地状。身体并徐徐向左侧转动，头尽量向后仰。呼气时返回原状；然后相反之动作，左手上举，右手向下，身体向右侧转动，头尽量向后看。重复 1 ~ 3 次。

动作关键是尽量用最大的阴力慢慢伸展经脉。

顶天立地对肝、胆经是最好的锻炼。

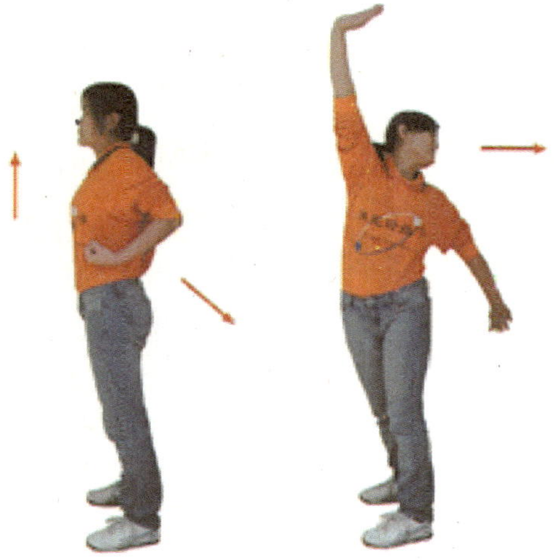

图 7–17　顶天立地

3．左右开弓（图 7–18）

接顶天立地动作，双手握拳在腰间，然后吸气，右手立掌用阴力慢慢向前推出，身体向左侧转动，头尽量向后看。呼气时返回原状，然后相反三动作：吸气左手立掌，推出身体向右侧转动，头尽量往后看，呼气还原。重复 1 ~ 3 次。

动作关键是尽量用最大的阴力慢慢伸展经脉。

左右开弓对肝、胆经是最好的锻炼。

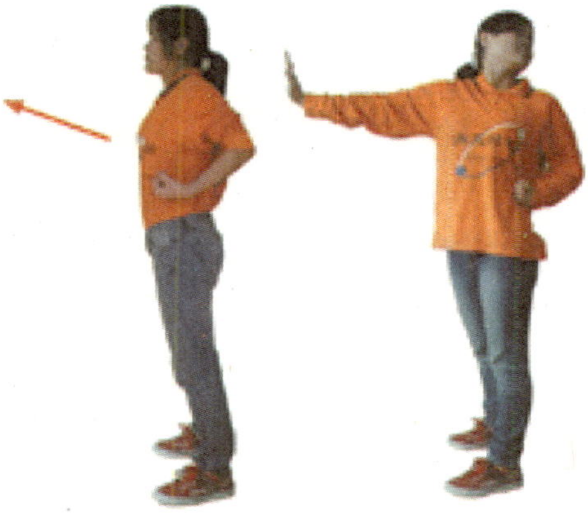

图 7–18　左右开弓

4．瞻前顾后（图 7–19）

接左右开弓动作，吸气时，左脚以45°迈出一步，左手手掌也以45°向前、向上反掌送出，右手手掌则向后向下压，头向后瞧，慢慢用力前后伸展。呼气时还原。然后相反动作：右脚以45°迈出，右手手掌向前、向上反掌，左手手掌向后、向下反掌。

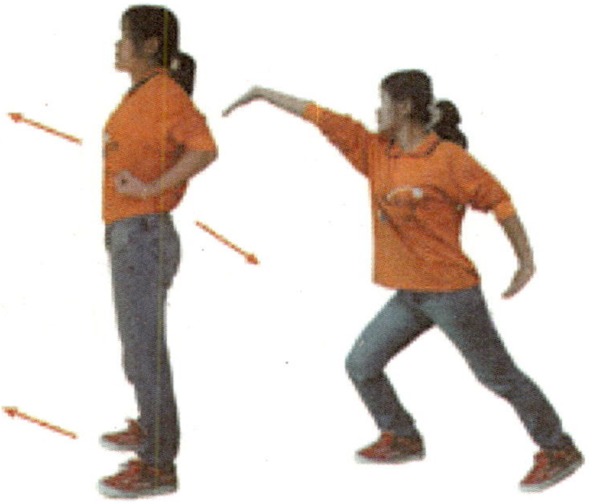

图 7–19　瞻前顾后

瞻前顾后对肝、胆经是最好的锻炼。

最后重复怀中抱日动作配合深呼吸，静心放松，气沉丹田，练习腹式呼吸。

经络伸展动作关键：一是要配合深呼吸；二是伸展过程中要尽量出力，尽量扭转身体，犹如练习瑜伽一样；三是两头松中间紧，即前后做怀中抱日要尽量放松不要用力，顶天立地、左右开弓、瞻前顾后要紧，尽量伸展用力。

早上伸展一遍疏通经脉，可应付一天的繁忙工作，晚上伸展一遍可消除一天的疲劳。日常略感疲倦，也可随手伸展一、二，也不妨碍工作、家务，习惯成自然，自可见微知著。

（十一）床上经络3分钟

小孩都没有学过经络，但连一岁的小孩起床时总是本能的在床上伸展身体，就像瑜伽锻炼一样。实际上，这些本能伸展动作，就是一种深层的经络锻炼。上班一族一早起来，睡了一个晚上的经络最需要经络伸展动作来迅速恢复消除疲劳，恢复精神，以便应付一天的繁忙工作。所以一早醒来不要急于起床，最好用3分钟先伸展一下经脉。

1. 左右伸展（图7-20①～③）

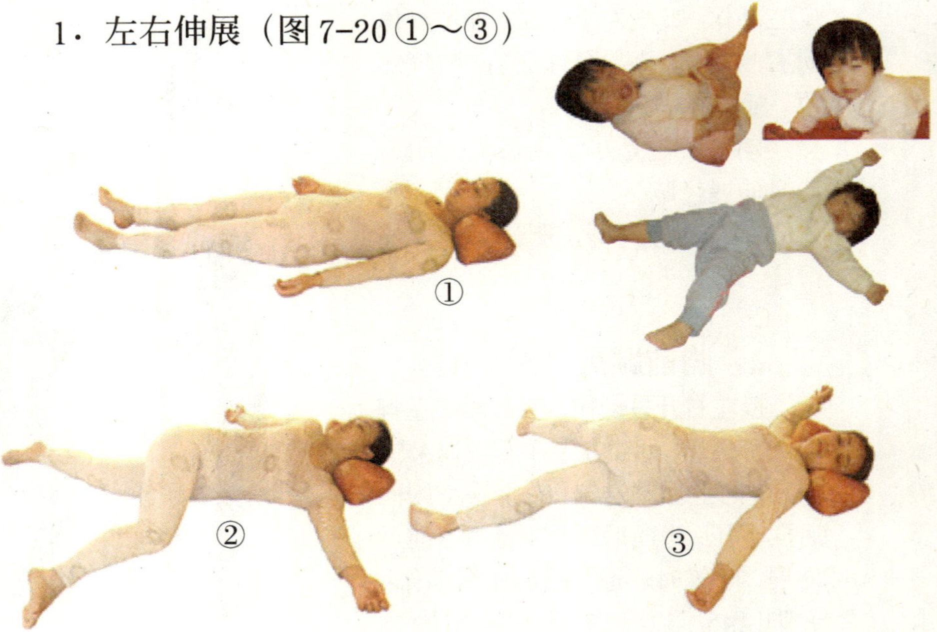
①
②
③

图7～20　左右伸展

2. 摇头摆尾（图 7-21 ①～④）

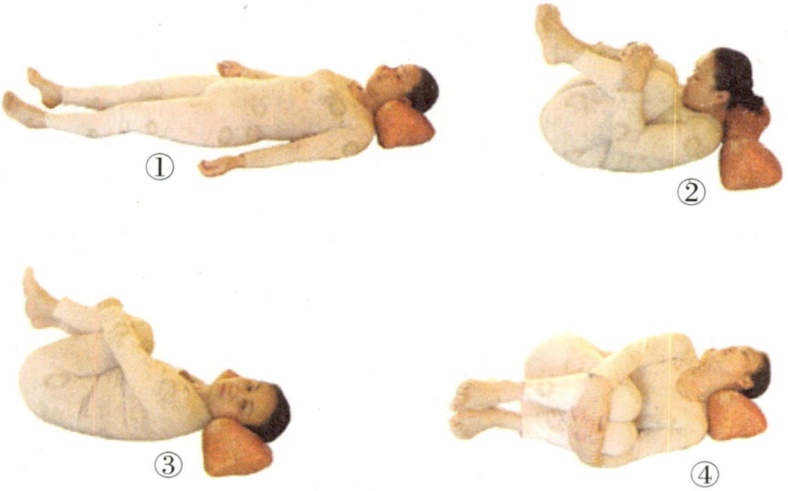

图 7-21 摇头摆尾

3. 蜻蜓点水（图 7-22 ①～⑥）

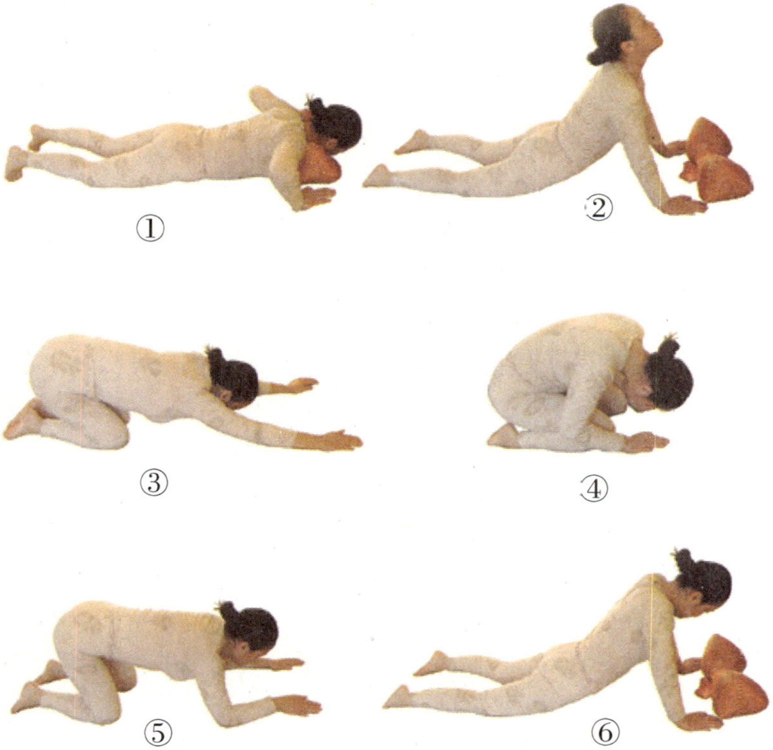

图 7-22 蜻蜓点水

（十二）经络要通，日常关键会放松

记得年轻气盛时，开起摩托车风驰电掣。有一天去见师父，在一条乡间凹凸不平的小路，爬在摩托车上连续开了2个小时。当时乡间小路根本就没有中间隔离线指示，这样的路段一般人都喜欢把车开在路中间。在一个大弯处，突然发现迎面一辆大货车也正开过来，一急想摆动车把避开，竟然两手已经紧张疲劳过度，不听使唤。眼看两车就要撞上、正暗中叫妈时，好在对方的货车靠右行驶，我开的摩托车就擦肩而过。车子一过，全身出了一身冷汗，手脚竟然软起来了，手一软反而慢慢自动停下来。如果对方的车也靠中间行驶，那就完了。24年过去了，至今还历历在目，想起来还心惊胆战。

为什么特别是摩托车许多交通事故，分析起来好像总是莫名其妙、不可思议呢？我突然悟到了，这就是经络的缘故。大难不死，这次我终于理解到松的重要。拜师学艺，第一要求就是“百日筑基”练气功，无非要求松、静、深呼吸。

现代社会工作紧张、生活繁忙，日常生活究竟怎样才能真正做到会放松呢？由于经过长期紧张的惊险，才知道放松的奥妙。从此我就时时处处，一有空余就主动学会怎样去放松。怎样才是最有效的放松呢？比喻站立过久，首先想一想哪一条腿最受力，然后暗暗换力放松另一条腿。如果坐的时间长，看看哪个部位一直最受力，马上换个动作放松该部位。长途开车紧张了，注意一下身体哪个部位最紧张、最受力，随时转转头耸耸肩，放松一下脚。总之，随时随地注意放松身体用力部分。特别是睡觉时，想想眉心是否还在紧锁，马上用推推印堂的方法放松。然后从头开始想想颈椎松开了没有；肩周松开了没有；脊柱松开了没有；上肢关节松开了没有；下肢关节松开了没有。我的个人经验，最好的放松就是想象骨头散架，肌肉没有了的骨头，是不是就一块一块散开了。如果还没印象，不妨去市场看看猪肉和骨头是如何被分开的。如果还没有感觉，不妨去激烈运动一次，感受回来全身无力像散架那种感觉。只要骨头有像散架的感觉，人就会全身无力气。这时，如果你慢慢深呼吸，就能品味出经气在身上窜动的感觉，气一到体内荡漾着一种经络畅通时的无比舒服感。

怎样知道你能不能真正放松了呢？最简单的检查方法是躺在水面上无动作、零负重的状态下是沉还是浮。水与人很特别，比重几乎是一比一，只要一紧张，马上就沉下去；只要放松，马上浮起来。

就是因为习惯了这种放松法，我20多年来能不断平衡大量的紧张生活和工作。很多人早就知道了要放松的好处，但是大多数人还是到了医院住院时才知道放松。这里要提醒一下，关键是要在日常生活中学会主动去放松。

（十三）学会打通经络上的“交通黑点”

2008年初，大家记忆犹新，受冰雪天气影响，京珠高速公路大动脉，严重影响了整个中国的南北交通运输。特别是湖南郴州路段成了全国人民关注的“交通黑点”（图7-23）。

人体的十四经脉何尝不是这样，经常受到各种风、寒、暑、湿、燥、火的影响，严重影响着人体的健康。每条经脉都有它容易脆弱受阻的地方，比

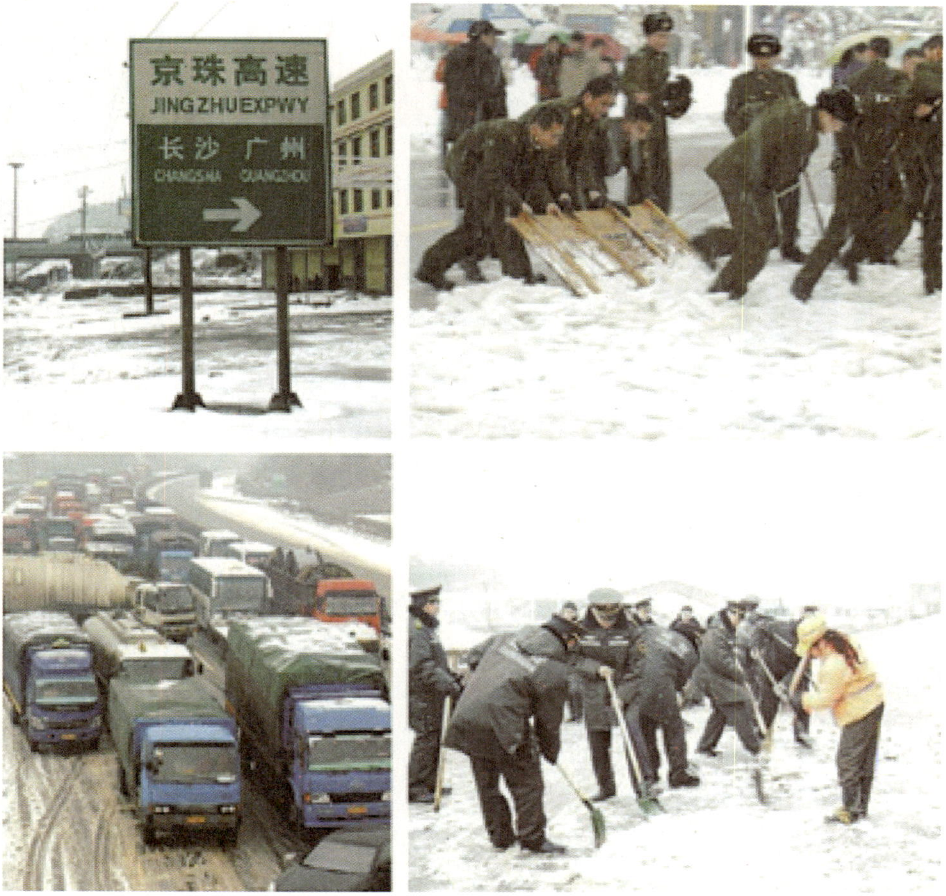

图7-23 用各种方法疏通公路交通黑点

如督脉的腰阳关，就是督脉阳气上输最容易堵塞的关口。许多人为什么总是容易腰酸背痛、腰酸膝软，无不与经脉的这“交通黑点”有关。所以，日常生活加强保健这些路段，对经脉和脏腑的保养就显得很重要了。经过我们长期的实践，发现这些经脉的“交通黑点”最容易发生酸痛结节、异常反应等。平时不觉有什么异常，一旦该经脉脏腑有异常，这些地方一定会有反应。只不过开始时并不明显，要去摸它才发现。不妨你针对症状先检查一下你的“交通黑点”！例如，糖尿病地机痛，妇科病三阴交痛等。所以日常生活中最好习惯运用各种经络手法，随时疏通人体经络上的这些“交通黑点”（图 7-24）。

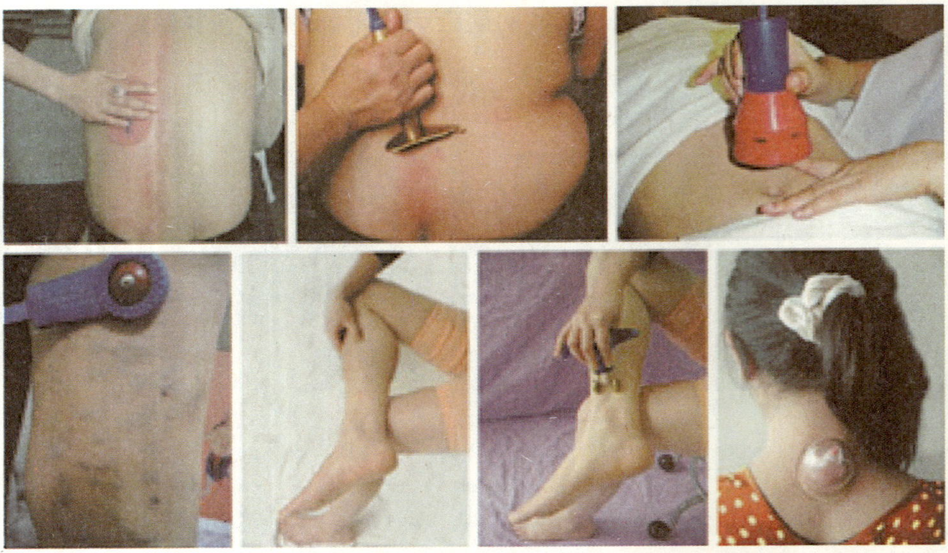

图 7-24　用各种传统方法疏通经络交通黑点

以下是我们总结的十四经脉“交通黑点”（图 7-25 ①～⑭）。

手厥阴心包经

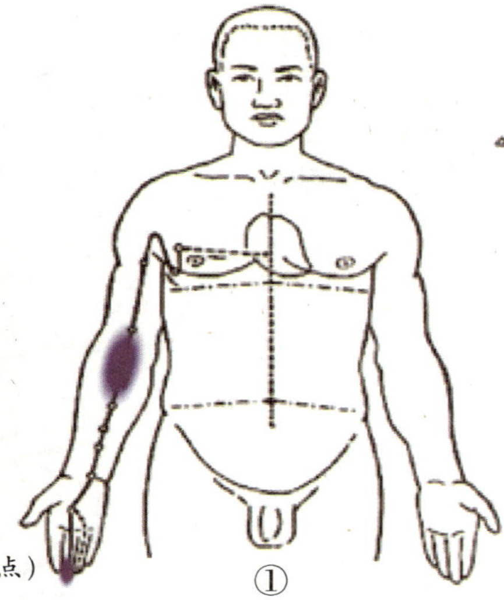

（晚上7～9点）

①

手少阳三焦经

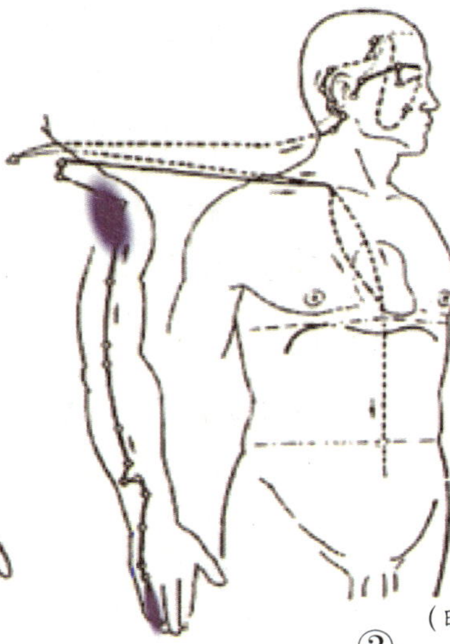

（晚上9～11点）

②

心包经常见症状：

失眠　多梦　易醒　难入睡
心烦　健忘　胸翳闷　口干
神经衰弱

三焦经常见症状：

偏头痛　头晕　耳鸣　上热下寒
手足怕冷　倦怠　易怒　皮肤容易过敏
肌肉关节酸痛无力　食欲不振

手太阴肺经

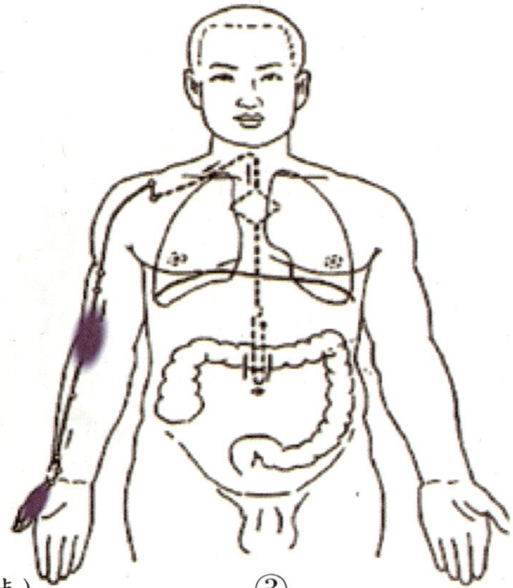

（凌晨3～5点）

③

手阳明大肠经

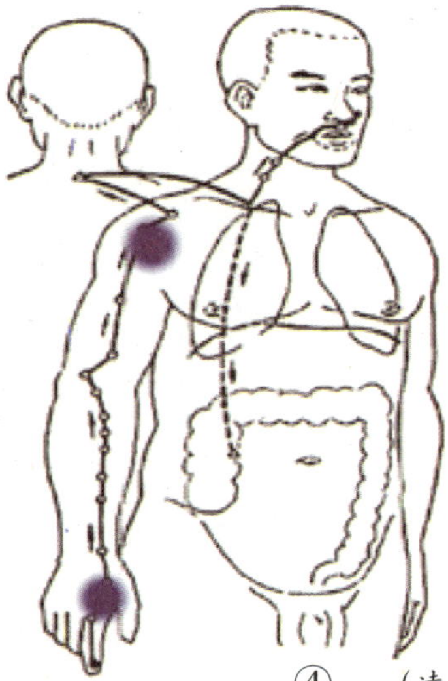

④

（凌晨5～7点）

肺经常见症状：

怕风　易汗　咽干　咳嗽
过敏性鼻炎　皮肤干燥　容易过敏
动则气短　胸翳　面色皮肤无华

大肠经常见症状：

牙痛　头痛　口干　皮肤过敏
青筋斑点多　肠胃功能减弱
肩周痛　慢性咽喉炎

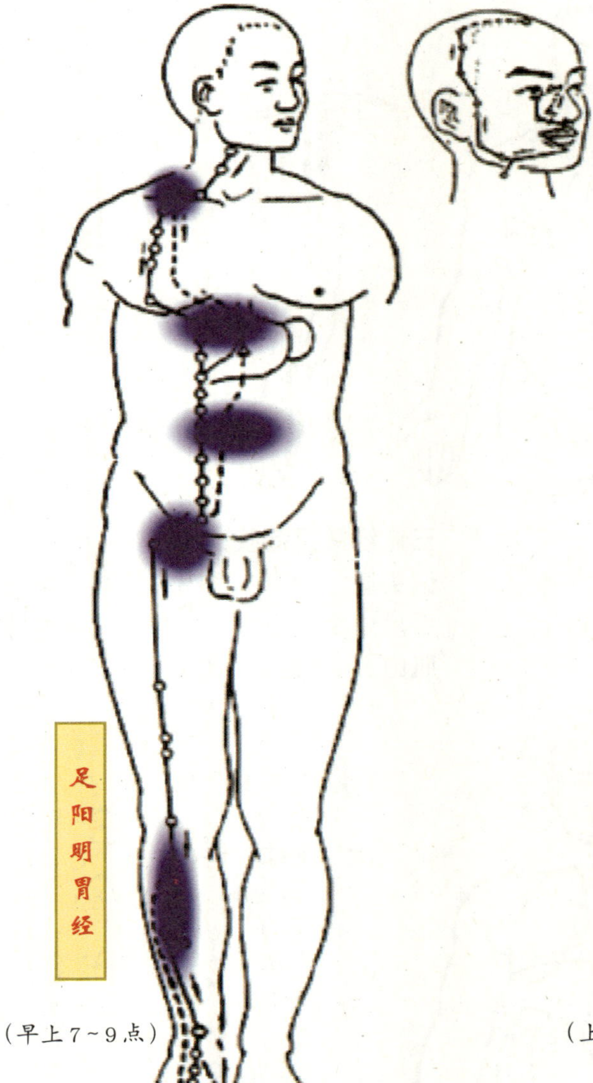

⑤

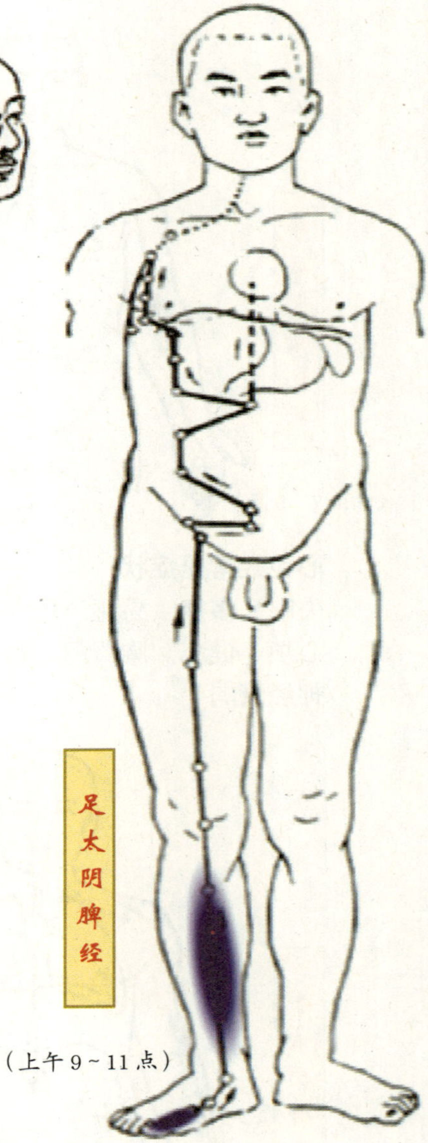

⑥

胃经常见症状：

咽喉痛　胃痛　怕热　消化不良
倦怠　膝关节酸痛　便秘
唇干舌燥　身体消瘦

脾经常见症状：

脘腹胀气　吸收不良　口淡
容易呕吐作闷　容易倦怠　虚肥
头胀头脑不清　湿重脚肿　便溏
关节酸胀　糖尿病

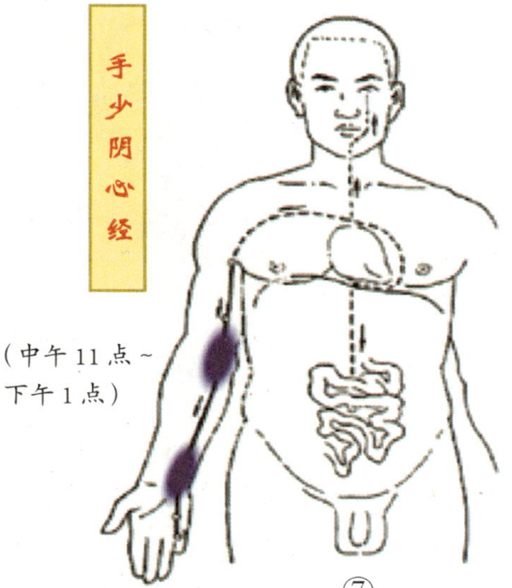

⑦

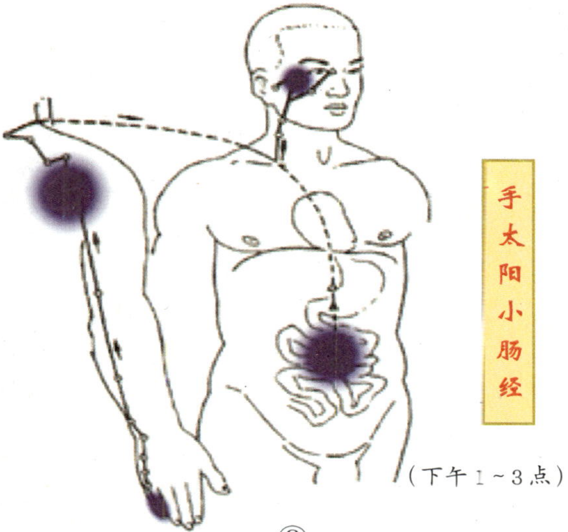

⑧

心经常见症状：

心烦　心惊心悸　心闷　心痛

短气上气　有压力感　忧郁易怒

口腔溃疡　口干口臭

小肠经常见症状：

小腹绕脐而痛　心翳闷　头顶痛

容易腹泻　手脚寒凉　吸收不良

虚肥　肩周炎

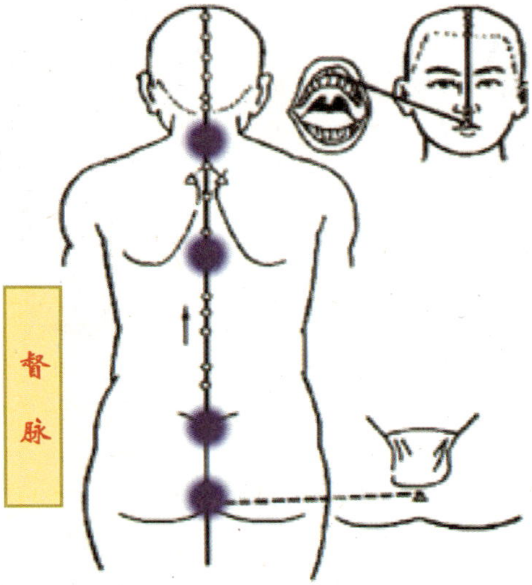

⑨

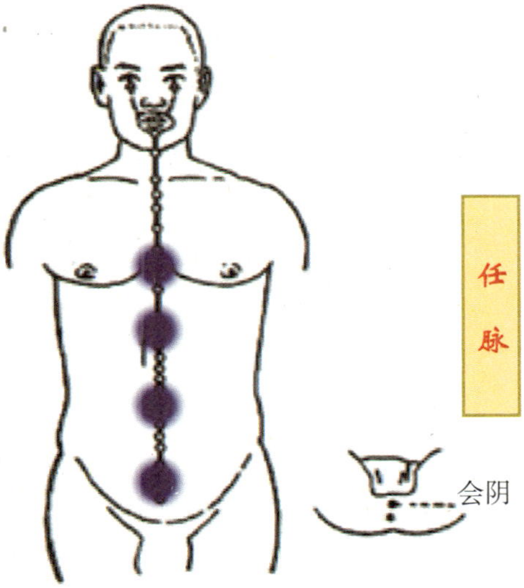

⑩

督脉常见症状：

虚寒怕冷　手足不温　疲劳乏力

颈椎痛　腰椎痛　痔疮　便秘

阴阳失调

任脉常见症状：

怕热汗多　阴阳失调　月经不调

阳痿　性冷淡　消化不良　胸翳气喘

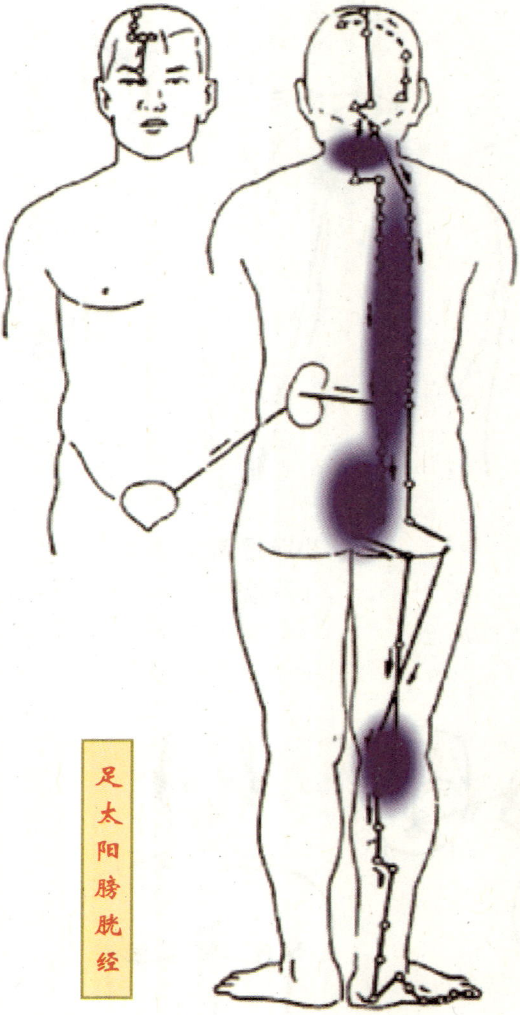

⑪

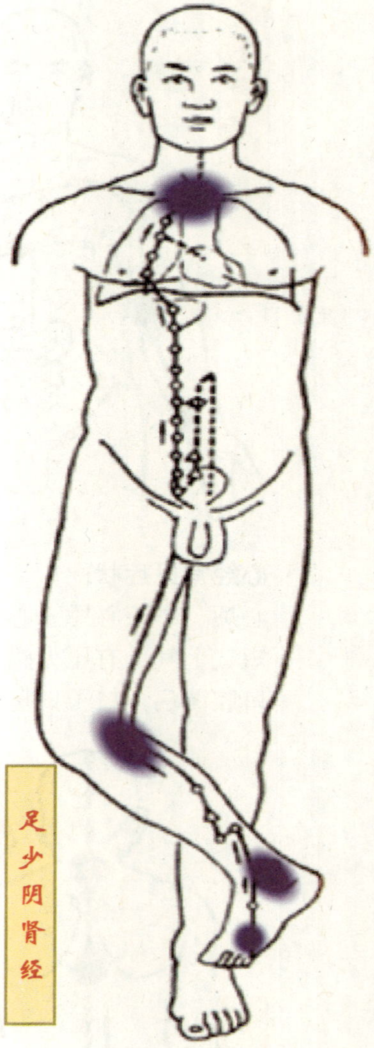

⑫

膀胱经常见症状：

恶风怕寒　颈项不舒腰背肌肉胀痛　腰膝酸软　静脉曲张　尿频　尿多　尿黄　前列腺肥大

肾经常见症状：

手足怕冷　口干舌燥　腰膝酸痛　咽喉炎　月经不调　性欲减退　前列腺肥大　足跟痛　尿频　尿少　尿黄

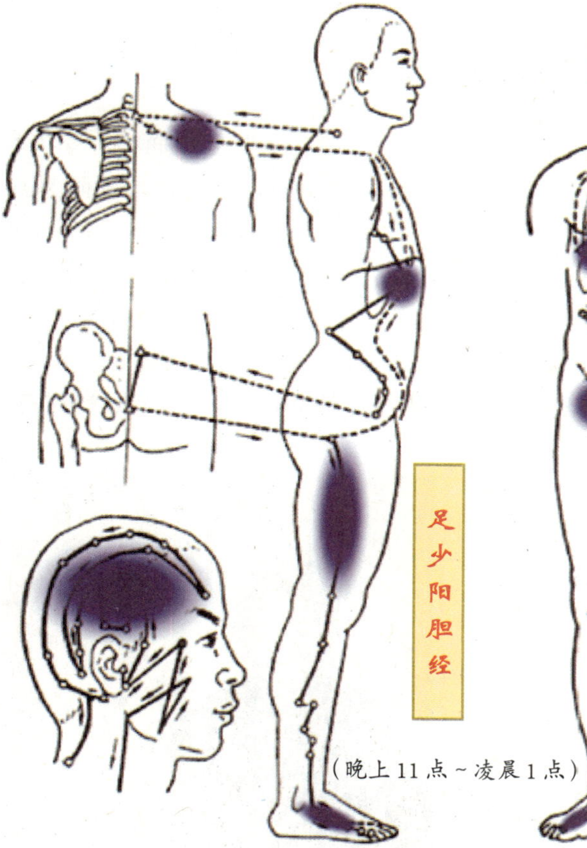

⑬

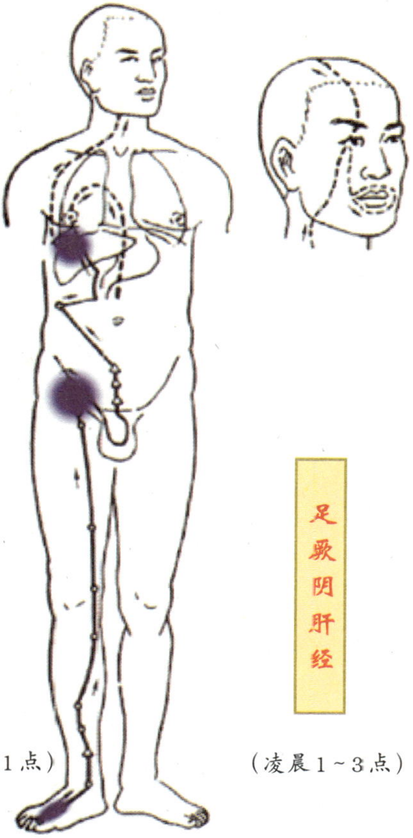

⑭

胆经常见症状：

口干口苦　偏头痛　容易惊悸
善叹息　便溏　便秘　皮肤萎黄
消化不良　关节痛　脂肪瘤
痰湿结节积聚

肝经常见症状：

口干口苦　情志抑郁　胸胁胀痛
眩晕　血压不稳　易怒冲动
皮肤萎黄　易倦乏力　前列腺肥大
月经不调　乳房疾病　小便黄

（十四）经络关键随手拍

大家都知道：经络通则不痛，痛则不通。那么半通呢？半通往往就麻、就痒、就胀、就不舒服。经络的这些异常反应点都可以称为阿是穴。阿是穴就是经络不通的最早警示信号。这个时候最好随时就去拍打、按摩，就像猴子一样经常挠挠抓抓，就能疏通经络，就能健康，就能天生天养。所以经络关键经常拍，随手拍。

记得早年认识一位87岁的老人家，他很喜欢拿个“不求人”，天天坐在大厅里全身挠挠、拍拍、刮刮。我相信他能活到87岁与这些动作有很大关系。我妈妈一个穴位也不懂，但我买了按摩锤，给她一个经络拍，让她自己早晚全身按摩、拍打一遍，今年也86岁了，与隔壁邻居相比，吃、住、生活差不多，就多了这点经络动作，身体就非常健康，腰板挺直，走路健行，脸上没有老人斑，至今没吃过什么降脂、降糖、降血压的药。从55岁退休至今，没有到医院去看过病，为国家节省了大量的医疗费用（图7–26）。

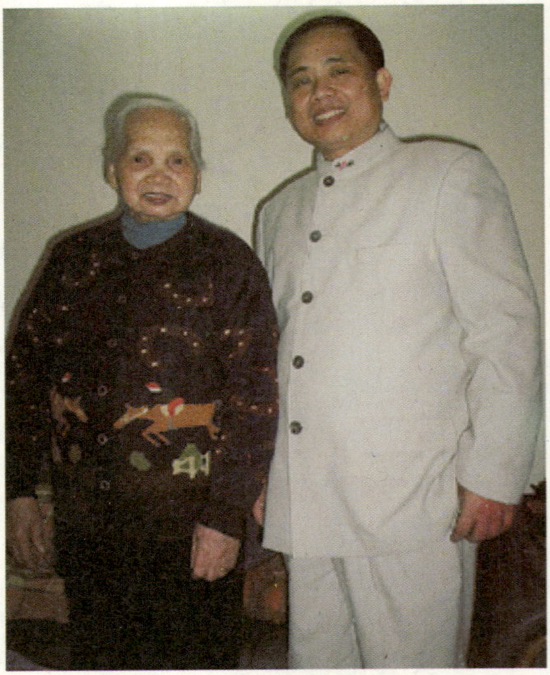

图7–26　妈妈86

随手拍关键在于随时随地随手，尽量不要让问题过夜，只要拍打至皮肤潮红，舒服就行了。

（十五）洪光经络操

日常经络操是本人根据十四经络的保健原理创编的。一开始是在广州各老干中心、老人大学及各地社区经络学习班的课前、课间操，后来就在社会流传开了。十几年来，由于这套经络操的疗效与社会上流传的体操、健身操、健美操等有很大的不同，故此被学员们称为洪光经络操了。

这套经络操，将经穴按摩的手法揉入操练套路当中，既有一定的表演性、娱乐性、趣味性，又有活动筋骨、通经活络、强身健体的保健功能。作为长期的经络锻炼和身体锻炼，不失为上佳的选择。尤其适合离退休人员、白领一族、办公室人员以及会议间、工作间、课间练习（图 7–27 ①～⑬）。

1.拍手治百病

2.拍手三阴、手三阳经

3.擦人中、大椎

4.拍肩井、八髎

5.揉大包

6.摇肩打风市

7.拍关元、命门

8.捶合谷、后溪

9.耳部强壮法

10.拍打足三阴、足三阳

11.叩足三里

12.一天抖三抖

13.腹式深呼吸

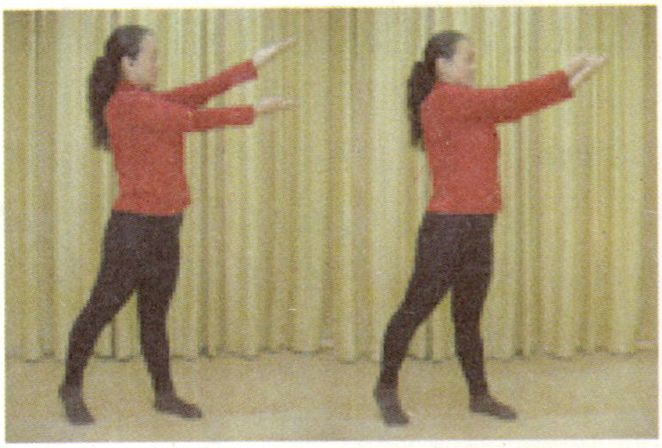

拍手治百病①

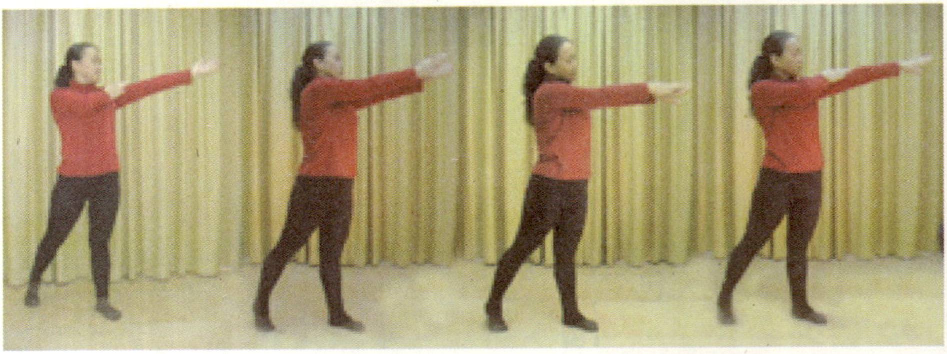

拍手三阴、手三阳②

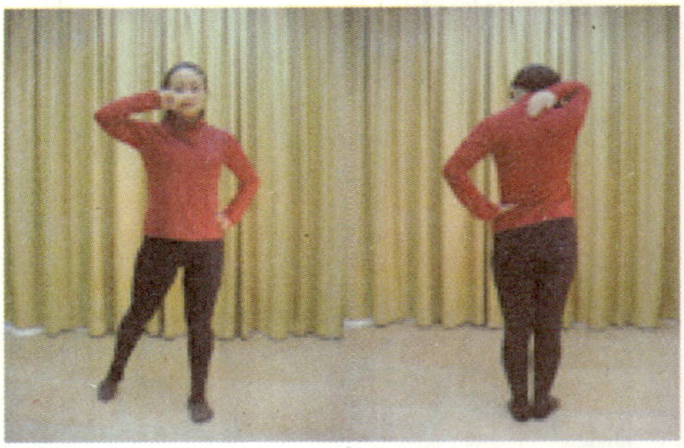

擦人中、大椎③

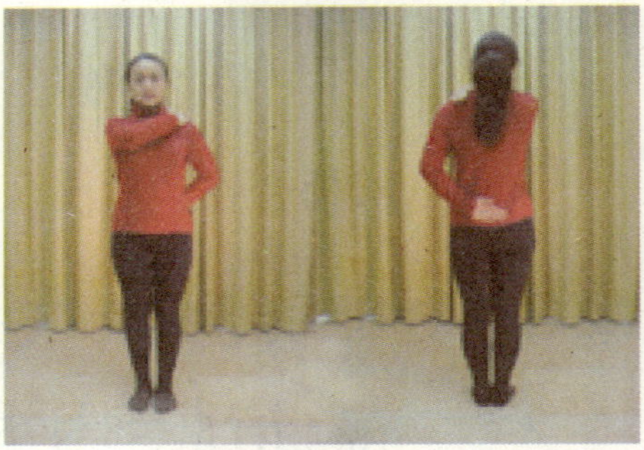

拍肩井、八髎④

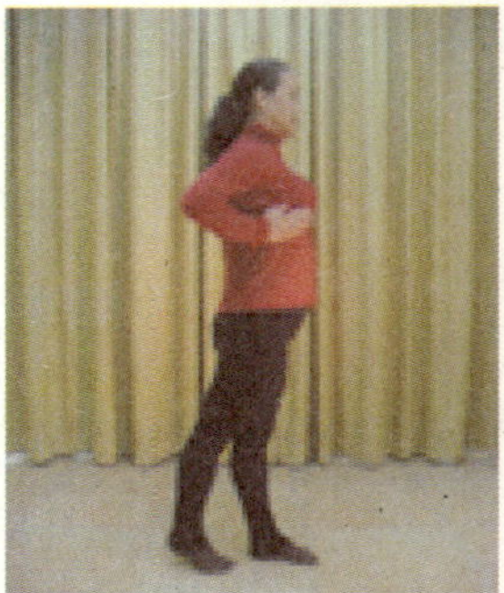

揉大包⑤

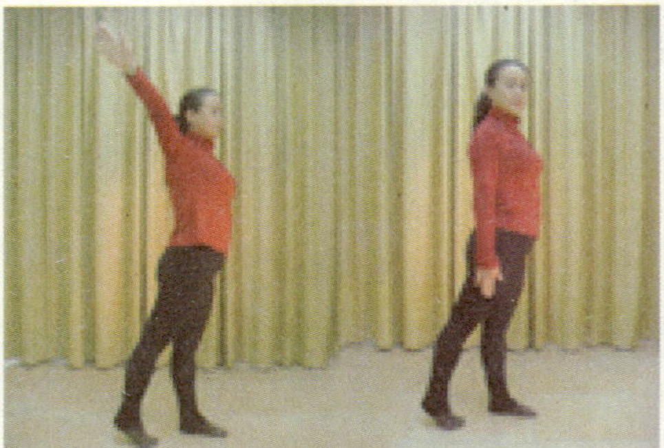

摇肩打风市⑥

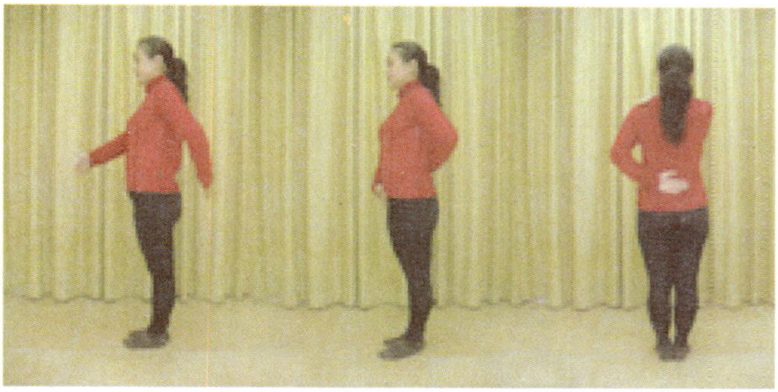

拍关元、命门⑦

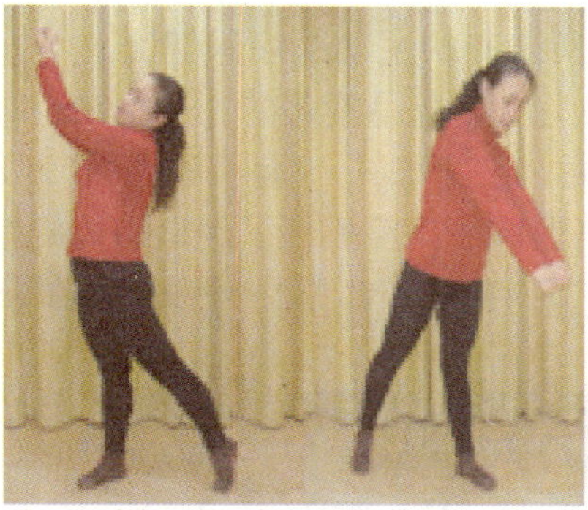

捶合谷、后溪⑧

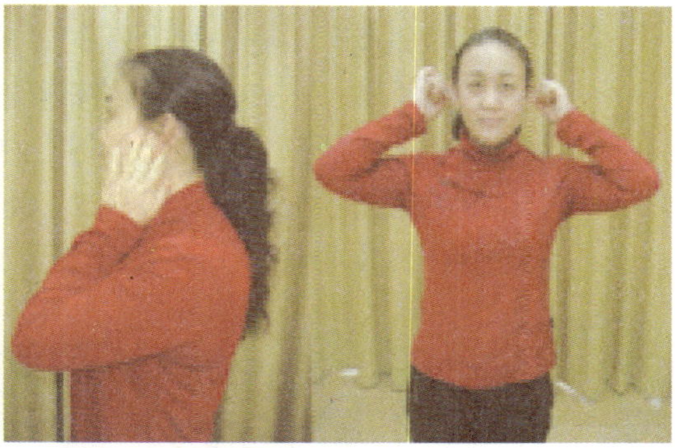

耳部强壮法（揉翳风、捏耳朵）⑨

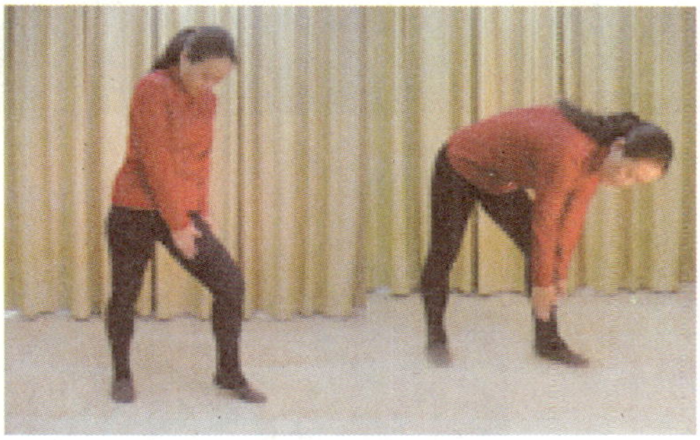

拍打足三阴、足三阳⑩

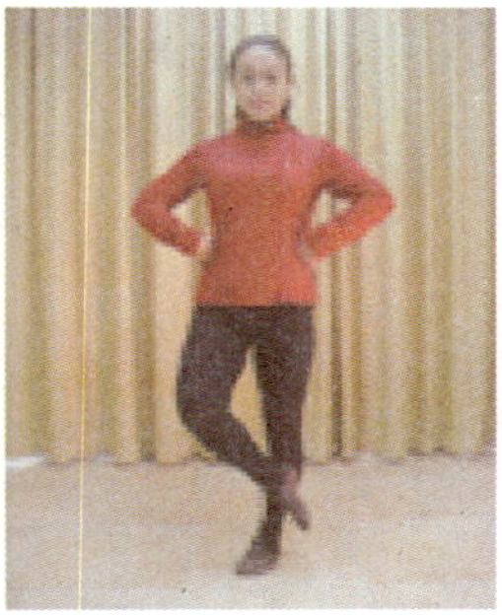

叩打脚跟足三里⑪

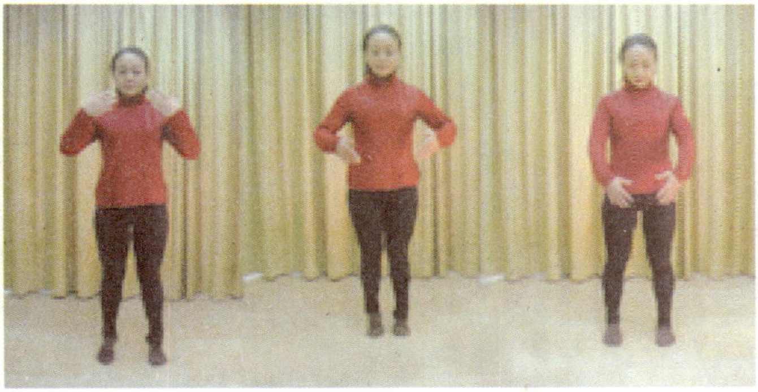

一天抖三抖⑫

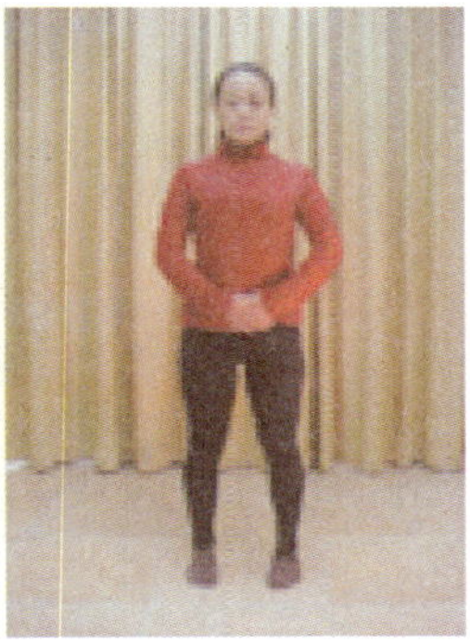

腹式深呼吸⑬

（十六）坚持“三一二”，健康一辈子

我国著名经络专家祝总骧教授，为了唤起人们在日常生活中学习经络和锻炼经络的自觉性，唤起人们对中华民族经络文化的热爱，使经络文化来自民间，回到民间，和谐身体，造福人类，回报社会，因而特地提出了一个“三一二”经络锻炼法。

祝教授认为，“三一二”经络锻炼法代表了一种精神，就是“自觉地进行经络锻炼”，是一种全新的、前所未有的主动医疗保健法。

什么是“三一二”经络锻炼法呢？见祝总骧著的《三一二经络锻炼法》一书。三，是三个穴位：合谷、内关、足三里；一，是一种腹式呼吸；二，是双腿的锻炼。实际上“三一二”经络锻炼法高度概括了经络锻炼的基本法则。

在日常生活中只要符合“三一二”刺激经穴，腹式呼吸，运动锻炼基本法

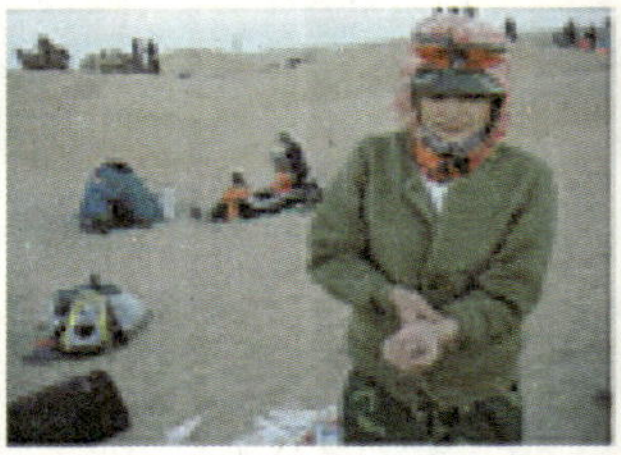

掐内关

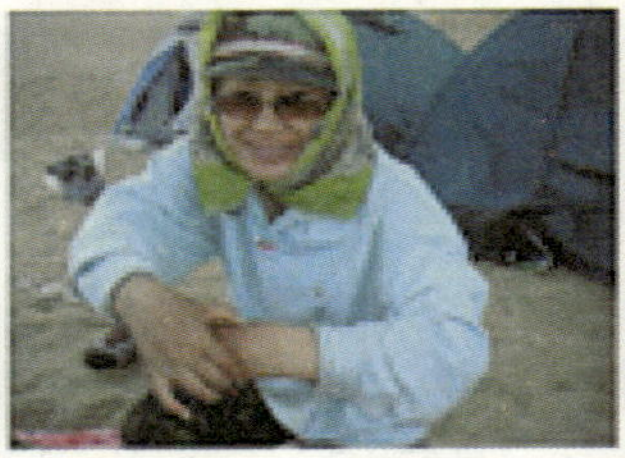

揉合谷

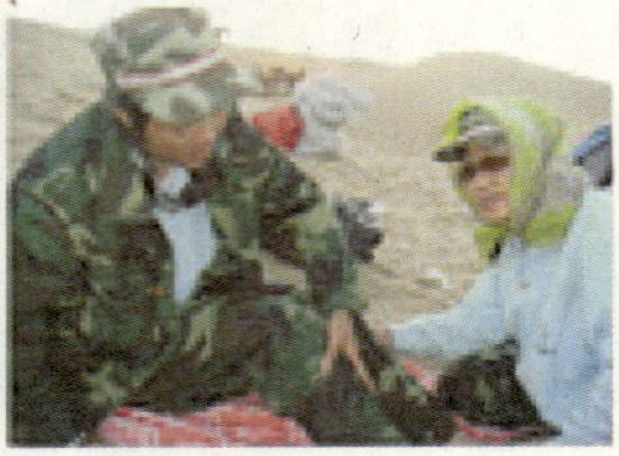

按三里

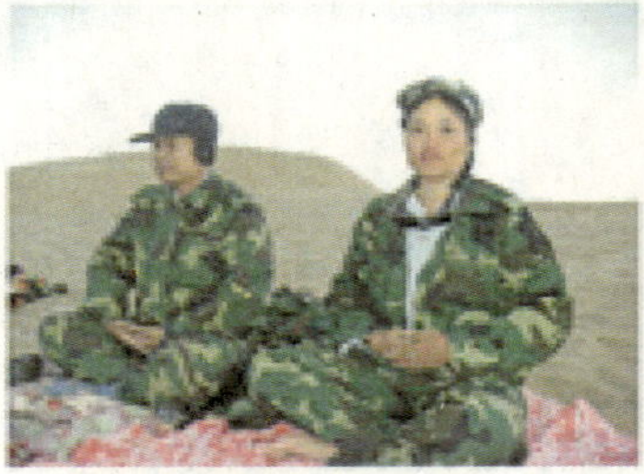

练腹式呼吸

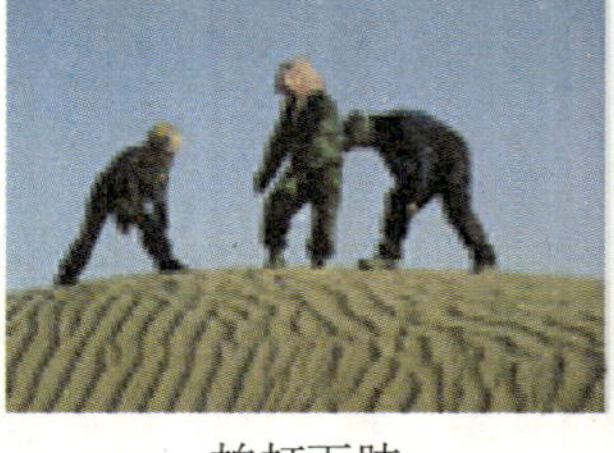

拍打下肢

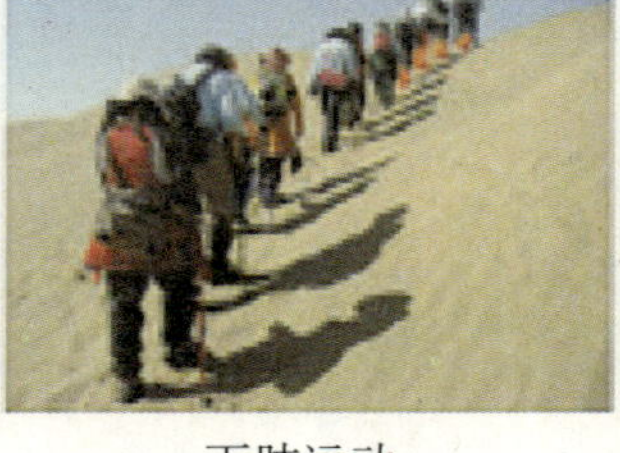

下肢运动

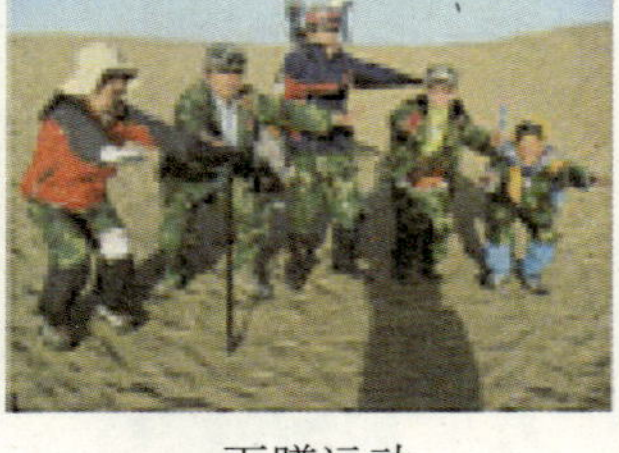

下蹲运动

图 7-28　沙漠“三一二”

则的各种小动作，都能让人体健康发生巨大的变化，相信真的是健康一辈子。

综上所述，我之所以认为日常小动作可以解决大问题，就是建立在相信“经络的客观作用”和人自身的“主观能动性”相互配合这个基础上的，因而是容易掌握、效果确切并且前景光明的。俗语有道“日久见人心”，如果你的悟心、信心和恒心能够持之以久，那么就将一定能感动你的身体经络，带给你身体健康长寿（图7–28）！

（十七）细节决定健康

从前师父给我讲了一个故事：有3个农民身体都很健康，每天都要上山砍柴来维持生活。有一天上山后，突然遇上了山岚瘴气，雾气绕山。1个时辰后瘴气退了，1个农民死了，1个农民病倒了，1个农民却安然无恙。为什么呢？村民们经过调查发现，死了的农民早晨起来什么东西都没吃就上山；病了的农民喝了1碗温水；而安然无恙的农民喝了1碗稀饭。生活中就可能因为1碗水、1碗稀饭、1个动作就能补充体内的能量，就能产生不可思议的抵抗能力，就能保障生命的延续。

从新加坡坐飞机回广州，上飞机时首先是考虑妇女先上，然后是后排乘客上飞机。我特地往前赶，服务员一看票就是不让上，让我等等。如此有秩序的听号上飞机也就不会造成拥挤。不像在中国一窝蜂上飞机，前后互相拥挤，飞机上空姐总是在喊：“请通道顾客先让让。”坐上新航飞机，喝水时发现茶杯放得很稳，像粘住一样，一看原来杯底都粘上一圈防滑胶，飞机颠簸时就不容易移动。有一次入住一间大的四星级宾馆，洗澡时浴缸上3个水龙头没有任何标志，开了老半天，浪费了大量的水，也不知哪一个是热水（图7–29）。入住国内宾馆最常见的是水龙头冷热不分。可想而知，全国多少宾馆，浪费了多少水。由此可见，生活中一些人性化的事情，就能预防很多大问题。

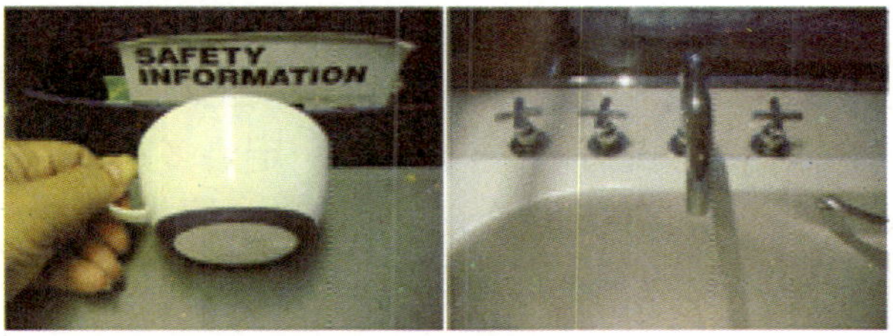

图7–29 杯底防滑、冷热水不分

大自然中，哪怕在沙漠、在墙边、在石头缝，任凭日晒雨淋都可以到处看到顽强的生命（图7–30）。看到了大自然的好生之德。每看到这些顽强的生命，我都很感动。在今天这么先进的中西医疗技术下，这么好的经络保健

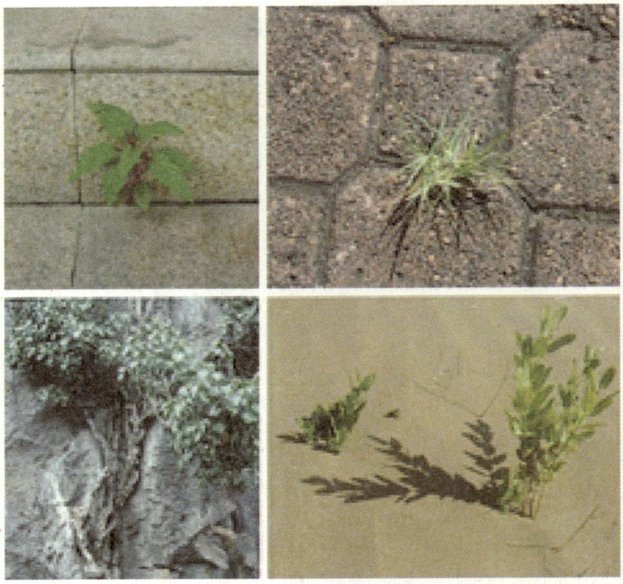

图 7-30　沙漠的草、地缝、墙上的植物

方法，如果自己还不能健康，那就只能是太对不起自己，对不起上天了。

很多人都有一个不良的习惯，大热天一回到家，马上开空调，调到最低温，设置16℃，恨不得马上降下温来。但是当温度降下来时，又忘记去调温，身体就是在这种不良的习惯下搞坏了。

实际上把温度调到27℃，房间温度也是很快会降下来，不会调到16℃就降得快一点，只不过是调到27℃时到27℃即开始恒温，调16℃时，要到了16℃才恒温而已。

人体的温度是37℃。日常生活中，周围的生活环境最适宜的温度是在27℃左右，这个温度不论出外、进房都不容易因为骤然的温差引起经络呼吸系统的敏感反应。特别是家有小孩，小孩多是至阴至阳的身体，一动则全身容易出汗，一睡（静）又容易出汗。如果空调调得太低，就很容易伤风感冒。实践中通过留心发现，如果25℃以下，基本上小孩睡觉一转身就很容易着凉伤风感冒，而且是反复感冒，总是缠绵难愈，最后形成过敏性鼻炎，反复打喷嚏、甚则哮喘。

所以夏天房间温度调至27℃最适宜，如果空调温度常年低于25℃以下，最好的保养方法就是一定要多穿一件衣服，要穿长袖衣服、长裤子、穿袜子。不要小看这一小动作，因为经络是一个全身无处不到的网络感应系统，膝盖脚趾长期受冷也会影响到全身。为什么很多老太婆晚年都膝关节痛，跟年轻时长期穿裙子关节受寒有关。有一位女老板曾向我诉说：由于自己是老板，上班时要穿套装才能体面。但是办公室空调调至长年低温，膝关节总是受凉，一直很难受，我就建议她穿上全棉护膝。裙子穿长一点能过膝盖就好了（图 7-31）。

人到了44岁以后，家里又有老人，又有小孩，特别是到了夏天，27℃这个温度对这些人就太敏感、太重要了。因为我家就有婴儿和老人、低1度，

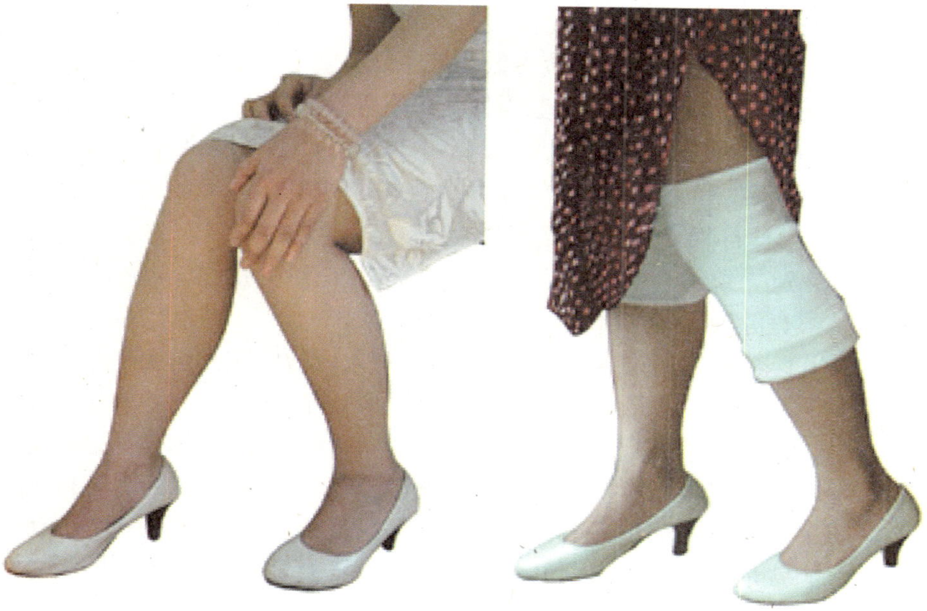

图 7-31　穿裙子要学会保护膝关节

老人、小孩就容易打喷嚏、流鼻水感冒，高1度就保平安。我讲出来就很简单，大家不妨也留心一下25℃～27℃这个温度之间的区别。即使26℃，只要出出进进太频繁，人稍不注意也是容易伤风感冒的。

同时，非常注意的是长期住在空调房内早上起来一定要洗个热水澡，让全身气血迅速运行起来以祛除体内寒气，人就不会那么容易生病和容易显得衰老。

有一患者常年夏天空调都调到20℃，一年到晚，晚上宁肯盖厚被子睡觉。日常生活中，又喜欢熬夜、吃生冷食物，殊料想怀孕的时候总是怀不上孩子，输卵管总是说堵塞。中医学说认为，寒则收行，“冰冻三尺，非一日之寒”，常年下来，腹部特别寒冷，腹温只有26℃。月经量少质淡，瘀块痛经。实际上许多输卵管堵塞都与腹部寒冷有关。中医有句话：寒伤阳，热伤阴。为什么大部分人感冒，哪怕发高烧身上还是有怕冷现象？这就是风寒首先伤到太阳经。所以感冒开始总是怕风、怕寒、怕吹空调。然后逐步入侵手太阴肺经，肺经奋起反抗，抗御外邪引发发烧。所以判断是否风寒感冒，是否着凉了，就看有没有怕风、怕空调。

我的邻居有一个小孩，放暑假了，父母带他到公园去玩，玩到又热又大汗、又渴又饿时，父母亲赶快就带他到对面的五星级酒店用餐。殊料，五星级酒店空调温度是22℃，当小孩一进门时，骤然的温差变化，正在出汗的毛孔，正好变成了寒气直入人体的门口。小孩当时就马上打了几个喷嚏，到了饭桌坐下来时，小孩头低下来了，不饿了、不想吃了、不想喝了。这位父亲还对着小孩吼了几句：为什么不吃啦？刚才不是又吵又闹要喝要吃吗？当小孩回到家的时候，已经发高烧39℃。君不见世界运动会上，运动员暂停比赛时，有经验的教练马上用大毛巾先包裹住运动员，而不懂这些生理知识的人，都很喜欢在风扇下、空调下当面直吹。许多人为了一时的舒服，殊不知道导致了一生的痛苦。所以国家公布公共场所空调温度不能低于26℃是很有健康意义的。

特别是所谓现代化的生活，寒对人体的影响和健康更加严重。日常生活上1千克、1厘米都不觉得怎么样，但是在运动场上举重多1千克、跳高多1厘米就是冠军。许多事情到了临界的时候，就会发生质的变化。身体何尝不是这样呢？武警铁血卫士李长松说了一句话：“在面对带枪的歹徒时，每一个细小的动作，只差0.3秒，倒下的就是自己。”可见一个小动作失误，死的就是自己。实际上身体健康又何尝不是这样呢？日常生活中的许多不注意，往往就差0.3秒，倒下的就是自己。有时1%的疏忽，可能导致100%的失败。

行医多年总喜欢审病求因，寻根问底。看到别人的病，总喜欢了解别人，久而久之就知道了很多疾病的因果关系。总结起来，实际上许多大病都是由许多小病累积起来的，犹如所有的火灾都因一些小火头、小烟头引发而起。其实细节是一种功夫，健康也是一种积累。

民间有很多的成语、俗语，一直在警醒世人。例如：“因小失大”、“小不忍则乱大谋”、“千里之堤，毁于蚁穴”、“千里之行，始于足下”，以及“勿以善小而不为”和“心宽忘地窄，旷野觉天低”……这些不都在告诫我们细节的重要吗？中医经络学说之伟大，恰好就在于其的“见微知著”。注意细节，往往能反映出一个人深层次的修养和健康。

要想比别人健康，只有在每件小事上比功夫。细节决定健康，注意小事就健康。

八　经络健康实践录

八　经络健康实践录

自从1988年在广州开办了第一期实用经络点穴疗法学习班以来，至今已20年了。学习经络的学员已遍布国内外，特别是老干大学的老学员们，他们身体力行，全面实践，口授相传，为发扬经络文化作出了巨大的贡献。他们才是经络文化的大使，他们的心得体会太感人了，现只由经络老师们摘录其中一部分，供大家参考。

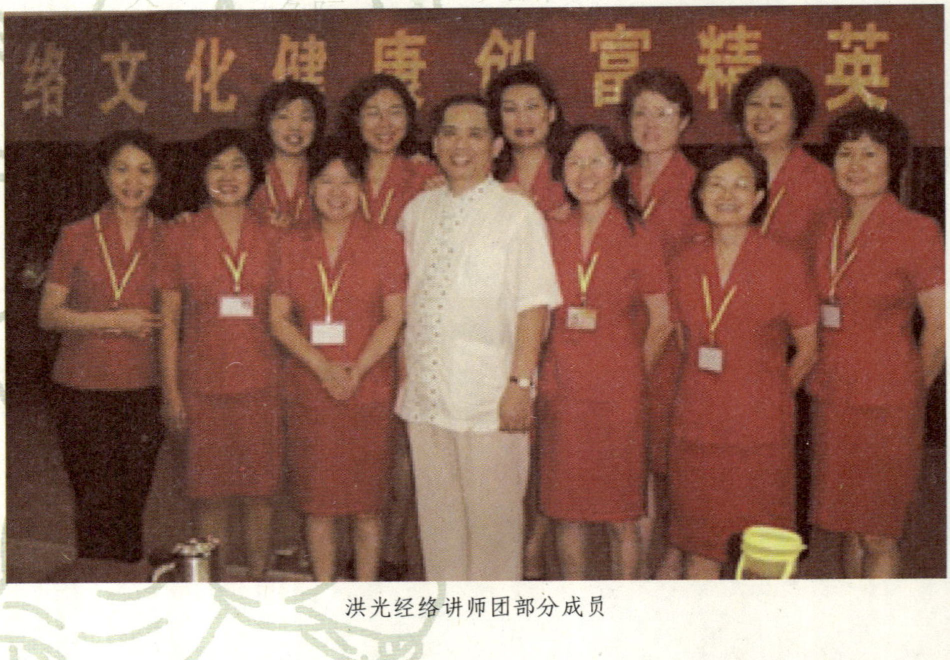

洪光经络讲师团部分成员

相遇是缘 相知是福

我是个西医内科副主任医师，今年73岁了。由于长期经受工作和生活等多方面的压力，使我患上肺结核合并空洞咯血、严重骨质疏松症（5次骨折）；晚年又肥胖，患上冠心病（完全性右束支传导阻滞），生活得很累。为了摆脱这种困境，我努力从中、西医结合中寻找出路。

2003年，在蔡洪光老师的关心和帮助下，先用蔡洪光老师的经络穴位健腹法减肥，效果显著，不足1个月，就减掉体重5千克。同时用经络穴位调理心脏，坚持做，天天做，收到更好的效果，我的心脏病大大的好转。我的心率原来只有40多次/分，常胸翳、气短不适等，非常难受。现在一般都会有60次/分，明显感到身体好了起来，精神状态亦很好。我深深感到，中医经络的保健治疗，对我的健康很重要，我对疾病斗争充满信心。

中医经络是中华民族的瑰宝，相遇是缘，相知了解才是福。我十分感谢蔡洪光老师指导我走上这条经络健康之路。

林 容

2008年3月5日

老人学习有地方

10年前，在一次校友会中听到了陈大柔同学对保健的介绍。当时我并不在意。6年前老伴突然中风，得了偏瘫后遗症，使我身心受到折磨，体质日渐变差。逐渐体会到身体保健的重要性。今年8月份，参加了市文化局老年大学经络保健班学习，在听了蔡洪光老师的讲课后，使我对经络保健的学习倍感兴趣。蔡老师博学多才，讲课有趣、动听，他不但教我们经络的各种知识，并结合丰富的医学经络实践，穿插许多人生故事，使人听之不厌，受益匪浅。经过半年来的学习，使我初步学识了经络的基本概念和应用。虽然我已老，记忆力差，听了又忘。但经蔡老师的指导，我将应该熟记的部分用小册子记录下来，如经络的流注规律，时间走向，循行路线，起止穴位，所谓“顺经为补，逆经为泻”，“经脉所过主治所及”，“循经取穴”等道理和常用穴位及作用。如对“四总穴诀”、“眼周六穴”、“急救三穴”、“人身四大强壮穴”等熟读强记。有了这些初步概念和基础知识，并根据蔡老师的教导，运用拍、揉等方法，早、晚按摩常用穴位，进行自身保健。

蔡老师的著作，内容丰富，通俗易懂，并收集了许多古歌精言，民间验方……我买了10本，除了自己学习之外，还分送给亲友和寄往台湾。根据蔡老师“乐于助人”的教导，我把学到的点滴知识传授给亲友并把自己学习的心得告诉别人，使更多的人能运用经络知识养生保健。我原有不少病痛，如心翳头痛、失眠多梦、便秘、胆结石等老人病，经过这段时间学习和自身保健，病痛减少了，心情开朗了。

新年伊始之际，我感谢市文化局领导，提供这个老年人学习活动的场所。感谢蔡洪光老师的辛勤劳动，为我们讲课，教识我们许多保健知识和人生道理。

77岁老学生 陈鸿生
2002年12月25日

终于爬上山顶公园

现实生活中，人人都希望身体健康、幸福度日。而老年人往往由于脏腑组织功能的减退，阴阳气血俱虚，抗病能力下降，容易发生疾病。可见要想保持健康、延长寿命，就必须积极锻炼身体和学习掌握一些自我保健的医疗知识，才能有效地预防疾病，以延缓衰老。

2004年9月，我参加了东山区老人大学经络初级班，学习蔡洪光老师编著的《实用经络点穴疗法》，初步掌握了人体十二经脉、奇经八脉及其所属经穴部位、作用、病候、主治内容，经过实践，收益甚大。

我患甲亢10年多，西医治疗8年多，仍未痊愈，病情常有反复；近2年转用中、西医结合治疗，效果较好。但有时过于劳累，又会出现心律不齐、心慌、心跳，感到不舒服。我运用所学的经络点穴疗法，用大拇指按压中冲穴，结果觉得心平静了，心律也正常了，确实神奇。因此我有空时常按压中冲、极泉、至阳、风池、内关、曲池、神门、足三里等穴位。现在经抽血检查病已好转，中药已停服，西药只服维持量。

去年重阳节前，我和老伴参加了老人体协组织的老人登白云山活动。因老伴年过70，加上很久没爬山了，这次登山过程中感到很吃力，爬到半山就觉得上气不接下气，想停下休息。我想起了点穴疗法中学过的太渊穴是肺经的总开关，是补气穴，就叫他用右手拇指按压住左手的太渊穴，慢慢往上走，果然他感到气顺了，一次也没休息就爬上了目的地山顶公园。

经过学习经络点穴疗法和实际的应用取得的效果，我深深地体会到：点穴疗法确实神奇，它真是一种非常好的自我保健强身法宝，是一门宝贵的医学知识。今后我要继续努力好好学习这门知识。

经络初级班学员 何励英

2005年1月3日

经络真是好

我庆幸在广东老干部大学的介绍下参加了蔡老师的经络初级班。当我刚接触到经络点穴能治病和保健时，感到非常兴奋，真是如获至宝，天天计算着日子，很想每天都去上蔡老师的经络课。

在蔡老师的教授下，我边学习、边实践，虽然学习时间不长，但也收到了意想不到的效果。

以前，我常常感冒，但又不喜欢吃药，轻一些的感冒过几天也就好了。如果是重感冒，那真是难受，到最后还得找医生，既花了钱又痛苦。现在我每天都按摩"感冒三穴"还加上按揉迎香穴，几个月过去了，生活得好好的。

我心脏不太好，常常心悸、心惊、心律不齐，我常按压极泉、至阳和中冲穴，再加上神门穴，现在心脏没有像以前跳得那样厉害了，没有感到累，心情也好了。

前一段时间我的腰很痛，刚好我买了一套多功能拍，按照蔡老师教给的方法，拍打委中穴。只拍打一会就出现很多深紫色的斑块，过1星期之后，斑块消了，我又一连拍打了3次，斑块一次比一次少，而且淡了，现在腰不痛了，我感到特别高兴。心想小病不用找医生，自己就能解决问题，经络点穴按摩真神奇。我从心里感谢蔡老师，是他教给了我们这么宝贵的医学知识。我常想要是能早点认识蔡老师该多好啊！现在老了才开始学习觉得很遗憾。今后我要用更多的时间来学习这门知识，坚持实践，并向我的亲戚朋友传授，让更多的人了解经络学，使更多的人受益。

学员　欧治淑
2005 年 1 月 5 日

经络点穴助己助人

我过去听过经络讲座，只有一个模糊印象，完全不能应用。今年系统地听蔡洪光老师讲的《实用经络点穴疗法》，收益很大。因为蔡老师学识渊博，临床经验丰富，并能够深入浅出，生动地授课，使我对经络知识印象深刻，并能初步应用。下面谈谈我的几点体会。

一、把学到的知识用于自身保健

我有早晨做保健操的习惯，由于不懂经络知识，只在头部按摩，动动手脚。学习经络点穴课以后，就能把晨操做得更系统、更全面、更有效。

我有过敏性鼻炎，容易伤风鼻塞，做早操时就把学习到的防治伤风“感冒三动作”结合进去，对预防伤风感冒起了积极作用。今年家里人发生了重感冒，我没有被传染，可见收效明显。

我的消化系统功能欠佳，长期消化不良，吃药效果不大，对看病吃药没有信心。学习经络课后，采取三项措施，使病情有了好转。这三项措施是：①每天早晨按摩脾、胃两经，重点按以下穴：足三里、上巨虚、下巨虚、委阳和阳陵泉穴，使胃、大肠、小肠、三焦和胆的功能得到改善；②坚持到老干中心按摩室做背部的按摩。蔡老师说“虚证多取背俞穴”，慢性病属虚证，我便自觉地经常按捏背俞穴；③蔡老师说“急证、实证多取募穴”，胃不舒服时按压中脘穴，便秘下腹胀时按压天枢穴，小肠胀痛时按压关元穴。采取这三项措施后，我脾、胃功能得到改善，体重也增加了几斤。

此外，我还患前列腺肥大症，做保健操时注意点按行间、太冲、太溪、照海 4 个穴位，特别多按压太冲穴，现在病情已得到控制。

二、把学到的知识，处理亲人的小病

我儿媳妇得了重感冒，我教她做“喷嚏三动作”，使病情有些改善。我儿子肠胃消化不良，我教他点按下合穴，使肚腹舒服了许多。他开玩笑地说：“爸爸，你可以开诊所给人看病了！”我的朋友腿痛，我首先给他点按委中穴，然后再按梁丘穴和阳陵泉穴，结果当时就缓解，第二天再按压就自觉好多了。

三、把学到的知识，处理随时发生的病

1992年12月初，洗澡时热水器突然冒火，我急退时被绊倒，头壳撞在墙上，长出一个宽3厘米、直径高1厘米的肿块。那时已半夜，家里没其他人，身边没有医疗证，也没有多少钱。我忍痛想了一想，要设法解救自己。首先我想“头颈寻列缺”，因而立即点按列缺穴；又记得蔡老师讲过点风池穴可治头痛，我又重按风池穴减轻头痛；又想到必须“引血归经”，即时点按血海……我想如果出现头晕、呕吐，再设法去医院急诊。结果，病情没有恶化，没去医院，几天头上的肿块也逐渐消退了。

上面是我的学习体会，重要的是开了一个好头，找到学习经络和应用经络知识的门径。

市老干 孙浩

1992年12月12日

小小艾条真神奇

我俩姐妹都是白云区老干活动中心经络点穴班的学员，今年都已50多岁。退休后经常爬白云山，或到各公园参加一些活动(如跳舞)。虽然如此，但身体总感觉到有说不出的不舒服，不时要到医院看病，每月基本上看病药费都要300~500元。自今年9月份参加学习班后，听蔡老师讲课，得出一个真理：病越来越多是保健知识没跟上，高科技远不如简单预防。人要长寿首先要改变观念，健康需要一种坚持、一种付出，加不断实践。以下是我姐妹俩听课实践的体会。

一、我姐姐长时间胃部感觉不舒服，用手按压有痛感，到过几间大医院做胃镜都诊断为浅表性胃炎。每次到医院看病，只能按医嘱去办，都要拿一大堆药回来，每次花费最少要200多元，有时甚至400~500元之间。花钱倒不要紧，最可怕是照胃镜还要受罪，思想负担重。后来听蔡老师讲课后，按摩足三里、中脘等穴位，每天坚持吃牛奶和鸡蛋。大概40天该症状消失，胃药也不用服了。

二、姐妹俩虽然生活不在一起，但都有一个通病，冬天睡觉无论盖多少被(羽绒被加毛毡)起床时被窝内一样是冻的，脚也是冻的，感觉如睡冰床一样，人仿似一只雪鸡。自9月18日上课后，按照作业，每天争取中午1~3时，利用半小时艾灸肚脐。刚开始时，艾灸每次半小时以上肚脐感觉发热，周边一圈红晕，体内微感发热。我们坚持灸了15天，从原来半小时缩短至15分钟。时间短了，但效果一样，甚至额头出汗。如今冬天睡在床上，被窝的感觉有如睡在电热毯上一样暖和，身体内总感觉有一股暖流一样。

三、我今年50多岁，从5、6岁开始，每年冬天免不了长几次冻疮。只要气温在10℃左右，脚感觉像钢板一样，10只脚趾冻得通红。天气回暖，整双脚就发胀，晚上睡觉疼痒难忍，白天肿胀行走不便。几十年来，各种方法都治疗过，只是治标不治本。但按蔡老师布置作业自我实践，拍打穴位，将身体不断调整至最佳状态，今年冬天我双脚再没有长出冻疮。

这几个月使我姐妹俩深深感到经络点穴治病、保健确有实效。

学员　彭瑞容　彭丽容

2002年12月

经络应用心得

毕业于卫生学校的我，在医院工作了2年，感受了梦寐以求的“白衣天使”任务。自2005年起，有一朋友经常外出回来就跟我讲洪光经络，当时的我无动于衷，只是恭祝这位朋友学业有成。万万没想到，这位朋友反而劝我改行去学经络。当时我很犹豫，这位朋友却说：“你是不是要你的亲人有病就找你打针？”我一听震住了。因为他的一句话使我想到了我妈妈，近几年来体重一直在增加，可我就是没有办法帮她。

2006年下半年，我选择了洪光经络文化，家里的亲戚朋友没有一个支持我的选择，最终我还是坚定了自己的信念。在学习洪光经络文化的同时，我发现对于像我妈妈在乡下没有接受过任何教育的人，做洪光经络操最适合不过。于是我就买了张VCD光碟送给我妈妈，并教她怎样做经络操。虽然我妈妈不是很相信，做也不够到位，但是我说只要每天坚持做，到过年如果体重不减，我愿回去医院继续工作。妈妈听我这样说，就答应我试一试，回到乡下也坚持每天做。

过年我回家的时候，爸爸上前就对我说，你妈妈每天一大早就起来拍手拍脚，现在瘦了4千克，面色有了光泽，做什么事都不会像以前那样累，连大便也比以前更顺畅。见到爸妈开心幸福的笑容，我感到很欣慰。洪光经络文化有四大特点：一看就明，一学就会，一听就懂，一用就灵。无论针对那个层次的人，只要你学会训练身体的经络，坚持锻炼，就会像秋收那样硕果累累。

洪光经络文化在弘扬中华民族传统文化，必将促进人们健康水平，造福于社会。在这里希望人人都学会经络知识。

刘金霞

2007年3月3日

经穴拍打除疾患

我是广州市糖烟酒公司业务干部，1992年1月份办了退休手续。参加革命40年(1949年12月在广州参军的)，一旦没了工作，日子真难过。幸得2月份参加东山区老人大学举办的经络点穴初级班学习，得到蔡洪光老师的悉心教授，学到了过去从未学过的知识，并给了我“自我保健、自我治疗”的锁匙，使我在退休生活中展开了新的一页。

退休后，我身体大大小小患了20几种病，看过广州市大、中、小医院，找过中、西、杂医生治病。尽管市糖烟酒公司是一个经济效益较好的企业，医疗费100%报销，都没有治好我的疾病。《经穴拍打保健功》顾名思义就是拍打经络穴位，激发人体内在潜能，改善血液循环，调节阴阳，以达到“自我保健，自我治病”的目的。

1992年7月份，我接受了广州中医学院医学气功研究会、广东省人体科学学会经络点穴专业委员会的委托，大力开展经络点穴疗法的宣传、推广活动。为了让广大群众增加对经络理论的认识，从7～12月份止，采取免费、义务教授拍打功，由“单枪匹马到烟尘滚滚”。省委老干局、东山区委、省妇联、珠纵、奥纵老战士联谊会等离休干部，不仅学功保健身体，还将拍打功作为艺术表演，在国庆节晚会上得到热烈掌声及省委领导的赞扬。半年来，我还利用旅游机会，在曲江、新兴以及龙洞轻工疗养院等地，散布“拍打”种子，粗略统计参加“拍打”人数不小于1 500人/次。东湖公园的东门小广场，一个早上一起拍打的人数达百人之多。人们普遍都感到精神焕发，食欲增加，消化良好，不少群众还治好了病痛。

我在教学中，也同样刺激了经络穴位，甚至拍打时间更长，收获很大。在此感谢蔡洪光老师给我基础知识，给我练功本领。

前面说过，我患有20多几种疾病，10年病龄的有上、下肢麻痹，前列腺肥大，脑动脉硬化，便秘，夜尿多，尿频，皮肤痧痒，手指活动不灵，食饭打嗝，盗汗，抽筋，脚底石梗，气管炎，哮喘，肺气肿；眼睛就有散光、青光、近视、远视、外斜、白内障。经过半年的拍打，已经痊愈的有上、下肢麻痹，前列腺肥大，脑动脉硬化，便秘，夜尿，尿频，皮肤痧痒，手指活动不灵，打嗝；有所改善的气管炎，哮喘，肺气肿，如没有含刺激的气体（包括香烟）侵袭，基本上没有咳喘感。眼睛的6种病，需要眼科医院鉴定，但白内障减轻，视力较功前清楚，尤其连续性阅读写字从15分钟增至3小时以上。减肥也收到较好的效果，8月份自测腹围110厘米，10月底已降至97厘米（减了肥，经络班的同学是见到的，东湖公园不少群众也有目共睹）。我的减肥全作用于拍打功，没有节食，肥猪肉、鸡屁股、腊鸭尾我最爱吃而且经常吃；如果配合饮食，增加一些减肥动作，效果应更为显著。

我今年61岁，脸上没有一颗老人斑，这应该也归于拍打的功劳吧！

总之《经穴拍打保健功》易学易记收效快，深得广大群众的称颂，不少群众要求我返回东湖公园教学。为了不让群众失望，我决定于1993年春节以更大的热情和精力推广和宣传经络点穴疗法，并在此基础上，也开拓经穴拍打减肥功，并积极投身于1993年育智学校献爱心活动，让我们在“经络点穴”活动中创造更好的成绩，祝愿“经络点穴”队伍更加壮大。

东山区老人大学经络点穴中级班学员　吴子冲

1992年12月25日

经络真灵验

经络点穴、针灸疗法是我国的传统医术、医学瑰宝。不少奇难杂症经它治疗，往往都可以收到意想不到的疗效。就我个人过去点滴的亲身体验，针灸曾成功地为我进行过甲状腺肿瘤手术的无痛麻醉，术后声音严重嘶哑的康复及治愈了奇痛难忍的肩周炎。

这次，当我从“老人报”上获悉广州市老年干部大学经络班招生的信息后，我便怀着极大的兴趣和兴奋的心情自始至终坚持参加听课学习。4个月来，经过蔡洪光老师联系实际、深入浅出的讲授和现场示范指导，初步掌握了一些经络点穴的基础知识和取穴方法要领，并结合自身的健康状况进行实践，加深领会，取得了一定的成效，基本上达到日常自我保健和治疗一般常见病及掌握一定的急救方法的预期教学目的。

1. “喷嚏三动作”防治感冒很灵验。过去我很容易患感冒，尤其天气的冷热骤变，感冒病一发作就喷嚏不停，鼻水直流，鼻不通气，咳嗽不止。什么感冒清、重感灵、速效伤风胶囊、咳特灵等一概无效，非要吃几天红霉素、打上日针才能解决问题。今年9月下旬，突发性感冒又来了，我立即把刚学过蔡老师讲授的“防治感冒三动作”进行运用，每天早、午、晚用力擦风府、大椎、肩髃、人中、迎香等穴各20~30下，经过3~4天时间，不用看医生、吃药便痊愈了。以后我坚持每天早晨起床前擦这5个穴位1次，每次20~30下至发热为度。几个月来，不管天气变化如何，至今感冒还没有发生过。除此，有时遇到喷嚏一来或即将要来的时候，我便立即用力擦风府、大椎、人中、迎香四穴，这样喷嚏止住了，感冒也就有效地防止了。我还坚持每天按揉云门、中府、天突、缺盆、丰隆、孔最、列缺等穴，进行日常保健，咳嗽痰多的症状也自然地消失了。

2. 用“经外奇穴”中的“夜尿点”——肾穴、命门治疗夜尿，尿频症收到良好效果。6~7年前我由于患肩周炎、类风湿关节炎，长时间服用消炎、镇痛西药，致使肾功能受到影响，出现了尿频和夜尿症，每天不下13~14次，每隔1个多小时就要小便1次。尤其最令人烦恼的是屙夜尿，每晚起床3~4次，有时多达5次，严重影响睡眠。多年来虽经服用中、西药物及进行饮食治疗都不见效果。学习了经络点穴并看了蔡老师编著的《经外奇穴》一书，我采用了晚睡前用重手切指法切“夜尿点”——肾穴、命门穴各10下，同时坚持每日早、晚起床前和睡前按揉气海、关元、中极、命门、肾俞、膀胱俞、三阴交各穴50~60下，收到了较好疗效。经过近1个月的治疗，目前每天小便已减到8~9次，夜尿只有1次。

3. 心脏病急救、保健三穴实用见成效。我的高血压病有6~7年历史，近年还有心肌劳损，常觉心胸翳痛，长期服用降压药物。虽然这样，但血压还是偏高，心率偏快(每分钟有时达100次)，心胸翳痛时有感觉，前后时间尤见频繁。听了蔡老师讲授这一内容后，我每天早晚按揉一次中冲、神门、内关、大陵各穴100~150下。近1个多月来，心率已较为正常，心胸翳痛症状消失。

今年10月中旬，我老伴午睡时突然发生了一次前所未有的心翳痛，当时痛得十分厉害，脸色苍白，手软无力，我立即用重手法给她切按中指的中冲穴，约持续了5分钟后缓解了，至今2个多月都没有看医生、吃药，身体正常。

希望蔡老师能结合今后几周的授课内容，在取穴和按穴手法上给予启示和指导。谢谢！

园林局经络点穴班学员　陈秉仁

1992年12月24日

桑榆未老赖点穴

——实用经络点穴疗法学习心得

不用药能治病，人人所望，尤其老弱病者。人久病，常服药，会产生抗药性、耐药性等副作用。只要好好掌握人体十二经络和奇经八脉的知识，熟悉点穴的治疗方法，就能够达到保健的目的，还可以治疗一些常见疾病。

我过去曾亲身体验经络点穴疗法的效果，因而我十分依赖用此方法治病、保健。在广州东山区委的领导下，“退协”非常关心离退休人员的身体健康，创办了“广州市东山区老人大学”，由蔡洪光老师掌教，我慕名参加了“经络点穴疗法班”学习。半年来，在蔡老师的谆谆教导下，学到了不少的治病、保健常识，边学边治，学以致用，立竿见影。使我桑榆未老，春光焕发，心旷神怡。

众所周知，药物能治病，但却不能胡乱服用，否则会发生危险。经络点穴疗法，顾名思义是以经络穴位为主的一种治疗方法，主要是用于缓解肌肉紧张痉挛，疏通经脉，调节机体阴阳平衡。蔡老师指出：点穴疗法是一种安全、有效的疗法，“按之则热气至，热气至则痛止”。还可以令爪其病人“人中”，取醒，以救急扶危。纵使按穴不准确而无效应，也无任何副作用，所以我们学员都毫无顾忌，认真学，学有心得，学以致用。

今年春节，我回乡因嚼甘蔗用力过猛，致拉伤了颌骨神经，张口困难，疼痛非常，影响食欲。服药治疗个把月，效果甚微。4个月后的1天，我向蔡老师求治。他说“合谷”能治疗头部各种疾患。他耐心教以取穴方法，按摩用力方向，以迎香、颊车、太冲等穴配合，稍张口令颌骨左右运动，每天数次，坚持按摩1星期后，果然奏效，甚为喜悦。我告以老师，他以此为例，向学员传经。他说："合谷"是手阳明大肠经的原穴，有清肺热的功能，治症颇多。

数月前，我因感冒影响，致喉部肿痛、咳嗽、失声。就诊西医，服用消炎药物不少，咳嗽难除，尤其夜咳严重，病情拖延了2个多月。蔡老师在课间给我切脉后，说我是属寒咳，给我12味中药方，服药2剂，咳嗽痊愈，喉痛也逐渐消失了。可失声后遗症状一点未除。时至5月25日，蔡老师讲授"足少阴肾经"，我着意理解经脉循行。此经脉从足走胸，行于下肢内侧后缘，胸腹前面，分3条路径：一是足小趾至肾和膀胱的脉；二是肾至舌根直行的脉；三是肺至胸中支脉。老师的生动讲解，使我深深认识到：肾能产生元气，称为少阴元气，也称元气。有主持精神意识活动，维持血液和水液正常运行的功能，而少阴肾经则以主藏精化气的功能为主。我之所以失声，是否因元气不足所致？这一堂课给我较深刻的启迪。老师在讲课时曾让一位学员介绍点穴治疗头痛的体会，然后指出：她按摩头部各穴位，头痛未止，但按摩足心"涌泉"穴，头痛立止。可见此穴主治头顶痛，喑不能言，咽喉肿痛……还说：如配以"合谷"治咽痛、失声效果更佳。我如遇再世华佗，如获至宝，增强我治好疾病的信心。我亲身体会到效果决定于"坚持"二字，晚上看电视时也以凳面之角，不断摩擦脚底之"涌泉"，坚持3周后，效果明显，逐步痊愈。

本学期的课程基本学完了，对于各方面的防病、保健，我也体会犹深。老师授以养生之道指出，病因一般分两种：一是饮食不当得病；二是情态不良所起。还说："一个人大便通，则不产生内症，小便通，则肺、肾通。"我每天早起即大便，习以为常，还经常自己按摩能治全身各疾患的八脉交会之八穴：后溪、申脉、列缺、照海、公孙、内关、足临泣、外关以及足少阳胆经和足厥阴肝经等有关重要穴位，以达到防病、保健的目的。

我过去是体弱多病的一员，老退后，之所以体魄越来越好，使我桑榆未老，除生活安定、幸福、心情愉快、注意起居饮食之外，坚持每天自我按摩各有关穴位，无疑是个重要因素。

东山区老人大学实用经络点穴疗法班学员　廖朱培

1991年6月27日

整体点穴疗效好

中医经络学是中国医药的瑰宝，它有疏通经脉，平衡阴阳，调理各脏腑的功能，既能治病，也能防病，适应证广，安全可靠，深受群众的欢迎。4年前，我在天河购书中心看到蔡老师编著的《实用经络点穴疗法》一书，如获至宝，马上购买，并进行自学，获益不少。今年秋，又有幸参加蔡老师讲授的学习班。蔡老师讲课非常丰富和生动，理论联系实际，深入浅出，并能边讲解边实践，我犹如进入一个新的天地。

几十年来，对于疾病我主要依赖药物解决。所谓头痛医头，脚痛医脚，而缺乏应用人体经络学说作整体的调理治疗。自参加蔡老师举办的“经络初级班”后，使我进一步认识到：人体经络锻炼有“行血气，调阴阳，决生死，祛百病”的作用。因而开始注意运用按摩穴位的手法来防病治病，并有一些初步的收获。本人患有心血管病，以往心脏时有不舒服，胸闷、胸痛时常要服药。通过学习，运用了心脏保健的几个穴位：极泉、中冲、内关、神门穴，早、中、晚3次进行揉按，顺时针、逆时针各按100次。2个月来，也很少出现心脏不舒服。本人长期以来患有过敏性鼻炎，早上起床后常出现流鼻水、打喷嚏，则早、晚揉按风府、风池、大椎、肩髃、人中、迎香，经过一段时间揉按，过敏性鼻炎症状已大有好转。此外还进行日常保健按摩，每天坚持早、晚进行腹部按摩100次，进行腹式深呼吸10分钟锻炼内脏功能，按摩气冲、归来穴。经过2个月的揉按，原来左脚有血气不畅的现象，现已感到血气有所畅通，常有一股热流向下涌动的感觉。此外，我进行头、手、腰、脚及全身穴位按摩，以期全面整治调理身体，改善身体的健康状况。最后感谢蔡老师指引我走上除病强身的健康之路。

祝愿蔡老师继承和发扬中医经络事业的成就，颂遍神州大地，五湖四海！

学生 刘家碧

2002年8月19日

学习经络，相逢恨晚

我和张志英(我的爱人)参加蔡老师讲的经络学习班，有着惊人的收获，经座谈讨论，小结如下：

一、通过学习，在认识上有了很大转变

1.“有病不可怕，健康知识不足才可怕。”这个观点过去有印象，但是通过蔡老师深入浅出的讲解，我们理解得更加深刻。健康要坚持，要养成良好的习惯；要实践，要付出；不要怕麻烦，不要怕辛苦，不要怕痛。这些都很现实。我们过去对健康的认识，有点杂乱无章，通过蔡老师第一课的讲解，理顺了我们今后走健康之路的思路和信心，激发了对学好经络学的极大信心和兴趣。

2. 我们过去没有接触经络学，有病就去医院看医生、吃药，不行就住院，可以说是一个经络盲。这个学期上了10次课，每课下来，都有惊喜的收获，都有经络学很神奇的感觉，都有相逢恨晚的感觉。蔡老师的课讲得很好，每堂课都出现几次的激动，真想立即鼓掌，表示受益匪浅的激动。

3. 经络学是一门很深奥的学问，蔡老师写了那么多的书，发明那么多实用的保健器械，收集集中了很多有效的药物和处方，目的是为了人们的健康。在我们的心目中，蔡老师是一位知识渊博、谈吐风趣、医术精湛的老师，每天边讲课边示范，使学员受益匪浅。

蔡老师将是我们终生的经络健康的老师，我们将不断地请教他，以不断丰富自己健康知识。

二、经络学是一门很实用的医学，医疗效果相当明显。学习前我的膝关节没力，软绵绵的，并隐隐作痛，吃了2个月的“风湿液”都没有好转。上课后只拍打1次腿就轻松多了、有劲了、不痛了，真是神奇。困扰我爱人很长时间的“肩周酸软”，一拍打也轻松多了。现在我们已经养成每天拍打的习惯。开始拍打有瘀血出现，后来拍打到红也没有瘀血了。在精神、实践的双重作用下，自我感觉精神焕发，好像年轻了许多。我相信在经络学不断提高的支持下，在蔡老师诊断治疗下，我的高血压、糖尿病一定会痊愈的。

三、前边提到的“相逢恨晚”。如果我年轻的时候就跟蔡老师学习经络，我很可能成为蔡老师的高徒。因为一接触经络学，我就喜欢上它了。现在学自我保健问题，宣传经络学没问题，为普及经络学尽一些义务没问题。北京有一位走路有困难的战友，我打电话告诉他，我在上老人大学，跟蔡洪光老师学经络学，并谈了一些体会。他试了一下，2天后他来电话告诉我：拍打以后能走路了，上楼不痛了。我神气的跟他说，这就是经络学的神秘之处。他叫我把蔡老师的书寄给他一套，我寄去2套，叫他再转给另外一位战友1套。老战友送健康知识嘛！

学了半年太短，深感知识不够用，今后3年，每年我都要参加1次蔡老师的学习班。

刘全贵　张志英

2002年12月25日

学习经络养生、实践得益多多

——参加蔡洪光老师任教的经络疗法班的感想和收获

一、蔡老师富有高水平的教学经验：他坚持理论与实践相结合，古朴养身文化与新时代保健文化相结合；教与医、教与学互促相长的结合。内容丰富，深入浅出，谆谆诱导，使我有如吃了人生保健的“大餐”。

二、具高超的讲课艺术：他的讲课，用词通俗，例证有力，语言幽默，动作逼真，形象生动，使我每听一堂课，既饱了经络的耳福，又观赏了一次演讲文化的艺术，我越听越爱听，从不缺课。

三、老师弘显了高尚的医德：①他讲课的内容，既具有科学性，又具操作性，没有丝毫假作虚伪；②他不为讲课而讲课，而是毫不保留地传授了许多健康理论与实践相结合的案例；③他为人师表，平易近人，有问必答，有求必应；④他既为大家讲课，又现场为大家治病；⑤他既注意经络疗法讲解的“五个一”，即“健康”是一种观念的改变，是一种意志的坚持，是一种努力的实践，是一种艰辛的付出，也是一种良好的习惯。他还说，长期锻炼好每一天。这些话都如座右铭，永记我心中，指引我行动。

四、出高质量的经络和养生丛书：他编著的丛书内容丰富，理论性好，针对性强，应用操作易，是我们保健养生的源泉、雨露。如经络、消脂、饮食、拔罐、拍打、刮痧、科学养生等内容的书籍，我见一本买一本，全部买齐。我和爱人都经常边看、边做、边研究，既把它作为科学养生的理论指导，又作为一种有趣的文化活动享受。

五、按照蔡老师的要求去实践，得益甚多：通过参加各种保健学习班，丰富了养生理论知识。如李开明教授举办的按摩疗法班，陈国惕老师讲授的脏腑辨证、经穴施治班，还有赵、陈老师的拔罐、拍打、刮痧、饮食疗法等讲座，使自己既了解了许多与时俱进的养生保健常识，又为学好蔡老师的经络主体课起到互相呼应和配套的作用，学之易懂。

六、把理论运用于实践，强化了每日健身锻炼。我按照蔡老师关于“经络保健锻炼贵在实践，贵在坚持”的教导，把学到的经络养生理论运用到日常锻炼中去。例如：①每天早上起床后，都坚持做健身操，从头到脚疏理，拍打、按摩一遍。②平时有空，包括坐车、看电视，都按摩指、趾端(井穴)、腕、踝关节(原穴)、肘、膝关节(合穴)和耳朵。特别对人中、风府、大椎、极泉、天枢、合谷、内关、中冲、劳宫、委中、足三里、涌泉等关键穴位经常按摩拍打。③外出时经常以步代车，每天晚饭后也要坚持散步2~3千米。④与爱人一起，坚持每周至少上白云山3次，一程5 000多米。当我们听着收音机、脚踩“百步梯”，一路欣歌赏景、乘山风、吸新鲜空气时，感到其乐无穷。特别是在半山腰用音乐伴奏做1小时的健身操，出一身微汗，全身经络松弛，非常舒服。

七、对症治病，疗效明显：蔡老师传授的治病方法，使我在实践中得到预想不到的效果。例如：①1年多来，我经常腹部不适，一日三餐一不准时进食就要疼痛，吃也不敢吃饱。以前按胃、胆、肠、脾病治，吃了吗叮林、消炎利胆片、补脾益肠丸等药，都效果不明显，而且反复发作。2个月前，我作了腹部按摩保养，再用远红外腹腰带裹住腹部温灸45分钟。自此以后，不用吃药，腹部不痛了，进食等各方面也正常了。②我长期患腰痛病，行远路登山都困难，腰就是“气象台”能预知天气的变化，半个月前我拍打了两腿的委中穴，当时出现了许多紫黑点，但过了不久黑点消失，腰部就是天气变化也不痛了，这段时间也不用敲腰了，上白云山也不觉得痛了。③我颈椎增生，时有头晕现象。几个月来，我坚持按摩、推拿或拍打风府、风池、亚门、大椎、天柱、肩井、手三里、合谷、天宗、完骨等穴位，使头晕现象基本得到抑制，头部舒服多了。

最后，衷心感谢蔡老师为我们打开并引进养生保健之门！

池柳卿

2002年12月15日

“糖尿病三穴”真有效

我一直认为自己是一个很健康的人。有段时间日渐消瘦，我还以为是运动造成的。通过验血才知道自己患了糖尿病，买了一些相关的医书看，才知道是胰脏出了问题，要终生服药。这不仅在精神上给自己造成了创伤，也给家人带来了沉重的经济负担。除了每个月的药费，还有每月抽一次血的检验费，每个月几十元的医保费如何够用，更不用讲营养费。正在这个时候，我的同学（也是蔡老师的学生）劝我报名参加蔡老师经络班，说很好、很实用。我住得较远，那天早上5点起床坐车，转乘地铁，到学校门口还不到7点，就已经很多人来报名了。但通过这个学期的学习，我觉得这样早来排队报名是太值得了。

蔡老师的第一堂课就深深地触动了我。他教我们要改变观念，不要悲观，要树立长寿的信心与疾病作斗争，与不正确的生活方式作斗争，与生死作斗争，不能放松自己的意念，并从中医经络学说的角度来解释。我觉得中医经络是比较积极地去治病，从根本上去解决问题。蔡老师还举出了一些常见病，并用一些简单而行之有效的方法来解决问题，教我们细心地观察日常生活中的一些现象，如食、睡、讲、走、屙，从中看出我们身体的哪个脏腑出了问题，加强了我们学习中医经络的兴趣。

通过学习蔡老师教我们“糖尿病三穴”：地机、三阴交、章门。我按照他教的方法去做，早晚拍打地机、三阴交穴，按揉章门穴，并且按蔡老师《四时养生与饮食》的书中教的煲些祛湿、滋阴、滋润的汤来饮。通过几个月的努力，我的血糖得到了比较好的控制：空腹6.5~7.5；非空腹7.5~8.5(我原来验出的血糖为15.6)。我很开心，也会坚持下去，因为我看到中医经络积极治疗的结果。我坚信按蔡老师第一堂课所讲的‘健康是一种坚持，健康是一种良好的习惯，健康是一种实践，健康是一种付出’去做。

让我再次感谢蔡老师及生动、活泼、有趣的讲课。

郭　琦

2002年12月20日

我尝到了经络的甜头

我工作之余常常阅读一些保健书籍，学习一些保健知识，但对于经络的知识却是知之甚少。我参加经络点穴初级班的学习后，认识了解人体的十二条经脉和奇经八脉及穴位的走向以及它们的作用，增长了自我保健的知识，减少了疾病，促进了身体的健康。

我的肠蠕动一向比较差，通常每周只能排便1~2次，有时只好求助于牛黄解毒丸。听了蔡老师的讲课后，我练习按摩天枢穴。开始的时候，效果并不明显，我就把按摩的次数从100次增至200次，把每天1次改为每天2次。现在，大便基本正常，腹部没有了过去那种鼓胀的感觉。

过去，我一年会有几次大的感冒，感冒后期常伴有咳嗽，没有10天8天是好不了的。认识了预防“感冒三穴”后，我天天坚持按摩风府、大椎、人中和迎香。如今，就算偶然感冒了，只要增加按摩的次数，再配合吃点感冒药，调理几天就好了。

以前，我站在一个位置不动，过不了10分钟，双腿会有点发麻，而左脚的脚腕有时也会不明白地疼痛。学习了经络操和拍打操后，脚腕的疼痛消失了。

经络按摩不但减少了我的病痛，还帮助我治好家人的腹泻。有一次外出回家，爱人告诉我：从前天晚上开始拉肚子，光是白天就拉了5次，吃什么药都不顶用。我想起了《中国民间传统疗法》一书中介绍，腹泻可以用刮痧的方法治疗。于是，我试着按照书中提示的顺序开始治疗。第一步，刮风府—大椎，风府—肩井；第二步，刮督脉和膀胱经；第三步，刮腹部的中脘—肚脐；第四步，刮梁丘、足三里；最后，用掌心按摩天枢穴。做了一次治疗后，爱人的腹泻被治好了。这意外的收获真让我惊喜万分，增加了学习经络点穴的信心。

今后，我会继续努力学习经络点穴的知识，进一步掌握民间传统疗法，为自己、为家人、为朋友的健康服务。

海珠区老人大学经络班　何艳颜

2003年12月

点穴疗法，效果如神

我今年76岁，是个老病号，每年至少一次住院治疗或请急救车抢救。1977~1986年间，我因肝硬化、腹积水住院。1987年因切除乳腺肿瘤住院。1988年因胆囊炎、胆结石住院，同年又因胃出血十二指肠溃疡，请急救车来家止晕、止吐、止血等。除大病外，还不断患各种小病，如心脏早搏、期前收缩，因白细胞过低而头晕，肺气肿及神经系统疾病颤抖、嗜睡等。

因多种疾病缠身，身体很虚弱，夏天也要穿毛衣，有时连站的力气也没有。我不仅不能为国家作贡献，还要国家负担医药费，心里不安、精神痛苦。

参加点穴疗法学习9个月(在减少吃药2/3~5/6的情况下)，靠所学的点穴知识和艾灸，取得了显著的疗效。大半年来，我不但未患过住院或请急救车急救的重病大病，连小病也逐渐减少。

经过1年多的调理，我的体质逐渐增强了，身体暖和，不怕吹风扇也不怕冷气了。走1个小时的路也没问题。整个人都精神爽利、两眼有神，前后判若两人，大家都为我高兴，向我表示祝贺。

我感谢老人大学、市教育局开办了经络点穴学习班，使我这个孱弱得没有气力走路的老病号，能有机会就近参加学习，改善了我的健康状况。

我感谢蔡洪光老师，是他指导我走上除病强身的健康之路，使我在健康愉快中欢度晚年。

市老人大学教育局东山分教点经络点穴班　冯树棠

1991年6月7日

弱智儿童很有效

参加了由蔡老师主讲的实用经络点穴班，听老师生动活泼、言传身教的讲课，使我学到了不少关于人体经络的知识和点穴治病的方法。多谢老师的教导，现谈谈自己的收益。

一、我参加了洪光经络对弱智儿童的治疗工作，通过启智点穴手法，大部分弱智儿童都有不同程度的好转。如我们组负责的芦艳霞小朋友在未接受治疗前，体质很差，面青口唇白，经常感冒，胃口又很差。接受经络启智手法后，现在有明显的好转，感冒少了，饭量多了，面色好看了，小口唇红红的，学习成绩也明显提高了。看到小朋友的进步，父母高兴，我们也高兴。另外该小朋友的母亲经血不止(停血时间很短)，中西医无办法，我们教她艾灸隐白，她只艾灸1次，半小时多经血就止了。

二、昨天我有一亲戚因端一盆水，突然腰痛不止，去东升医院按摩也解决不了痛。晚上我到她家，用蔡老师教的手法替她按摩治疗。我开始本想从阿是穴腰部着手按，但一接触该处就痛得很厉害。这时我想起老师讲过“上痛下治”、“腰背委中求”，于是，我就改用拍打环跳、委中、承山、太溪穴约半小时，接着再按摩腰部，再用拔罐（加上一些活络油）。经过约1小时的治疗，病情基本好转，疼痛已减少八、九。经络点穴真顶用。

文化局经络点穴班学员　梁绮琴

1992年12月30日

肺虚体弱拍肺经

我原来对中医经络一无所知，参加经络初级班学习后，越学越感兴趣，像闯入一片新天地。

20多年前，我曾患过1次肺炎，治疗1个月，算是痊愈了。之后自觉阴虚体弱，易感冒，反复感冒，且时间长，有时甚至1个多月还没好。

听蔡老师讲过，在早上3~5点按肺经循行路线拍打。我按蔡老师的教导，2次在后半夜，4~5点起床拍打，2次在凌晨5点多起床拍打半小时，然后睡回笼觉。果然，多年未愈的咳嗽终于好转了，睡得很香。我还按老师提示煲雪莲花五豆汤和做经络操，以往的手指痹痛、手足冰凉也减轻了，指尖、脚尖开始温暖。学习经络知识，确实使我受益良多，我会继续努力，坚持学习、坚持实践。非常感谢蔡老师！

经络初级班　中锦霞

2005年7月7日

经络治好我的糖尿病

我叫冯传明，男，今年68岁。去年9月在广州市白云区老干大学参加经络点穴初级班学习，通过半年的学习，使我获得丰硕的成果。

我于1997年体检时发现患有糖尿病。从那时开始，每天都要吃药，先后吃了8年，都治不好我的糖尿病。一天不吃药，血糖就超过正常值。8年来在饮食上小心翼翼，连水果都不敢吃，精神压力很大。

通过听蔡洪光老师和罗若昆老师的健康工程的课以及看了蔡洪光老师编著的《实用经络点穴疗法》关于治糖尿病的内容，深受启发。从去年9月中旬开始，按照治疗糖尿病的穴位连续按摩10天，奇迹出现了。在这期间我不吃药，每天早、午、晚饭后和晚上睡觉前，都按压、拍打关元、中脘、三阴交、地机、肾俞、太溪、京门、合谷、廉泉、内关、足三里等穴位，每一穴2分钟以上。10天后我去验血糖：空腹血糖5.9mmo1/L，餐后2小时血糖6.5mmo1/L。这样的成绩，使我有信心通过按摩经络穴位治好糖尿病。我坚持了4个多月，每天做4次，坚持不吃药，每2星期去测1次血糖，结果是不论空腹或餐后2小时，血糖都在正常范围内。从去年11月开始，我每天都吃水果（吃1个苹果或1个橙、柑），血糖都在正常范围内。在此我非常感谢蔡洪光老师这一创造发明，不单为我治好糖尿病，而且为所有患有糖尿病的患者提供了很好、很宝贵的治疗方法。

我已将这一方法推荐给10多位患有糖尿病的同志，据初步了解，已有部分有效果了，有的不吃药可控制血糖，有的减了药量，血糖也有下降。真是可贺可喜。

广州白云区老干大学经络班　冯传明

2005年1月8日

学习经络除病痛

我今年52岁，身体一向虚弱多病：17岁上山下乡时得了胃炎，经常胃痛；23岁得了脂溢性皮炎，面部痕痒难受；25岁时得了腰痛，经常腰酸背痛，苦不堪言。随着年龄的增长，身体各部分零件趋于老化，疲劳、便秘、胃胀、腹胀、口干、口渴、咽喉不适时有发生，还有肩周炎，胸胁痛，腰间盘突出，心动过缓等。一个个疾病接踵而来，曾多方求医，吃药、练功都无效果。不但耗尽人力物力，还影响正常工作和生活。2年前退了休，工资收入少了，无钱看病治病，贫病交加，使我自信心受挫，产生了无形的心理压力。

幸运的是，2004年9月6日，我通过朋友介绍，报名参加了白云区老人大学经络班。通过4个多月来的学习和实践，身体得到了改善，初步尝到了经络治病的甜头，自信心大增。在这里，我十分感谢蔡老师，是他让我走上经络健身这条健康长寿大道。

一、皮炎顽疾，一月消除

我在23岁时，突然感觉面部痕痒，去某医院看病，诊断为脂溢性皮炎。此病一直折折磨了我28年，时好时坏，病发时痕痒难受，面部黑一块紫一块，还有暗疮，十分难看，苦不堪言。在去年11月，我在洪光经络健康工程班上，幸好得到了周丽珍、郭小姐的帮助。她们运用中医经络原理，集穴位按摩、点穴、保健于一身，为我刮脸、刮眼边，每周1次，连续做了4~5周。回家后，我也尝试刮啊刮。

1个月后，脸色有改观，原来黑色块状逐渐消失，痕痒逐渐消除。今后，我仍要坚持经常刮一刮，以巩固疗效。

二、腰痛顽疾，1月消除

我25岁时得了腰痛，容易疲劳、疲劳时疼痛加重。由于长期的工作、生活压力太大，加上没注意休息和保养，病情日益加重。2002年我又得了腰间盘突出症。迫于无奈，我到医院做了手术。术后腰痛仍未消除，经常复发，病发时躺在床上，不能动、不能走、不能干活，十分痛苦。

2个月前的一天，我的腰又痛了。我用蔡老师教的方法，以两手拍打风市约10分钟，就感觉腰痛松弛了些，但全身还是很疲劳。我休息了一会，就可以起床干活了。到第二天、第三天腰也不痛了。这么简单就治好了我的腰痛，真是奇迹！

三、手脚冰冷，一周消除

我身体一向瘦弱多病，手脚冰冷。寒冷时，晚上很难入睡，全靠暖水袋保暖，曾吃过2次人参也无效。2004年12月，我上经络课时听一位学员介绍，她冬天睡觉时手脚也冰冷，每天晚上睡前用多功能拍打风市、足三里、涌泉等穴，晚上睡觉很暖。我听了心中十分高兴。这么简单的方法，我怎么想不起来呢？当晚我就学着做，果然有效。现在，我每天晚上睡觉前，除了按摩、拍打手脚，全身温暖，不再需要热水袋了。失眠症状也逐渐消失，一觉睡到天亮。夜尿也减少了，真是好极了。

经络疗法使我受益很多，饮食方法使我如获至宝。蔡老师10多年来，热心传播中医经络文化，造福于民，功德无量。在此，再次十分感谢蔡老师。

白云区老人大学　陈雪明

2005年1月11日

学习经络点穴疗法的体会

自从学院组织离退休干部参加“经络点穴疗法”学习班开始，我都很重视，每周星期六听蔡医生讲课，因为这是关系到自身的身体健康问题。蔡医生对我们这些不懂医学知识的人耐心说理，使我们对离退休以后的保健有了信心。蔡医生将人体逐个重要穴位（特别是老年人保健的常用重要穴位）的作用、部位、如何取穴、按摩手法等，都讲得很清楚。数个月来参加听课学习，真是得益匪浅。

由于我得了冠心病和有神经官能症状群的表现，经常心脏病发作就晕倒，从1990年11月~1991年6月，我一共住了4次医院（其中3次是晕倒急救入院，一次是入院全面检查），在经过治疗后到了基本稳定的情况下，我开始参加这次学习班。这几个月来，我的身体健康情况一直在好转，到目前为止，再没有病发晕倒过，而且精神和精力充沛，能吃能睡，别人见我都说现在不像一个病人，而是一个完全健康的人。我想我的身体健康有这么好的转变，一方面是由于药物治疗的结果，但更重要的是因为得到蔡老师的启发诱导（因为几年来我一直没有停过药但病反复发作）。我常常记住蔡老师讲的有益的话，我的做法基本上是两个方面：一方面是坚持每天晨运，另一方面是经常对所有关于心脏保健和神志精神的穴位进行按摩。我每天早上5时半左右起床，冬季阴、冷天也基本上没有停止。运动可以锻炼人的意志，也可以增强自己的体力。过去我总是每晚有做不完的事情，磨磨蹭蹭，晚上不过12点不上床，结果是第二天早上睡懒觉，起来已经是9~10点钟了，越睡越疲劳，时间越不好用，变成恶性循环。现在由于早起精神好，早上学习访友，家务事样样都安排好。针对我身体的毛病：心血管病和脑缺血容易晕倒的情况，我经常注意按摩心脏保健和在神志清醒的有关穴位，如中冲、神门、内关、涌泉、解溪、合谷、足三里、三阴交等；走路时记起来也可以做前3个穴位的按摩；看电视、聊天时，也可以按摩各个穴位。这些动作做起来效果都很好，但并没有花额外的时间。

感谢蔡医生对我们的教导，为了自己的身体健康，我有决心长期坚持上面所说的体能锻炼和保健按摩。

广州教育学院　伍金芬

1992年1月

经络点穴是人类健康之福音

我是一个医务人员，1984年退休，今年65岁。1968年做了全子宫摘除。未康复时，长子远去海南，自己受监护，精神上受刺激，致使患上植物神经紊乱，长期失眠，靠安眠药以支持每日的工作。总而言之，百病丛生。退休后曾学练气功，三入三出，都是由于不能入静，最后做深呼吸及六通拳锻炼身体。

1992年9月2日，我参加经络点穴学习班。第一天，蔡老师教我们做防治感冒、打喷嚏及过敏性鼻炎等三个动作；中午即教我爱人做，仅做了一次，就收到意想不到的效果。以前他经常打喷嚏，一打就是10~20个，自从那次点穴之后，竟然消失，即使偶有，也只有1~2个。对于一个81岁、做过2次双侧疝气术（1978年第一次；1983年准备做第二次手术，因工作关系，无时间去住院）的人来说，不打喷嚏确是解决了很大的痛苦。在课程学到归来、气冲、大敦、行间、太冲穴时，我特别细心听，做笔记。晚上，我用消毒针刺及按爱人的穴位。我准备有系统地对他医治，让他不用做第3次手术。

我自上课后，收益匪浅。2次胃痛、胃痉挛都重按“极泉”，疗效很好，我还经常做强壮穴等，各种疾病有明显好转，半年来未光顾医院。我还将学到的知识函授给外地的亲友，也面授给晨运的园友姐妹们，她们都有很大的收获。3个胃痛者及1个心脏病者，经穴位按摩都有明显收获；一位常捏手指者，半月痕出了2只，连老人斑也浅色了。通过我们之间关心、爱护，加深了友谊，发扬了祖国遗产，也显出了社会主义大家庭的温暖。

园林局老干经络初级班　80号学员 姚宝娟

1992年12月18日

经络应用真神奇

（1）使人从此健康美丽的健腹法

腹部——是万病之源——是健康的关键。

腹部有9条经脉通过，只要运用洪光经络三线九点法，在三线九点的部位，找出根结，并用拍打方法给予消除，就可以把腹部的痛点、病症消除；从而达到消脂减腹功效，并且不容易反弹，解决了美容院减腹后反弹的难题。洪光经络三线九点不但可以减肥，还可增肥，也可降血脂，降血压，降血糖，祛斑，祛痘，使人从此健康美丽。

（2）面部灸疗真神奇

新疆乌鲁木齐市用洪光经络艾灸器及无烟艾粒对面部进行灸疗保养，不但可以消除眼袋、黑眼圈，还能使面部肌肉收紧提升，祛斑。只要一边温灸、一边按摩，大约20~30分钟，效果非常明显，在场看示范的客人都感觉非常的神奇。

面部有9条经脉通过，应用灸疗和按摩，不但可解决美容院当前祛斑、祛痘、美白的难题，还可以使人面色红润，肌肤更细嫩。

（3）手术后用按摩、温灸，身体恢复快。

一位81岁的老太太，做了股骨头手术。后腿部抽搐痉痛，解溪穴特别疼痛，她的女儿就用洪光经络碳纤维腰胶带，温灸后腿部，并按摩足三阴经及足三阳经。经过4个月的治疗，这位老太太能独立行走，不用拐杖了。而同病房的一位年轻人，半年后还要用拐棍行走。这证明了，手术后温灸、按摩效果非常好！

梁超怡

2007年3月3日

颈项动手术，穴位助奇功

2007年2月间，我因咽喉疼痛，找耳、鼻、喉专科医生，做了超声波扫描及抽血化验，发现一颗良性的水瘤，生长在左边颈项下部的甲状腺内，医生决定为我手术切除这颗水瘤。

在做手术当天的早上，我先按合谷穴，据说这个穴位可帮助减轻开刀伤口带来的疼痛。这次手术是要麻醉全身的，经过3小时的手术及休息，护士便把我唤醒。当我醒来之后，第一件要做的事就是去感觉颈部的伤口是否有疼痛，很神奇的，真的感觉到不痛，只有把头抬起或向侧边转动，才感觉有点痛。我心里想这肯定是我按了合谷穴给我带来的功效。

医生也为我插上1条塑料管连接伤口和塑料瓶去装那些从伤口流出来的血。当天下午我便可以出院回家休养，经过了2天的流血，到了第二天傍晚，我又开始把我在上蔡老师的课所学的点穴疗法去处理流血的问题。我按了脾经的隐白穴，果然第三天的早上，我检查塑料瓶上的记号，发现血也止了。

第四天早上，我回到医院复诊，经过医生的检查，证实伤口没有发炎和疼痛，而且流血也止了。于是医生便把贴在伤口的消毒药布除下，也把插在伤口的塑料管拔了出来，贴上一小片的消毒药布，把这小孔封着，大功告成，便可回家休养。

回到家我对着镜子，才看到原来那开刀的伤口有10厘米长及5厘米的插管洞口。

当天下午，我便可以开汽车外出处理一些私事，神采奕奕的，人人啧啧称奇，可见点穴疗法给我带来了多么大的效益。

新加坡　甄子祯

2007年6月3日

经穴舒缓老妈周身伤痛

我妈妈今年83岁，全身病痛，弄得我不知所措。

她述诉时常头痛，一边耳聋、另一边耳痛，肩胛骨酸痛，身体两侧痛，大腿疼痛，膝关节髌骨痛，经常便秘。她以前曾多次做过手术：摘除白内障；因患骨质疏松症，大腿骨与脊椎骨曾动过手术；年轻时，因患胆囊炎还开过刀。

去年因小肠发炎又动过一次手术，术后疼痛不止。在疼痛期间，我只能用药油按摩，但却帮不上忙，中、西药也吃，都不见好转。

参加蔡老师的经络点穴班后，多少解除了我一些烦恼。由于我妈妈曾到过医院检查耳朵，证明没事，故在她感觉耳痛、牙龈紧时，我就用刮痧法，先从头部刮起，一路刮到面部，接着点按翳风、合谷穴配风池、太阳、四白、下关、郏车、太溪及中渚穴。

而肩胛骨痛，我选择刮三焦经后，加按外关、丝竹空、关冲穴。

身体两侧为少阳胆经，除了用经络刷刷大包穴外，并在日月和期门穴走罐，后兼刮肩井穴；因其有骨质疏松，故在环跳与风市穴用“机器人”推掉结节，以解决大腿痛问题。

晚上睡觉时，小腿时常要抽筋，除了吩咐她睡前要穿好袜子以外，加点按委中、承筋与飞扬穴，摩擦涌泉穴。

便秘时点按天枢穴后，并按摩腹部，1个星期2次，解便较轻松，基本上再也没听她述诉。

通过以上实践，足以证明经络点穴的疗效。谢谢蔡老师传授新加坡人民这样好的技术，并衷心希望这特殊疗法能广泛推广。

新加坡　郑耀目

2007年10月10日

刮痧犹似洗车　拔罐如同吸尘

自从连续读完蔡洪光老师四期三天两夜洪光经络精英班，让我悟到身体保养也跟修车一样。洗车无非洗去车上脏的东西，犹似刮痧刮掉身上污浊之物；吸尘吸去车上废物，如同拔罐要拔去体内废气；检查油路、电路，就像疏通经络保证畅通；机油好似人的血液一样，蔡老师讲的好：“人要无病，血要干净。”许多爱车一族的司机都知道，每次换完机油汽车行驶起来就是不一样。人体何尝不是这样，每次做完经络按摩，顿觉一身轻松。日常为什么不把自己最宝贵的身体也好好保养保养呢？

车好要靠细心保养，人好要靠经络保养。

广州市机动车维修行业协会海珠分会理事

陈桂雄

健康就因听懂一句话

我虽然年过七十，但对生命追求并没有止步，还不断寻找生命中的亮点。终于有一天，我有幸认识了蔡医生，他的一句话使我受益终生：喝水！每日 3 000 毫升的水。

那天我就开始喝水，只喝了半天（6大杯水），我患了30多年吃了10年药未愈的便秘顽疾，次日早上就解了大便，大肠真的通了。到了第四天，我手背的青筋也由黑色转为深蓝色，血管开始软化。

近两年我的腰围粗了、肚腩大了，晚上还起来小便2次，膀胱有点胀痛，使用艾灸器治疗 3 天后，睡眠踏实了，小便次数减少 1 次，膀胱不胀痛了。治疗 7 天后，我就一觉睡到天亮。

这一切的一切，都是蔡医生给我的，他有过人的治病本领。他的大恩大德，我高兴极了。天上人间，地下天堂，经络是极乐世界在我心中，我今生足矣！阿弥陀佛！谢谢!

双手合十：潭　毅
敬上

母亲可爱　经络伟大

我很幸运，在我 40 岁的时候，上天又赐给我一个活泼可爱、聪明伶俐的小女儿。我和蔡老师把她视为掌中宝、开心果，给她取名“宝宝”。因蔡老师经常外出讲学，故大部分时间都是我和母亲及保姆在家照顾她。因为我们是一个经络之家，故而日常生活中从母亲到保姆都非常注重日常经络锻炼，也一直坚持用经络按方法护理小宝宝，所以她一直长得很健康。可是有一天晚上发生的这场意外，让我从此更深深的爱上经络，并从此为其终生奋斗。那天晚上，蔡老师刚好也在外地出差，我带着小宝宝睡觉，大约在晚上11点，瞑瞑之中我在黑暗中听到宝宝一声的尖叫“啊”。母亲的本能随手我就把宝宝抱入怀中，我以为她做噩梦了，可我立刻感觉到宝宝在我的怀中拼命的挣扎和抽搐着，并发出急促的喘息声。我迅速打开房间灯，我的母亲和保姆也被尖叫声惊醒，奔跑过来。我们全被眼前的一切惊呆了，小宝宝全身抽搐，面色苍白，双眼上翻，接着就看着宝宝在我的手上、胸脯上拱腿往外伸得僵直，双手紧紧地扭曲在一起，口里喷出一些白沫，然后面色由白转为青，由青转为乌青，由乌青转为黯黑，接着就在我的怀中挺直不动了……这一切发生在短短的1分钟里，虽说我在日常生活中也抢救了许多患者，可从来也没有经历过这种情况，而且来得这么突然、这么迅速。那一瞬间，我们全家都惊呆了，我的内心产生了从来没有的恐惧和绝望，我的女儿将要离我远去！！作为母亲的我，顿时失去了理智，我像疯子一样大声疾呼着："天啊，把我的女儿还给我吧，不要带走我的女儿，我求求你呀，求求你可怜可怜我吧……母爱在这时得以完全爆发，母爱在这时变得如此苍白无力，一瞬间我觉得我要随她而去，我的心脏也在停止跳动！猛然间听到一个声音："快点掐人中！"母亲从我手上夺过宝宝，迅速和保姆一起放平宝宝，一边掐她的人中，一边大声叫醒恍惚失智的我。我被叫醒，我知道我此时不能再靠老天，我必须要靠自己救活女儿。于是我立刻俯下身来，运用经络急救常识，加入到抢救的阵营中。妈妈用她的双手按着宝宝的人中，保姆用双手点按宝宝的涌泉，我用双手刺激宝宝的至阳、中冲和极泉。宝宝开始没有声音只有喘息声，慢慢地身体有些抽动，接着面色开始转青，小胸脯开始起伏，双眼微闭，她活了。我的身体感觉到一个远离我的生命又回到我的怀抱。我赶紧叫保姆把针拿过来，又在宝宝的耳尖、中指上放了几滴血。我母亲和保姆给宝宝一个捏手指，一个捏腿趾，以防留下后遗症。做完这些，我在小宝宝顺畅呼吸中擦着头上的汗水，她也平安了。急救车居然半小时才到，送到医院检查才发现宝宝耳后侧长了一个脓疮（因头发密盖住了），结果发炎造成感染引起高烧抽风。2天后小宝宝出院了，我告诉远在异地的蔡老师这惊险的一幕。蔡老师说宝宝和经络有缘，让她做经络的传人。我告诉他这次让我深深体会到一点：母亲固然伟大，可当你不能用你的双手和生命保护自己的孩子时，母爱就会显得很无助、很渺小；经络比母爱更伟大，老天都不能帮我，还是经络帮了我。我要一辈子从事经络传播这个职业，永远为它服务。

现在小宝宝已经快一岁半了，当她只会叫"妈"的时候，我就开始教她穴位：合谷、劳宫、人中、大陵、内关、足三里、三阴交、涌泉……她都能用她的小指点出来，而且非常喜欢。看来她真是与经络有缘，我要把她培养成经络的传人，让她能在她的世界里与经络相伴！

汪卫真

2007年8月

九　编后话

九　编后话

自1993年我编著《实用经络点穴疗法》以来，庆幸受到许多读者欢迎，广东科技出版社至今还不断再版。之后我陆续又写了《一做就减——经络消脂减腹健康法》(后经修订改名《健康减腹》)、《四时养生与饮食》、《对症饮食》、《观手知健康》等书。今又应出版社要求，再编著一本通俗易懂、一用就灵的《一用就灵——经络通养生手册》。殊料拿起笔后才知道这本书太难写了，因为要把中华民族这么优秀的经络文化简单化、实用化、普及化，而且要让读者一看就明、一学就会、一用就灵，这才知道越简单就越不简单。所以本书所写的经络健康方法，都注重在日常生活中就能随手运用到，并能形成一种长期坚持的实用经络生活习惯，能迅速体验经络带来的好处。

每个人做人做事都有自己的价值，奥运会各国运动员其中最重要的是如何把人体的最大极限通过体育运动表达出来。香港首富李嘉诚为什么还在不停地去发展，在于他的价值要体现出一个人怎样才能发挥出最大的能力。我觉得自己一生的价值在于不断去体现经络究竟如何才能发挥它的最大能力，如何才能让人们健康和长寿。

有一句成功定律的话：复杂事情简单化，简单事情重复做。这句话说来简单，做起来就很难。把这句话套在健康上也就是健康定律，许多人之所以不健康，都是不能坚持一、二种良好的生活习惯。

在我拜师时的两位师父都刚好是86岁，从此我一直以来喜欢研究许多86岁以上还很健康长寿的老人。特别是考察了许多还健康的百岁以上老人

（图9-1）。他们一生人坚持了一种健康的良好习惯，就能面对和经历许多社会磨难。他们百岁健康的奥秘，总结起来就几点：吃鱼、早睡、散步、宽心。实际上这是经络健康的八字真言。吃鱼是营养经络气血，早睡是符合经络生理规律，散步是锻炼经络的最好方法，宽心是通畅经络的良药。我妈妈今年也86岁了，这些简单的方法用在我妈妈身上，55岁退休以来一直没什么病，没有吃过任何降脂、降糖、降血压的药，身体非常健康，连老人斑都没有。能把这么好的方法回馈给我妈妈，这是我人生最大的心愿。我也希望把这么好的百岁健康方法能献给所有的妈妈。

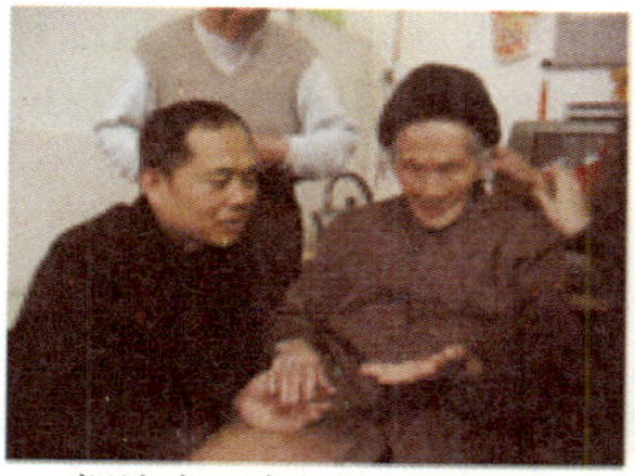

探访广西永福107岁老人

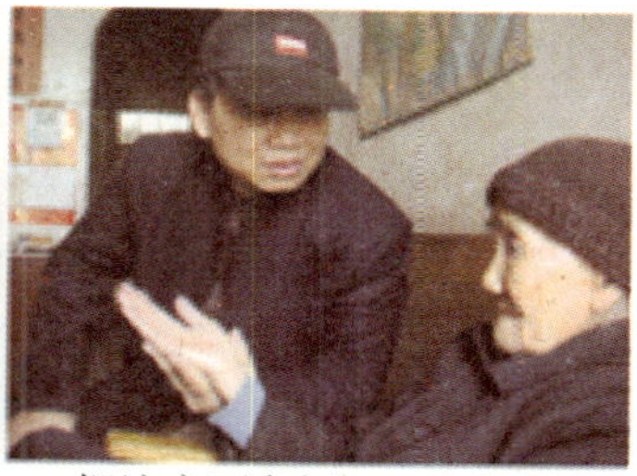

探访广西永福105岁老人

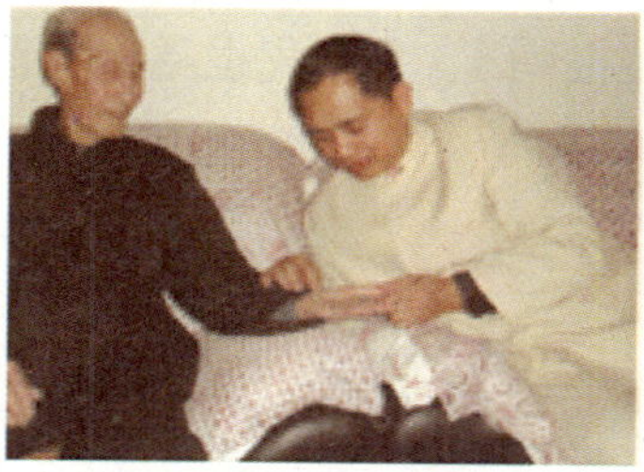

探访新疆库尔勒103岁老人

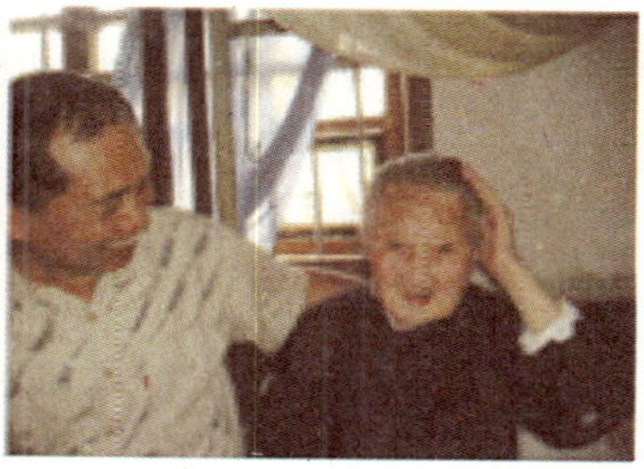

探访浙江奉化102岁老人

图9-1　探索百岁健康长寿奥秘

实际上健康与衣、食、住、行都有很多关系，健康还有更多的方法，在本书中关键在于供大家能找上一两个适合自己、又能长期坚持的方法。如果让大家连续抽烟20天后，我相信很多人都会上瘾，会形成了不良的习惯。本书中的许多健康方法，不妨也找上一、二个适合自己坚持锻炼的方法，20天后，看能否成为一种良好的健康习惯。如果你能找到一两个能长期坚持的健康习惯，恭喜你，经络健康将伴随着你终身。成功学有这么一句话：成功者绝不放弃，放弃者决不成功。这么简单就能健康长寿的方法，难就难在要一辈子的坚持。

有个故事说：曾经有3个囚徒被判了3年徒刑，要在监狱度过3年时间，他们很有意见，只希望能满足他们一个心愿。于是，监狱长可以满足他们一个要求。第一个囚徒觉得3年太闷了，希望能满足他抽烟的条件；第二个人觉得太无聊了，希望有个美女陪伴着他；第三个人希望能有一台能打通全世界的电话。3年后出狱了，第一个人成了烟鬼，第二个人生了3个孩子，第三个人成了千万富翁。

如果你对现在的健康和收入都不满意，说明了你不满意的是3年前选择的结果。现实生活中，我的身边也有大量这样的人群：有人总是沉迷麻将，一事无成;有人把打麻将的时间用来练习书法，终于成为当地有名的书法家;有人沉迷女色，终于家破人亡，未老先衰；有人坚持学习，锻炼经络，终于身体健康，家庭和谐，生活潇洒。

正在写书的时候，听到了广东九江大桥意外倒塌之事。当时一个司机发现后，马上停下车来，脱下衣服，站到道路中间挥舞衣服，高喊过路车辆停车，可惜一些过路的司机不相信还以为有人在道上打劫，更加快速绕开冲过去，终于到龙王爷处报到了。突然我也觉得自己就是挥着衣服站在经络通道上高喊的人，可惜总有一些人不相信自己身上的经络。在健康上自讨苦吃了。今天写这本书是希望在经络的道路上有更多的人一起为经络呐喊（图 9-2）。

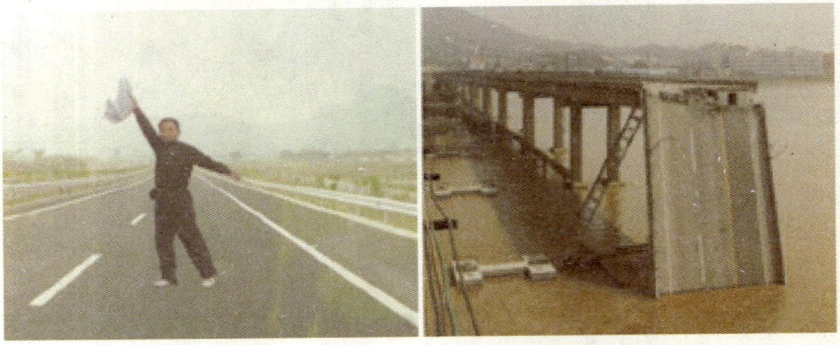

图 9-2　为经络呐喊

人生一世，总应该留一点东西给我们的子孙后代。我也没有什么发明和创造，最好的东西就是能一点一滴地继承和发扬我们祖国民间优秀的传统文化，不要让它在现代的经济社会中、在我们这代人手中失传。

相遇是缘、相知是福。生命和健康都很讲缘分。一个偶然的机会，你看了一本书，听懂了一句话，结交了一位大师，从此健康长寿富贵可能就伴随着你一生。遇到这本书是一个缘，了解经络才是福。如果今天你看懂了、悟到了，看哪一招式能让你身体力行坚持3年。我还希望你能把你的经验介绍给你身边所有的亲戚朋友，为中华民族这么优秀的经络文化说一句好话。在此，我要借这一本书，先感谢你们了！

蔡洪光

2008 年 2 月 21 日于羊城

邮箱：chg308@136.com

网址：www.hgjl.net

中国经络健康网